妇科超声诊疗思维

主　编　陈智毅

北京大学医学出版社

FUKE CHAOSHENG ZHENLIAO SIWEI

图书在版编目（CIP）数据

妇科超声诊疗思维 / 陈智毅主编． —北京：北京
大学医学出版社，2024.9
ISBN 978-7-5659-3144-4

Ⅰ．①妇…　Ⅱ．①陈…　Ⅲ．①妇科病－超声波诊断
Ⅳ．① R711.04

中国国家版本馆 CIP 数据核字（2024）第 081476 号

妇科超声诊疗思维

主　　编：陈智毅
出版发行：北京大学医学出版社
地　　址：（100191）北京市海淀区学院路 38 号　北京大学医学部院内
电　　话：发行部 010-82802230；图书邮购 010-82802495
网　　址：http://www.pumpress.com.cn
E-mail：booksale@bjmu.edu.cn
印　　刷：北京金康利印刷有限公司
经　　销：新华书店
责任编辑：法振鹏　高　翔　责任校对：靳新强　责任印制：李　啸
开　　本：787 mm×1092 mm　1/16　印张：15.25　字数：325 千字
版　　次：2024 年 9 月第 1 版　2024 年 9 月第 1 次印刷
书　　号：ISBN 978-7-5659-3144-4
定　　价：168.00 元

编者名单

主　编　陈智毅

编　者　(按姓名汉语拼音排序)

蔡　款　广州医科大学附属第三医院

陈智毅　南华大学附属第一医院

董彧杰　南华大学附属第一医院

郭志丽　南华大学

侯李康　南华大学

黎月微　广州医科大学附属第三医院

李　斌　南华大学

李怀坤　南华大学附属第一医院

梁晓雯　南华大学

廖剑艺　广州医科大学附属第三医院

林　雁　广州医科大学附属第三医院

汪　茜　南华大学附属第一医院

肖耀成　南华大学附属长沙中心医院

张　晴　南华大学

张艳芬　南华大学附属长沙中心医院

钟卓敏　南华大学附属长沙中心医院

周　佳　南华大学附属第一医院

前　　言

　　女性生殖健康对提高国民素质、促进社会和谐稳定发展具有重要意义。近年来，随着整合医学理念的不断深入，医学发展强调应从人体生命的整体出发，将现有的知识和经验加以整合，"以人为本"。超声在妇科疾病的诊疗中具有重要作用，但妇科疾病的超声征象较为复杂，其超声诊断存在较多"同病异像""异病同像"的情况。在日常工作中，超声医师不仅要掌握疾病的超声征象，还应充分了解疾病的病因、病理、临床表现、实验室检查及诊疗方法，形成系统性、整合性思维，最终给出有效诊断，助力临床诊疗。

　　本书共有六章，从女性生殖系统及相关组织结构的局部声像表现出发，结合疾病的病因、病理生理、临床表现、实验室检查及治疗方法，为妇科疾病的超声诊断提供较为全面、系统的说明；在各章末以超声病例、流程图等形式，"以案说法"，方便读者更好地理解。此外，本书还引入了部分最新的超声诊疗指南及人工智能前沿进展，有助于读者在掌握疾病诊疗知识的同时，进一步了解妇科超声的诊断标准及前沿研究。

　　本书在编写过程中，编者全力做到内容全面、重点突出、实用性强等，期望此书对超声医师、临床医师及从事相关研究的读者们有所帮助。其间，参考和借鉴了前辈及同道们的宝贵经验，因篇幅所限，特此感谢亦祈求见谅。由于编者水平有限，加之超声知识更新较快，本书难免存在不足和疏漏之处，恳请广大读者及同仁斧正。

编　者

目　　录

第一章

妇科超声诊疗基础

第一节　女性生殖系统解剖概要

熟知女性生殖系统解剖是开展妇科超声诊疗的基本要求。根据部位不同，女性生殖系统分为内生殖器和外生殖器，其中内生殖器包括子宫、卵巢、输卵管和阴道（图 1-1-1）。

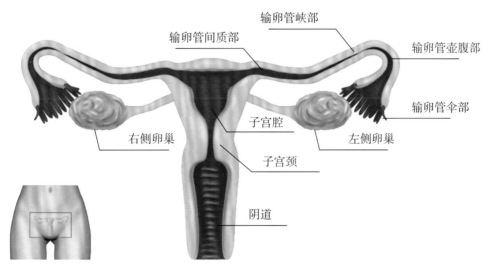

图 1-1-1　女性内生殖器大体解剖模式图

一、子宫

子宫位于骨盆中央，呈梨形，上部较宽，称为子宫体，其顶部隆起部分称为子宫底。子宫底的两侧为子宫角，与输卵管相通。子宫下部较窄呈圆柱状，称为子宫颈。子宫颈以阴道附着部分为界分为两部分，即子宫颈阴道上部与子宫颈阴道部，前者位于盆腔内，后者位于阴道内。子宫为空腔器官，正常子宫长 5 ~ 8 cm，横径 4 ~ 6 cm，厚 3 ~ 5 cm，宫腔形状为上宽下窄的倒置三角形，经产妇子宫各径线稍大，绝经后子宫萎缩，各径线偏小。子宫体与子宫颈阴道上部上端交界处为最窄部分，称为子宫峡部，非妊娠期长约 1 cm，妊娠期子宫峡部逐渐伸展变长，妊娠末期可达 7 ~ 10 cm，下端与梭形的子宫颈内腔即宫颈管相连。成年妇女宫颈管一般长约 3 cm，其下端为子宫颈外口。

组织学上，子宫体壁分为 3 层，外层为浆膜层，中间层为肌层，内层为子宫内膜。覆盖子宫前面的腹膜向前反折覆盖膀胱，进而与前腹壁的腹膜相连，并在此处形成膀胱子宫陷凹，覆盖此处的腹膜称为膀胱子宫反折腹膜。覆盖子宫后面的腹膜向下延续至宫颈后方及阴道后穹隆，然后折向直肠，与直肠浆膜层及后腹膜相连，此反折处形成直肠子宫陷凹，又称道格拉斯陷凹，为腹腔的最低处，可在此处进行阴道后穹隆穿刺。子宫前后壁的腹膜向两侧延展，覆盖在部分输卵管表面，并与子宫旁前后两叶腹膜汇合，形成子宫阔韧带。子宫肌层是子宫壁最厚的部分，由平滑肌与弹性纤维等组成，其中富含血管。子宫内膜为较软而光滑的黏膜组织，分为 2 层，靠近宫腔的 2/3 称为功能层，包括致密层、海绵层，受卵巢激素的调控而出现周期性改变。与肌层相贴的 1/3 称为基底层，一般无周期性变化（图 1-1-2A）。

子宫颈主要由结缔组织构成，含少量平滑肌与弹性纤维组织，在各种病变如宫颈裂伤、宫颈妊娠流产时，因宫颈收缩力差，出血常不易自行止住。子宫颈黏膜层也受性激素调控而呈周期性变化。黏膜内有许多腺体，能分泌黏液，并形成黏液栓阻塞子宫颈管，将子宫腔与外界隔开，以防止有害微生物的侵袭。

二、卵巢

卵巢是一对扁椭圆形的性腺，位于子宫两侧、输卵管的后下方以及髂血管内侧，通过外侧骨盆漏斗韧带和内侧卵巢固有韧带分别与骨盆壁和子宫相连。卵巢借卵巢系膜连接于阔韧带后叶，此处称为卵巢门，为卵巢血管、神经出入的部位。成年女性卵巢大小约为 4 cm×3 cm×1 cm，绝经后卵巢萎缩变小。卵巢表面无腹膜，为单层立方上皮和一层纤维组织覆盖，分别称为生发上皮和卵巢白膜。卵巢实质分皮质与髓质两层，皮质位于外层，是卵子发生、成熟与产生激素的地方；髓质位于卵巢中心，富含血管和神经（图 1-1-2B）。

三、输卵管

输卵管为一对细长而弯曲的管道，全长为 8 ~ 14 cm，内侧与子宫角相连，外侧伞端游离，并与卵巢相邻近。输卵管分为 4 部分：①间质部，为输卵管的最内端，位于子宫肌壁内，狭窄而短，长约 1 cm；②峡部，为间质部外侧的一段，管腔较狭窄，长 2 ～ 3 cm；③壶腹部，为峡部外延扩张部分，管腔较宽大，长 5 ～ 8 cm，是精子与卵子相遇的部位，正常情况下受精过程发生于此；④漏斗部或伞部，为输卵管外侧末端开口部分，呈漏斗状或伞状，长 1 ～ 1.5 cm，通常与卵巢贴近，有"捡拾"卵子以备受精的作用。

与子宫体相似，输卵管壁也由 3 层组织构成，外侧为浆膜层，即脏层腹膜；中层为平滑肌层，其收缩功能有协助拾卵、运送受精卵、组织经血逆流入盆腔，防治宫腔内感染扩散等作用；内侧为黏膜层，其上皮细胞分为纤毛细胞、无纤毛细胞、楔形细胞和未分化细胞，纤毛细胞的纤毛可以摆动，无纤毛细胞有分泌功能。输卵管黏膜也受卵巢性激素及前列腺素的影响，发生周期性变化。正常情况下输卵管在超声声像图上不易显影，输卵管病变的情况下可观察到（图 1-1-2C）。

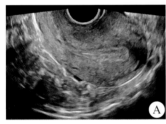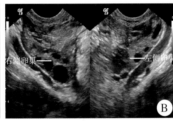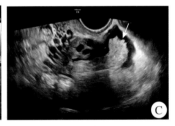

图 1-1-2　女性内生殖器声像图

A．子宫正常声像图；B．卵巢正常声像图；C．输卵管声像图（盆腔少量积液时可显示卵巢附近的伞端）

四、阴道

阴道为女性性交器官，也是经血排出及胎儿娩出的通道。阴道上端环绕宫颈的盲端称为阴道穹隆，分前、后、左、右 4 个部分。一般阴道后穹隆较深，与直肠子宫陷凹仅隔一层腹膜及阴道壁。下端开口于阴道前庭后部。黏膜层受性激素影响可有周期性变化，但幼女与绝经后妇女阴道黏膜上皮甚薄，皱襞少，伸展性差，易受创伤与感染。

五、邻近器官

（一）膀胱

膀胱为中空器官，位于耻骨联合后方、阴道上部及子宫的前方，其大小、形状随其充盈状态及邻近器官的情况而变化。膀胱充盈时可形成透声窗，便于经腹部超声探查子宫及阴道（图 1-1-3A、B）。

（二）尿道

尿道位于耻骨联合后方，包埋在阴道前壁中，为狭窄的管道，内口为膀胱三角的尖端，外口位于阴道前庭前部，全长 4 ～ 5 cm。女性尿道短而直，较男性更易发生泌尿系统感染（图 1-1-3A）。

（三）输尿管

输尿管为一对肌性圆索状管道，起自肾盂，走行于腹膜后方，沿腰大肌前面斜向下行直至宫颈水平，于子宫动脉下方（距宫颈约 2 cm 处）经阴道侧穹顶绕向前方进入膀胱。彩色多普勒超声可观察到输尿管 - 膀胱开口处存在"喷尿现象"。

（四）乙状结肠、直肠及肛管

乙状结肠上接降结肠，下连直肠，其下部的后面为髂外血管、左梨状肌及左骶丛。直肠长约 12 cm，下接肛管，前方为子宫和阴道，后面为骶骨。直肠上段有腹膜覆盖，至中段腹膜折向子宫后壁，形成直肠子宫陷凹，下段无腹膜覆盖而与阴道后壁紧贴。肛管长 2 ～ 3 cm，其下端为肛门（图 1-1-3C）。

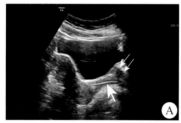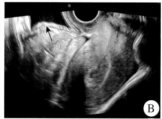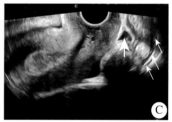

图 1-1-3　女性生殖系统邻近器官声像图

A. 膀胱与尿道（粗箭头为阴道气线，细箭头为尿道回声）；B. 经阴道超声下可见膀胱位于子宫前方（箭头所示）；C. 直肠回声（细箭头）与直肠子宫陷凹（粗箭头）

第二节　妇科超声检查基础

一、适应证及禁忌证

（一）适应证

1. 下腹部疼痛及痛经。

2. 盆腔占位性病变诊断。

3. 内分泌异常，包括月经周期异常、不规则阴道流血及多囊卵巢综合征等。

4．正常及异常早期妊娠的诊断及鉴别诊断。

5．原发或继发性不孕症的盆腔检查及排卵监测。

6．妇科检查不满意时盆腔评估。

7．其他影像学检查发现可疑盆腔异常。

8．可疑先天性生殖道畸形。

9．评估术前、术后盆腔结构。

10．术后、分娩后或流产后阴道异常出血、盆腔疼痛及感染等。

11．了解宫内节育器情况。

12．恶性肿瘤高风险人群定期检查。

13．盆底功能障碍性疾病患者的盆底观察。

14．手术或介入治疗的术中监测等。

（二）禁忌证

腹部切口尚未愈合者不宜行经腹部妇科超声检查；经直肠超声检查应排除痔出血及直肠狭窄等病变；经阴道超声检查禁忌证主要包括：①无性生活史；②严重阴道流血；③生殖道急性炎症；④老年性和放射性阴道萎缩；⑤先天性阴道闭锁或畸形等。

二、常用超声检查方法

常规的妇科超声检查主要包括经腹部超声与经阴道超声两种，此外，尚有经会阴、经直肠超声检查模式，前两者更为常用。

（一）经腹部超声检查

经腹部超声检查是传统且应用广泛的妇科超声检查方法。在为患者进行腹部超声检查时，应嘱咐患者提前适当充盈膀胱，以借助充盈的膀胱将盆腔内的肠管推开，从而形成良好的透声窗。对于不能自主憋尿的患者，必要时可在常规外阴消毒后进行尿道插管，在超声监视下向膀胱内注入生理盐水至可以清晰地显示子宫的轮廓及形态。

（二）经阴道超声检查

由于检查前患者无须大量饮水、憋尿，且图像更为清晰，除妊娠中晚期及盆腔较大肿物以外，绝大多数妇产科疾病均可选用经阴道超声检查。进行经阴道超声检查的首要条件是患者此前有过性生活史，对于未有过性交史的患者，不应采取此种方法进行检查，需在检查前再次向患者确认。检查前需告知患者检查步骤及相关注意事项，缓解患者的紧张情绪，并进一步取得对方的理解和配合。应注意保护患者隐私，当检查者为男性医生时，需要一名女性医务人员在场，同时对在诊室外等候的患者提前说明就诊顺序和安排，避免在检查时其他患者临时闯入。

受检者需在检查前排空膀胱，取膀胱截石位，充分暴露会阴部，将一次性避孕套内顶端涂以适量耦合剂，套在阴道探头上，将探头轻轻放入阴道内进行检查。检查顺序一般为先纵切面，后横切面，斜切面贯穿纵、横切面扫查过程中。纵切面扫查：探头缓慢从阴道进入，同时注意观察阴道内部情况。探头到达阴道后穹隆后，寻找子宫正中矢状面，左右扇形摆动探头观察子宫整体情况，注意观察子宫位置、大小、形态、肌壁回声以及子宫内膜情况（如内膜回声的类型、形态及厚度等）。横切面扫查：将探头在子宫正中矢状面的基础上旋转90°，对子宫及双侧附件区进行横切面上下扇形扫查。另向附件区侧移动探头，对双侧卵巢及附件区进行扫查。对在扫查过程中所探查到的肿物要注意观察其数目、大小、形态、内部回声和血流情况等，并在报告中详细描述。

女性内生殖器的位置及大小因人而异。为了对其有全面的了解，检查者须将探头适度移动及旋转，通过变换探头的位置、方向及角度，以对内生殖器及盆腔有全面的了解和立体的认识，从而减少误诊、漏诊的发生。

（三）经直肠超声检查

经直肠超声检查常用于存在经阴道超声禁忌证的患者（如无性生活、阴道大量出血、阴道萎缩等），扫查探头准备基本同"经阴道超声扫查"。被检者取侧卧位屈膝或截石位，暴露肛周部。检查时注意将探头润滑，轻轻将探头经肛门置于被检查者直肠内，根据子宫和卵巢的位置适当移动探头或在下腹部适当加压以获取清晰图像。

（四）经会阴超声检查

经会阴超声检查常用于盆底超声检查及产科宫颈长度检查。受检者一般取卧位，妊娠晚期不能长时间仰卧或鉴别腹水及盆腔肿块时可取侧卧位。常选用腔内探头或腹部探头，并将探头轻轻置于会阴处进行扫查。须将探头适度移动及旋转，以对盆腔有全面的了解。当检查对象为某些前位子宫或肥胖的妇女，未能清晰显示盆腔结构时，可嘱患者双手握拳，垫于臀下，使臀部抬高，利于探头的操作和对脏器的全面观察。扫查的脏器位置较高时，可轻压下腹部，使盆腔脏器接近探头。

三、妇科超声诊疗常用技术

妇科超声检查常用技术包括二维超声成像、三维超声成像、超声弹性成像及超声造影成像，治疗方面主要采用的技术为聚焦超声。

（一）二维超声成像

1．B 型超声 属于二维超声，为辉度调制型，以灰阶表示回声的强弱。其优点是可显示组织的平面图像，具有较好的直观性，是目前妇科超声较为常用的检查模式。应用于妇科的二维成像模式主要为电子凸阵扫描（经腹部）和电子扇形扫描（经阴道）（图 1-2-1）。

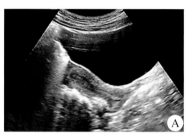
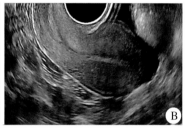

图 1-2-1 二维 B 型超声在妇科（子宫正中矢状面）检查中的应用
A．经腹部超声检查；B．经阴道超声检查

2．M 型超声 属于一维单声束超声，常用于心脏检查，可显示心脏各层的运动回波曲线。图像垂直方向代表人体深度，水平方向代表时间。在妇科方面的应用较少，常见用于检测早孕胎心搏动情况。

3．D 型超声 即多普勒超声，利用多普勒效应的原理对运动的脏器和血流进行探测，可用于检测血流速度和方向。该技术是根据红细胞移动的方向、速度和分散情况，调配红蓝基色，叠加在二维图像上。通常将朝向探头方向的血流用红色表示，背向探头方向的血流用蓝色表示，颜色的深度表示血流速度，流速越快的血流，色彩越明亮（图 1-2-2A）。频谱多普勒为速度 / 频移 - 时间显示图，图上横轴代表时间，纵轴代表血流速度（图 1-2-2B）。妇科超声中主要用于子宫动脉、卵巢动脉以及良恶性病变等血流参数指标的检测，以辅助诊断。

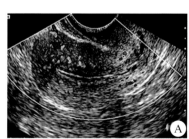
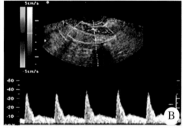

图 1-2-2 子宫血流彩色多普勒超声声像图
A．子宫肌层及内膜血流 CDFI；B．子宫动脉血流频谱

（二）三维超声成像

计算机辅助三维超声成像是通过超声诊断仪，从人体某一部位的几个不同的切面和角度开始按照一定规律采集二维图像信息，然后将这些二维图像及其之间的位置和角度信息输入计算机，由计算机进行数据处理后，重建三维图像，形成该部位或器官的立体影像，即为其三维形态。随超声技术的发展，三维超声成像技术从刚开始的静态三维成像，逐步发展到实时三维成像及三维能量多普勒超声成像，以及与超声造影技术相结合在三维成像技术下分析造影剂在病灶中的分布及弥散情况，来判断病灶的性质。目前三维超声成像在妇科超声中的应用主要为卵巢及内膜容积的评估、子宫畸形的立体显像和病灶形态及大小的定量分析等。三维能量多普勒还可对血流进行定量评估及分析。三维超声显像模式主要包括多平面成像、壁龛成像、表面成像及透明成像等，其中多平面成像在子宫内膜病变诊断中较为常用（图1-2-3）。

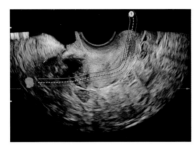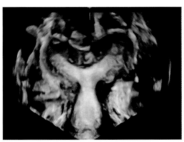

图 1-2-3　双角子宫三维超声声像图

（三）超声弹性成像

硬度或弹性是生物组织具有的基本属性之一，常与生物组织间质成分的类别及其含量的多少相关。从生物力学角度来说，组织质地的变化意味着其力学特性的改变，也就是说，当组织发生病变时，组织的弹性特征会随之改变。传统评价组织硬度的方法主要是通过临床医生触诊进行判断，触觉可以感知组织内质地及其弹性的变化，但此种诊断方法受临床医生的个人主观感受及临床经验影响较大，客观性不足。超声弹性成像技术可根据组织间的硬度差异，获取组织的弹性信息，评价组织硬度，为传统二维超声检查及彩色多普勒超声检查提供新的、重要的信息补充，具有重要的临床价值和广阔的应用前景。

超声弹性成像在妇科方面的应用主要为评估子宫颈、子宫肌层等组织的硬度，以鉴别正常及病变区域（图1-2-4）。超声弹性成像的原理是根据弹性力学以及生物力学等物理规律，通过对不同的组织施加一个内部（如自身呼吸运动）或外部动态、静态（准静态）的激励，组织结构间及内部将产生位移、应变以及速度的分布等差异。通过收集被测组织之间在某时间段内产生的差异所对应的信号，并根据不同的信号进行数据编码成像或相应参数的测量，以图像形式或对应的参数数值来表达组织的硬度，并进行定性及定量分析，最终得到组织结构的弹性信息。当组织的弹性系数较大时，其引起的应变相对较小，组织硬度则相对较大；反之，组织的弹性系数较小，其引起的应变相对较大，组织硬度则相对较小，以此来评价组织间硬度的差异。

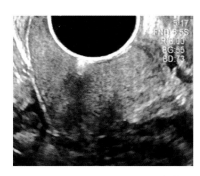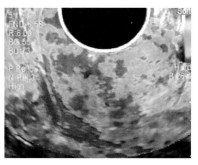

图 1-2-4　正常宫颈压迫性超声弹性声像图

组织硬度从低到高分别由红 - 绿 - 蓝表示

根据组织的激励方式不同，超声弹性成像可以分为采用静态或准静态压缩的弹性成像、采用低频振动激励的弹性成像、基于脉冲激励和超快速超声成像系统的瞬时弹性成像或脉冲弹性成像、采用声辐射力激励的声辐射力脉冲成像和辐射力成像、利用超声激励的振动声成像、剪切波弹性成像及快速剪切波成像等。

（四）超声造影成像

超声造影剂以及造影显像技术为组织血流精细成像提供了可能。新型超声造影剂及造影显像技术的出现，显著改善了超声对血流的检测能力，进而提高了超声诊断的敏感性和特异性。超声造影剂可经周围静脉注射，存在于血液循环中而不渗透到组织间隙，是良好血池显像剂。造影剂也可直接在腔道内灌注，形成与人体腔道形态一致的图像。根据造影剂的使用方式不同，可将妇科超声造影分为血池造影和宫腔造影；根据造影剂的性质及显像效果不同，可将超声造影剂分为阴性造影剂（如生理盐水、过氧化氢水）和阳性造影剂（如注射用六氟化硫微泡等）。

1. 宫腔声学造影　经阴道超声联合宫腔声学造影检查是将造影剂通过宫颈口注入宫腔，人为地扩张宫腔，同时进行阴道超声检查。在注入造影剂前，宫腔处于闭合状态，宫腔内病灶与子宫内膜及肌层组织回声反差小，缺乏对比性。内膜息肉、局限增生的子宫内膜、较小的黏膜下肌瘤以及机化的血凝块等病变声像图相似，较小的病灶容易被漏诊。注入造影剂后，加大了病变与宫壁之间的声阻抗，造影剂无回声与子宫内膜中强回声之间形成良好的声学界面，可以清楚地勾画出宫腔及病灶的轮廓，实时观察子宫内膜情况，宫腔内有无病变及病变的范围、数目、大小、位置、基底部情况，评价子宫肌壁的顺应性，使病变在声像图上的表现更具有特征性，从而提高疾病的检出率（图 1-2-5）。与单纯的经阴道超声检查和 X 线碘油造影相比，经阴道超声联合宫腔声学造影的敏感性和特异性更高。

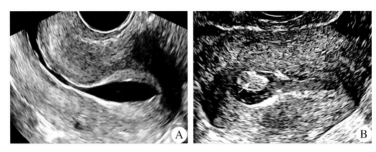

图 1-2-5　推注生理盐水宫腔造影
A．正常宫腔声像；B．子宫内膜息肉（箭头所示）

2. 血池超声造影　基于超声成像原理，超声波遇见散射体（小于入射声波的界面）会发生散射，其散射的强弱与散射体的大小、形状及周边组织的声阻抗差别相关。尽管血液内含有红细胞、白细胞和血小板等有形物质，但其声阻抗很小，散射微弱，在普通超声仪上无法显示。如果人为地在血液中加入声阻抗与血液截然不同的介质（微气泡），则血液内的散射增强，以此显示相关组织及其血供情况。通过静脉注入超声造影剂（含微气泡的溶液），造影剂随血流灌注进入器官和组织，使器官和组织显影或显影增强，从而为临床诊断提供重要依据。血池超声造影在妇科方面的应用主要为子宫内膜、卵巢及其相关病灶的增强显影，以分析其血供情况（图 1-2-6）。

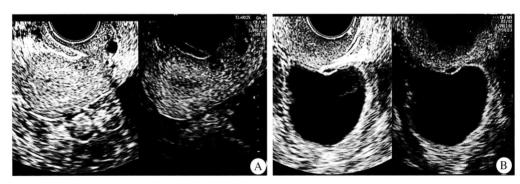

图 1-2-6　生殖系统血池超声造影声像图
A．正常子宫超声造影；B．卵巢囊肿超声造影

关于子宫和附件肿块超声造影评价方法及指标，目前尚无统一标准。参照《中国超声造影临床应用指南》中定性观察的方法，可将女性生殖系统超声造影时相划分为增强早期（子宫动脉开始灌注至子宫肌层完全灌注，逐渐增强达峰）和增强晚期（自子宫肌层峰值强度开始消退至造影前水平）。造影时，应注意观察并记录病灶

增强时间、增强水平和造影剂分布形态特征。开始增强时间为从注入造影剂至观察目标内出现增强的时间，并以子宫肌层为参照，分为早增强、同步增强及迟增强。增强水平以子宫肌层为参照，分为高、等、低及无增强，当病灶增强水平不一致时，以最高增强部分为准。造影剂分布主要分为均匀和不均匀。

时间 - 强度曲线为超声造影过程中的定量分析方法，记录病灶内造影剂从出现（开始）增强、强度达到高峰、开始消退以及持续增强的整个过程，并分析开始增强时间、达峰时间、峰值强度、半廓清时间、曲线下面积等参数。鉴别肿块良恶性时，可同时进行时间 - 强度曲线定量分析作为补充。

3. 输卵管超声造影检查　经阴道实时三维输卵管超声造影（real-time three-dimensional hysterosalpingo-contrast sonography，RT 3D-HyCoSy）是近年来迅速发展的三维超声影像技术，是通过将造影剂混合液经置入宫腔的导管注入子宫输卵管腔，观察造影剂经过宫腔和输卵管腔时子宫输卵管显影形态及伞端造影剂溢出流入盆腔后的分布情况，来判断宫腔形态及输卵管通畅性的检查方法（图 1-2-7）。

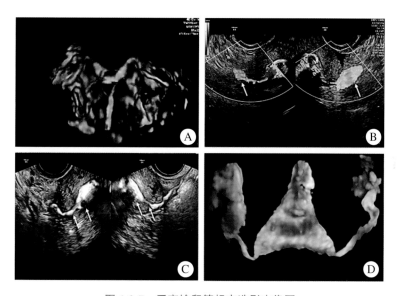

图 1-2-7　子宫输卵管超声造影声像图

A. 实时 3D 模式；B. CDFI 模式，显示双侧输卵管走行区"伪彩血流"；C. 推注生理盐水，二维谐波组织显像模式追踪输卵管走行；D. HDlive 模式

四、正常声像图表现

（一）子宫

在子宫纵切面上，子宫位置根据宫腔线与颈管线之间形成的角度分前位（角度 < 180°）、平位（角度 =180°）、后位（角度 > 180°）。正常子宫位置为轻度前倾前屈

位，超声表现为形态规整的实性均质结构，轮廓线光滑，肌层回声均匀。纵切面子宫一般呈倒梨形，子宫体为实质均质结构，轮廓线光滑清晰，内部呈均匀的中等强度回声，宫腔呈线状高回声，其周围有稍低回声的内膜围绕。随月经周期内膜的变化，子宫内膜回声有所不同。宫颈回声较宫体稍高，且致密，常可见带状的宫颈管高回声。横切面子宫近宫底角部呈三角形，体部呈椭圆形，其中心部位可见宫腔内膜高回声。

子宫内膜回声呈周期性变化：①月经期：为月经周期的第 1 ～ 4 天，此期内膜剥落出血，宫腔回声模糊，呈高回声或混合回声，可伴液性暗区。②增生期：为月经周期的第 5 ～ 14 天，此期内膜回声均匀，呈"三线"征。③分泌期：为月经周期的第 15 ～ 28 天，此期内膜逐渐增厚，厚度可达 1 cm 或以上，呈强回声，周围有低回声晕；分泌早期时内膜仍可表现为"三线"征，至分泌晚期"三线"征逐渐消失，内膜呈较均匀团块状强回声。

子宫动脉位于子宫体和子宫颈交界处的两侧，非妊娠期血流频谱表现为高速高阻型血流，妊娠期随孕周变化阻力指数逐渐下降；子宫肌层外 1/3 为环形的弓状动脉，位于肌层中部、与宫腔线垂直的散在条状或线状血流信号为放射状动脉，在排卵前和分泌期可显示位于子宫内膜基底层的螺旋状动脉，表现为少许点状或短线状彩色血流信号。

（二）卵巢

卵巢双侧各一，呈椭圆形，中央部为髓质，回声稍高，周围为皮质，回声较低，内见多个类圆形的卵泡无回声区。卵巢随月经周期变化产生相应改变：①月经期：双侧卵巢内可见数个直径 2 ～ 9 mm 的窦卵泡。②增生期：一侧卵巢内可见一个优势卵泡发育，少数情况可见两个。③排卵期：直径 > 18 mm 的成熟卵泡逐渐向卵巢表面突出，卵泡周围回声降低、卵泡壁欠规则，15% ～ 20% 卵泡内壁可探及卵丘细小点状高回声；排卵后，优势卵泡塌陷形成黄体，常表现为无回声或低回声区，张力差，内部可见分隔光带，合并直肠子宫陷凹积液。

月经期卵巢内血流信号较少，卵泡期逐渐增多，流速增大、阻力减小，在排卵时达到最低点。窦卵泡周围一般无明显血流信号显示，优势卵泡周围可显示半环状至环状的低阻血流信号（RI 为 0.4 ～ 0.5），黄体周围可显示典型的环状血流信号。

（三）输卵管

正常时被肠管遮盖，不易显示；当盆腔有积液或输卵管增粗时，可显示为弯曲管状低回声，边缘回声稍高。发现输卵管时注意其活动度、有无僵硬感、与周围组织粘连情况等。

正常输卵管壁上可见少许短线状血流，可测及低速中等阻力动脉频谱。

（四）阴道

正常阴道纵切面可见阴道腔内有少量气体，呈一较亮的线状回声，横切面时显示一扁长形的低回声，中间可见短条状强回声。

五、妇科超声诊疗要点

在妇科超声诊断中，超声医师在操作过程中需要注意以下诊断要点：

（一）获取相关的临床信息

疾病诊断是一个系统性的过程，需要结合多方面的临床信息。超声诊断仅是医学影像学的一个环节，也仅是全面、周密的临床检查中的一种辅助手段。因此，在检查前，超声医师应熟悉及了解患者的相关临床信息，形成系统性诊断思维，并考虑可能需要的下一步检查手段和目的，向临床方面提出必要的诊断建议。

（二）判别病灶的性质

病变的不同性质在超声图像上可表现为不同的声像，这些声像有助于疾病的诊断和鉴别诊断。其中，按照性质不同，一般可将妇科病灶分为囊性、实性及混合性。病灶性质也非绝对，随着病情变化，可实现实性、囊性和混合性间的转换，分类只是为了帮助理解和学习。

实性病灶：通过妇科检查以及超声检查往往可以初步对肿块的物理性质进行判断。超声下实性肿块内部回声常显示为均匀或不均匀的低、等、高回声，边界轮廓清晰或不规整，形态较为多变，大小不一，以圆形或椭圆形较为多见。良性肿瘤边界常较为清晰，与周围组织之间的界限可清楚显示，手术过程中易于剥离，如子宫肌瘤、卵巢纤维瘤。当肿块内部发生变性或恶化时，内部回声不均匀，常可见不规则液性暗区，与周围组织分界不清，但肿块主体仍可辨以实性为主，如子宫肉瘤。

囊性病灶：较为多见的为单房的无回声暗区，其内多为清亮的液体成分。部分病灶超声下可见液性暗区，边界清晰，内部透声好，后壁回声增强，如大多数的卵巢非赘生性囊肿；部分囊性病灶内如有或曾有出血时，可见均匀或不均匀分布的细小密集强回声光点，当内部血块凝结时，可见无回声区内呈实性或絮状，如卵巢子宫内膜异位囊肿。肿物内亦可见数量不等的分隔光带，将囊肿分隔为多房，如卵巢浆液性囊腺瘤；囊壁及分隔上可见大小、数目不等的乳头状或结节状稍强或等回声团，但肿块整体上仍以囊性成分为主，如卵巢黏液性囊腺瘤。囊性病变彩色多普勒超声显示肿瘤内部为液性暗区，无明显血流信号，囊壁上可有血流信号显示。

混合性病灶：此类肿块内部同时含有囊性成分和实性成分，边界清或不清，形态多不规则，内部回声不均匀，多见于恶性肿瘤或部分特殊类型良性肿瘤（如卵巢囊性畸胎瘤）。

（三）明确病灶的来源

要明确病灶的来源，首先需要多切面观察病灶的形态及边界，确定子宫及卵巢是否能清晰显示，从而进一步了解病灶与子宫、卵巢等结构的毗邻关系，此时也可通过观察肿瘤周围的血流情况来帮助判定。对于体积较大的肿物，可采用双合诊的方法，观察其与周围组织之间的关系，从而判断是否存在粘连或浸润。大多数的卵巢良性肿瘤和囊性畸胎瘤的生长部位较局限，多见于两侧附件区；有时肠腔内粪块可与输卵管肿块及附件区炎性包块相混淆，此时可通过排便后复查、清洁灌肠等方式进行排查；粪块局部无触痛，移动度大，实时超声或可看到肠蠕动。

（四）正确测量病灶大小

单纯囊性或实性病灶可直接测量大小，在病灶的最大切面上测量长径及其垂直径，探头旋转90°，可测量病灶的前后径。囊实性病灶需在测量病灶大小后，加测病灶的实质部分；如实质部分为乳头样凸起，不仅需测量凸起的高度，也需测量其基底部的宽度，并描述形状和数量。

（五）评价病灶性状

超声评价病灶的性状主要是为了鉴别其良恶性，这对治疗方案的确定及患者以后生存质量的提高具有重要意义。实性病灶内部回声均匀，形态较为规则，边界清晰，预示良性的可能性较大。囊性病灶需要注意病灶边界、内部透声、囊壁有无分隔及实性成分情况。卵巢恶性肿瘤的超声声像图与卵巢良性病灶有诸多本质的不同，如病灶以实质性或囊实性多见，肿瘤内部回声显示结构紊乱，回声强弱不等，囊性部分囊壁厚且不均匀，囊壁内侧有向囊腔内凸起的实质性区域，多房性时房间隔厚且不均匀，病灶边界显示不清，可伴有大量腹水，时常表现为腹膜不均匀增厚。肿瘤内部回声越杂乱，各种回声越丰富，往往提示其恶性可能性越大。若为囊性病灶，囊肿内壁较厚、不光滑，且病灶实质成分越多，囊壁上血流越丰富，病灶为恶性可能性也就越大。

通过应用彩色多普勒超声对肿瘤血管的分布、走行、血管分支形态以及血管密度进行血管形态学的评估，有助于肿瘤良恶性的判断，且进一步利于良、恶肿瘤的鉴别诊断。在癌细胞增生前，恶性肿瘤可刺激周围血管新生，生成的血管壁由于缺乏平滑肌，动-静脉吻合较多，使恶性肿瘤实质部分的血流信号较为丰富。其中，约90%的卵巢恶性肿瘤内部可探及血流信号，80%左右的恶性肿瘤其血流呈弥散状分布；而40%～50%的良性肿瘤无血流分布，50%左右的良性肿瘤在包膜周边可见点状血流或单支规则血流。一般情况下，恶性病灶内血流阻力指数多呈低阻型。

第二章

妇科超声在子宫病变中的诊疗思维

第一节　子宫体局灶性病变

▌ 一、子宫肌瘤

（一）病因及病理生理

子宫肌瘤（uterine myoma）是女性生殖系统中最常见的良性肿瘤，发病年龄多在 30 ~ 50 岁。子宫肌瘤的主要高危因素包括年龄 > 40 岁、初潮年龄小、未生育、肥胖、子宫肌瘤家族史等，其病因尚不明确。有研究表明，子宫肌瘤的发病机制可能与遗传易感性、性激素水平和干细胞功能失调有关。

肌瘤一般为实性圆球形结节，单发或多发，主要由子宫平滑肌细胞增生形成，表面光滑，界限明显，呈白色，质硬，压迫周围肌壁纤维形成假包膜。包膜中分布放射状血管，供给肌瘤营养，肌瘤越大，血管数量越多，内径越粗。切面为旋涡状或编织状结构，其中含大量平滑肌纤维和少量纤维结缔组织。

子宫肌瘤可发生于子宫的任何部位，但大多在子宫体部。按照瘤体所处部位和不同生长方向分为以下几种类型（图 2-1-1）：

1. 肌壁间肌瘤　最多见，占 60% ~ 70%，肌瘤位于子宫肌壁内，瘤体完全被肌层包绕，体积较大的肌壁间肌瘤可见子宫外形呈结节状凸起，宫腔内壁狭窄，影响子宫收缩。

2. 黏膜下肌瘤　占 10% ~ 15%，肌瘤多为单发，向子宫内膜方向生长，突向宫腔，表面仅由子宫黏膜覆盖，可使宫腔变形增大，而子宫外形无明显变化。黏膜下肌瘤易形成蒂，肌瘤可随子宫收缩受挤压，偶可经宫颈突入阴道内。

3. 浆膜下肌瘤　占20% ~ 30%，肌瘤向子宫外生长，突出于子宫表面，与浆膜层直接接触。根据肌瘤向外生长的程度和部位又可分为带蒂浆膜下肌瘤和阔韧带肌瘤。带蒂浆膜下肌瘤是肌瘤继续向浆膜面生长，仅有一蒂与子宫相连，由蒂部血管提供营养，蒂长者可发生扭转，从而诱发急性腹痛。肌瘤蒂部断裂后，可脱落入腹腔、盆腔，与大网膜、肠系膜或腹膜发生粘连获得血液供应并继续生长，形成游离肌瘤或寄生肌瘤；阔韧带肌瘤是肌瘤位于子宫体侧壁，向宫旁生长，突出于阔韧带两层之间。

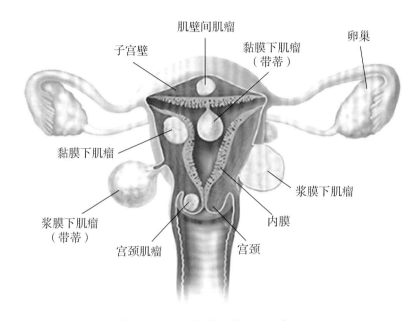

图 2-1-1　不同部位子宫肌瘤示意图

(二) 临床表现

子宫肌瘤好发于中青年女性，临床表现与肌瘤发生部位、有无变性密切相关。一般黏膜下肌瘤出现症状较早，绝经后肌瘤大多停止生长，开始萎缩退化。部分肌瘤患者无明显症状，仅在体检时偶然被发现。

子宫肌瘤的主要临床表现为：

（1）月经改变：子宫黏膜下肌瘤和肌壁间肌瘤常表现为月经增多、经期延长、不规则阴道出血以及月经周期缩短，可继发贫血。浆膜下肌瘤一般无月经改变。

（2）腹部包块及压迫症状：肌瘤增大，可于下腹部触及包块，也可压迫邻近器官如膀胱、输尿管、直肠等，出现尿频、尿急、排尿困难及便秘等症状。

（3）不孕：子宫肌瘤大者可阻塞输卵管开口、压迫输卵管等导致不孕。

（4）下腹坠胀。

（5）肌瘤直径较大发生红色变性时，可有腹痛伴发热症状。

（6）子宫肌瘤恶变时，短时间内子宫肌瘤体积迅速增大，呈结节状、质软。

（三）实验室检查

单纯子宫肌瘤血清学检查常无明显异常。长期月经延长、经量增多者可能导致慢性贫血，使红细胞低于正常值。部分研究认为，子宫肌瘤患者血清中超氧化物歧化酶活性较健康妇女升高，而脂质过氧化物（主要为丙二醛）含量降低；孕激素、生长激素可促进有丝分裂而促进肌瘤生长；细胞遗传学研究显示，25%～50%的子宫肌瘤存在细胞遗传学异常，包括12号、14号染色体长臂片段互换、12号染色体长臂重排、7号染色体长臂部分缺失等。分子生物学提示单个肌瘤为单克隆平滑肌细胞增殖，多发肌瘤为多克隆平滑肌细胞增殖形成。

（四）超声表现

1．二维超声表现　子宫肌瘤根据内部结缔组织纤维含量不同，可表现为低回声、等回声、高回声或混合回声。肌瘤结缔组织纤维成分较多时（如单发肌瘤体积较大），常表现为衰减回声。

（1）肌壁间肌瘤：一般子宫呈不规则增大，子宫肌层内可见一个或多个低-等回声结节，内部回声均匀或不均匀，边界较清晰，伴后方不同程度衰减。肌瘤多发者子宫体形态可失常，肌瘤较大者内膜回声可受压偏移或显示不清（图2-1-2A）。

CDFI：肌瘤周边及内部可探及条状或点状彩色血流信号（图2-1-2B）。

超声造影：有假包膜时，包膜首先增强呈包绕的环状，随后造影剂进入瘤体内部，表现为均匀性等增强或高增强。小的肌瘤包膜增强不明显，瘤体呈均匀性增强。消退时顺序相反，瘤体内部造影剂消退较正常肌层快，表现为相对低回声，而假包膜消退相对较慢呈稍高回声，可较好勾画出瘤体边界，清晰地显示肌瘤的数目、大小和位置（图2-1-2C）。

（2）黏膜下肌瘤：子宫均匀性增大，子宫内膜变形或缺损，内膜下肌层可见低回声结节突向宫腔，肌瘤完全突入宫腔时，宫腔内出现实性占位病变，肌瘤与宫腔

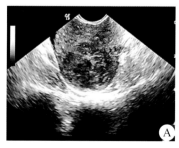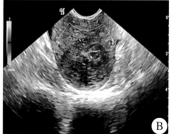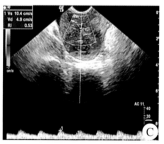

图 2-1-2　子宫肌壁间肌瘤声像图

A. 子宫后壁肌层内见一低回声团，边界清，内部回声不均匀，宫腔线受压移位；B. CDFI 示低回声团内部及周边可探及小条状血流信号；C. PW 测及中等阻力动脉血流频谱（RI：0.53）

内膜之间有裂隙。带蒂的黏膜下肌瘤可以突入宫颈管内，形成宫颈管内实性占位声像。肌瘤的生长可造成宫腔线的相对移位和变形，多发性黏膜下肌瘤可使宫腔形态改变（图 2-1-3）。

CDFI：带蒂的黏膜下肌瘤蒂部可显示一条供血血管，可依此判断肌瘤附着之处。应注意大多数肌瘤由于声衰减，仅可显示近场血流信号，难采录到肌瘤内部血流信号，造成瘤内无血流的假象，应进行多角度扫查，综合经腹和经阴道扫查的结果仔细鉴别。

超声造影：有蒂的黏膜下肌瘤，蒂部血管首先增强，并伸入宫腔，再显示由其分支血管包绕肌瘤周边并进入瘤内，瘤体呈均匀性增强。无蒂的黏膜下肌瘤则表现为基底部出现枝状或丛状滋养血管的增强，并迅速向宫腔内膜侧的瘤体充盈。

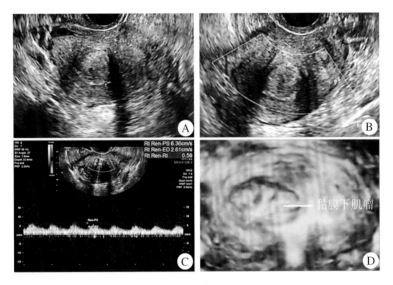

图 2-1-3　子宫黏膜下肌瘤声像图

A．二维超声显示宫腔内可见一类圆形低回声团；B．CDFI 示低回声团周边及内部可探及条状彩色血流信号；C．PW 测及中等阻力动脉频谱（RI：0.59）；D．三维超声成像下可见一团块向宫腔内突出

（3）浆膜下肌瘤：子宫形态不规则，子宫体大小可正常，肌瘤呈球状或结节状突出子宫表面，多呈低回声，突出较明显者可有蒂与子宫表面相连，肌瘤表现为子宫旁的混合性结构（图 2-1-4）。

CDFI：可显示来自子宫的供血血管，可据此与附件肿瘤鉴别。

超声造影：浆膜下肌瘤或阔韧带肌瘤，增强早期先显示与宫体相连的瘤蒂血管，再发出分支环绕并伸入瘤体，增强时间与子宫肌层基本一致，表现为同步灌注，增强强度可高于或等于肌层，体积大的肌瘤多呈低增强。

（4）肌瘤变性：肌瘤发生变性时，瘤体旋涡状结构消失，无明显声衰减，内部回声多样化。常见的子宫肌瘤变性包括玻璃样变、囊性变、红色样变、肉瘤样变、

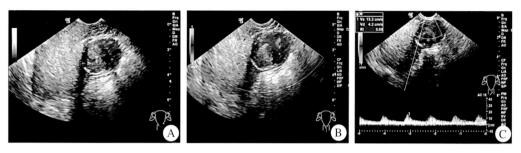

图 2-1-4　子宫浆膜下肌瘤声像图

A. 子宫后壁可见一类圆形混合回声团，边界清晰，向子宫外突出，内部回声不均匀，周边可见稍高回声包膜；B. CDFI 示肿块边缘可探及条状血流信号；C. PW 测及中等阻力动脉频谱（RI：0.69）

脂肪变性及钙化。

1）玻璃样变：又称透明变性，最多见，瘤体内表现为均匀的低回声区或无回声，后部回声略增强，边界不清楚。超声造影时，变性区域无造影剂灌注，其余部分仍有肌瘤典型的灌注及消退特点（图 2-1-5A、B）。

2）囊性变：继发于玻璃样变性，组织液化，可见数目大小不等、不规则的无回声区，相互融合时，可测及较大的囊腔，后壁回声增强。无回声区与周围组织分界清楚，坏死或液化不全时出现散在的点状和条状回声，也可多处液化连成囊性暗区。超声造影时，变性区域无造影剂灌注，其余部分仍有肌瘤典型的灌注及消退特点。

3）红色样变：瘤体增大，肌瘤内部回声偏低，呈细花纹状，无明显衰减，声像图无特异性，需结合妊娠史、局部压痛判断（图 2-1-5C、D）。

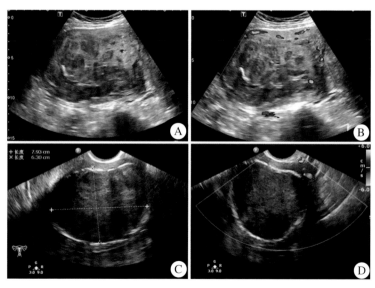

图 2-1-5　子宫肌瘤变性声像图

A、B. 子宫肌瘤玻璃样变性二维及 CDFI 声像图；C、D. 子宫肌瘤红色样变性合并钙化二维及 CDFI 声像图

4) 肉瘤样变：肌瘤内部回声杂乱且复杂，可见不规则低回声区或囊性暗区，或呈蜂窝状回声，边界不清，透声不良并有衰减。CDFI 示肌瘤内部血流丰富，周边可见环状或半环状血流围绕。超声造影可见多条滋养血管呈不规则分支状，灌注时瘤体内造影剂分布明显不均匀，并见大片充盈缺损区，消退时无明显包膜感，病灶区与肌层分界不清。

5) 脂肪变性和钙化：脂肪变性时肌瘤内呈均质团状高回声，包膜仍清晰，后方无声影。边缘性钙化时肌瘤周围呈弧形或环状强回声，弥漫性钙化表现为瘤体散在或弥漫分布的强回声斑，后方衰减明显伴声影。如钙化形成"子宫石"，则显示为弧形强回声带，后方伴宽大声影。

2．三维超声表现　多平面显示及龛影显示可通过平面的平移和旋转明确肌瘤的位置。此外，三维超声可以获得传统二维超声不能获得的冠状面的回声信息，直观反映子宫外形改变，明确肌瘤与宫腔的关系。三维血流图显示肌瘤内血流呈立体网架样或抱球样。

（五）治疗方法

1．药物治疗　主要是通过激素调节抑制肌瘤增长，常用促性腺激素释放激素激动剂（GnRH-a）、米非司酮、达那唑、他莫昔芬和雄激素类药物等。在子宫肌瘤患者异常出血且出血量较多时，还应使用子宫收缩剂及止血药物对症治疗。

2．手术治疗　包括子宫肌瘤剔除术、子宫全切除及子宫次全切除术，可依据患者的年龄、生育要求、肌瘤的大小和性状进行选择，常用的手术方式有经腹部、经阴道以及选择宫腔镜或腹腔镜下进行。

3．介入治疗　包括经导管子宫动脉栓塞术（transcatheter uterine artery embolization，UAE）和高强度聚焦超声消融（high intensity focused ultrasound ablation，HIFUA）等。其中，子宫动脉栓塞术是经导管向子宫动脉注射永久性栓塞物质，阻断子宫肌瘤血供，使肌瘤萎缩甚至消失。HIFUA 是在超声或 MRI 引导下将超声波聚集于病灶，病灶区域快速升温发生凝固性坏死，其主要适用于要求保留子宫、不愿意接受手术或不能耐受手术的患者。

二、子宫腺肌病（子宫腺肌瘤）

（一）病因及病理生理

子宫腺肌病（adenomyosis）又称内在性子宫内膜异位症，是指有功能的子宫内膜腺体及间质细胞侵入子宫肌层，好发于 30 ～ 50 岁经产妇女或多次刮宫后女性。致病因素可能与子宫壁创伤及卵巢功能失调有关。导致子宫内膜基底层损伤的原因包括多次妊娠、分娩、人工流产、慢性子宫内膜炎等。子宫腺肌病可分为两类：

①弥漫型：异位的子宫内膜弥散于子宫肌壁，常于后壁多见，肌组织间散在大小不等的腔隙，内含"巧克力"样物，周围肌纤维组织增生，使子宫轻度或中度均匀性增大。②局灶型：子宫腺肌病的病灶可局限于子宫肌壁形成团块，称子宫腺肌瘤（adenomyoma）。

子宫腺肌瘤为子宫腺肌病的一种特殊形式，指少数子宫腺肌病病灶呈局限性生长，局部平滑肌大量增生，呈肌瘤样结节，结节内见内膜腺体和间质，类似肌壁间肌瘤，但无假包膜存在，与周围肌层无明显界限。病灶镜下观表现为子宫肌层内呈岛状分布的异位子宫内膜腺体与间质。切面观表现为局部肌层旋涡状结构消失，仅见于肌壁中有粗厚的纤维带和微小囊腔。包块周围无假包膜是其与子宫肌瘤的主要区别。

（二）临床表现

大约 30% 的患者无典型临床症状。子宫腺肌病的主要临床症状包括继发性、进行性加重的痛经，痛经常发生在月经前或月经期，部分患者可以发生在月经干净初期，原因是肌层内的内膜灶有周期性出血。有学者认为，痛经与内膜病灶浸润的深度有关，月经过后内膜逐渐脱落而痛经症状减轻。15% ~ 30% 的患者可表现为经量增多、经期延长，少数患者出现经前点滴出血。约 20% 以上的患者合并不孕。妇科双合诊时，表现为子宫局限性隆起（子宫后壁多见）、质硬、有压痛，合并盆腔子宫内膜异位症时附件区可扪及囊性包块。

（三）实验室检查

子宫腺肌病患者血清肿瘤标记物 CA125 可见升高，目前该指标已较广泛用于子宫腺肌病的辅助诊断及预后监测。子宫腺肌瘤常伴不孕，其机制较为复杂。部分研究表明子宫腺肌病患者抗磷脂抗体、C3 补体水平升高，黄体中期子宫内膜容受性相关蛋白同源框基因 HOXA10/HOXA11 表达异常，白细胞抑制因子（leukocyte inhibitory factor，LIF）下调，均可影响胚胎着床。子宫腺肌瘤还可导致局部自由基水平升高，影响胚胎存活。

（四）超声表现

根据病灶的分布和回声特征，子宫腺肌病可分为弥漫型和局灶型。

1. 弥漫型 见本章第二节中"二、子宫腺肌病（弥漫型）"。

2. 局灶型 子宫不规则增大，形态欠规整，以子宫后壁局部包块多见，病灶边界不清，内呈不均质等 - 高回声团，后方伴栅栏状衰减回声，内可有散在大小不等的囊腔（图 2-1-6）。部分可向宫腔内突出，周围肌层回声可正常，子宫内膜线可居中、前移或部分受压变形。当病灶以出血为主时，肌层内表现为局灶性的小囊，大小不一，形态不规整，经阴道超声显示其内回声呈"云雾状"。合并子宫肌瘤时，需注意鉴别诊断，一般肌瘤结节形态较规则，回声略低，边界较清晰。

痛经症状明显的患者，在子宫肌壁间可见到黄豆粒大小回声衰减的囊性结构，称"出血小囊"，是子宫腺肌病或子宫腺肌瘤超声特征性表现。痛经严重时在肌壁内多个细小弥漫的略衰减区域即为细小"出血小囊"所致。

CDFI：子宫内血流信号较正常增多，但由于子宫腺肌病常伴回声衰减，一般不易显示丰富的血流信号。弥漫型子宫腺肌病在病灶肌层呈星点状或条状散在分布的血流信号，或呈放射状排列。局灶型子宫腺肌病仅在病灶部位血流信号稍增多，病灶周围肌层血流分布正常。病灶处动脉性频谱与子宫动脉各级分支频谱基本相同，阻力指数常大于 0.50，偶尔在严重的腺肌病子宫内可记录到低阻力型动脉频谱，静脉性频谱较多见。

三维超声表现：子宫形态饱满，呈球形，肌壁间散在微囊腔。三维血流成像显示病灶区血管紊乱，无典型"抱球样"或立体网架样结构。

超声造影表现：肌层病变区灌注表现为多样化，开始灌注时间可较正常子宫提前、同步或延后，整个病变区呈非均匀性、多灶性增强，与周围正常肌层分界模糊；消退时，病变区和周围肌层几乎同时消退。子宫腺肌病不形成假包膜，整个造影过程均未见明显的周边环状增强，与子宫肌瘤明显不同，可为两者的鉴别诊断提供依据。

经阴道弹性超声成像：经阴道弹性超声有助于子宫腺肌病的辅助诊断。在实时弹性图像上，正常子宫浆膜层一般呈红色，内膜呈红至黄色，肌层绿色居多、黄色较少；弥漫型、局灶型子宫腺肌病病变部位呈蓝色居多，即硬度较高；而子宫肌瘤以绿色居多、蓝色较少，呈中度僵硬，周围假性包膜可呈红色。

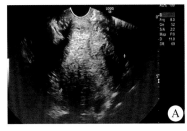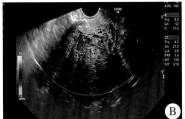

图 2-1-6　子宫腺肌瘤声像图

A．可见子宫不均匀增大，肌层回声不均匀，以后壁为主，其内可见类圆形混合回声团，边界欠清；
B．CDFI：可见混合回声团内小条状彩色血流信号

（五）治疗方法

1. 药物治疗　目前尚无有效根治性药物，药物的使用主要取决于患者的症状、年龄和生育要求。对于症状轻、有生育要求及近绝经的患者，可使用达那唑、孕三烯酮、促性腺激素释放激素激动剂（GnRH-a）或左炔诺孕酮宫内缓释节育系统（LNG-

IUD）治疗，均有助于缓解症状。但需注意药物副作用，并且停药后症状可复现。

2．手术治疗　年轻或有生育需求的子宫腺肌瘤患者，可试行局部病灶切除，但有术后复发风险。症状重、无生育要求或药物治疗无效患者，可行全子宫切除术，是否保留卵巢取决于卵巢有无病变和患者年龄。

3．介入治疗　包括子宫动脉栓塞术（UAE）、高强度聚焦超声及超声引导下射频和微波消融等治疗方式。超声引导热消融治疗子宫腺肌病具有安全、有效、创伤小及保全子宫的优点，目前已逐步在临床进行推广应用。

4．手术联合药物治疗　对于有生育要求的子宫腺肌病患者，可尝试选择药物治疗或保守性手术加药物治疗，随后积极行辅助生殖技术。对于无生育要求者，也可选择药物治疗长期控制症状或保守性手术加药物治疗。

三、子宫肉瘤

（一）病因及病理生理

子宫肉瘤（uterine sarcoma）是来源于间叶组织（子宫肌层、肌层内结缔组织或子宫内膜间质）的子宫原发性恶性肿瘤，也可继发于子宫平滑肌瘤，约占女性生殖道恶性肿瘤的1%，是一种较罕见的、恶性程度极高的女性生殖器官肿瘤。子宫肉瘤发病的平均年龄多在50～70岁，其病因尚不明确，危险因素主要包括长期接受他莫昔芬治疗及盆腔放射治疗等。根据组织发生来源不同，可将其分为子宫平滑肌肉瘤、子宫内膜间质肉瘤及恶性米勒管混合瘤，其中以子宫平滑肌肉瘤最常见。

1．子宫平滑肌肉瘤　多发生在子宫体部，少数见于子宫颈部，外观似子宫肌瘤，但质脆软、表面可呈灰蓝色。肿瘤可由子宫肌层向宫腔或浆膜方向呈结节状生长，突入宫腔内常呈息肉状，侵犯子宫浆膜者可与周围组织发生粘连。病灶切面呈生鱼肉状，纤维结构消失，半数以上患者伴出血坏死或囊性变。镜下平滑肌肉瘤见大量核分裂象、明显的核多形性及凝固性坏死。子宫平滑肌肉瘤易发生血行转移，如盆腔血管、淋巴结及肺转移。

2．子宫内膜间质肉瘤　主要表现为由子宫肌层向宫腔或浆膜方向呈结节状生长，常呈息肉样突入宫腔，表面光滑，呈多发性或分叶状，肿瘤质软，切面可见囊腔，内充满黏液，侵犯子宫浆膜者可与周围组织发生粘连。镜下肉瘤内间质细胞增生，核大、核分裂，细胞异型，程度不一。按照核分裂、血管侵袭及预后情况分为三类：子宫内膜间质结节、子宫内膜间质肉瘤及未分化子宫内膜肉瘤。

3．恶性米勒管混合瘤　又称子宫癌肉瘤，一般体积较大，可侵犯子宫肌层，伴出血坏死，镜下可见恶性上皮成分（通常为Mullerian性上皮）。

（二）临床表现

子宫肉瘤发病早期无特异性临床表现。随病情发展，患者多表现为下腹部短期快速增大的肿块，可出现压迫症状，包括尿频、尿急、尿潴留和大便困难等，常合并阴道不规则流血、月经周期紊乱、阴道分泌物增多、分泌物浑浊伴恶臭等。晚期可合并血性腹水、贫血及恶液质等全身衰竭症状，或出现肺、脑转移等相应症状。若肿瘤坏死或形成溃疡，可排出大量脓性分泌物。妇科检查子宫明显增大，质软呈结节状，有时宫颈管扩张，见烂肉样赘生物脱出，质脆易出血。

（三）实验室检查

1．血清乳酸脱氢酶（lactate dehydrogenase，LDH）　LDH 对子宫肉瘤的诊断有一定的参考意义，研究发现磁共振成像联合 LDH 可以提高诊断子宫肉瘤的敏感度和特异度。联合患者术前血清 LDH、D- 二聚体及 C- 反应蛋白检测可用于协助鉴别诊断子宫平滑肌肉瘤与子宫肌瘤，尤其是退行性或不典型子宫肌瘤。

2．部分基因检测方法　现已被应用于子宫肉瘤的评估，如神经营养受体酪氨酸激酶（neurotrophic receptor tyrosine kinase，NTRK）基因融合、微卫星不稳定性（microsatellite instability，MSI）现象及肿瘤突变负荷（tumor mutation burden，TMB）等。

（四）超声表现

二维超声下可见子宫增大，肿块内部呈杂乱低回声，漩涡状结构消失，也可为中等不均质回声伴囊性变，内可见散在细小光点。肿块边界模糊，正常内膜线回声可消失，宫颈内显示弱回声区。腹膜转移时，腹腔内可见液性暗区，盆腔内可显示转移性团块及肿大的淋巴结，呈低回声肿块。侵犯输尿管时可致下尿路梗阻，出现肾盂积水声像表现。子宫肉瘤不易与玻璃样变性或囊样变性的子宫肌瘤区别，两者超声表现相似，但肌瘤边界清楚，内部回声较粗。

1．子宫平滑肌肉瘤　早期子宫轻度增大、外形规则。中、晚期子宫明显增大，外形不规则，可见结节状凸起。肿瘤呈浸润性生长，与正常肌壁界限不清，瘤体较大时，内部回声不均，可伴有不规则无回声区，正常内膜线消失。若为子宫肌瘤恶变，则原有的肌瘤短期内迅速增大，与周围肌层分界变模糊，假包膜消失，瘤内漩涡状、花纹状或衰减回声变成极不均匀的低回声，或出现絮状不规则液性暗区，有时因回声减低，瘤体后方回声少许增强。肿瘤边界回声不清晰，表现为类似肌瘤脂肪变的不均质斑块状高回声，但无声衰减（图 2-1-7）。

CDFI：肿块周边及内部常可探及较为丰富的血流信号。

2．子宫内膜间质肉瘤　如未合并子宫肌壁病变，子宫形态可规则或体积稍大。宫内可见多个边界不清的实性低回声团块，突向宫腔或侵及肌层，伴出血坏死时内呈不规则液性暗区。

CDFI：瘤体突向宫腔部分血流丰富，呈低阻力动脉血流频谱，瘤体深入肌层的部分其血流信号减少，呈高阻型动脉血流频谱。

3. 恶性米勒管混合瘤　可见多个息肉样团块突向宫腔生长，较少侵及肌层，伴出血坏死时内部呈不规则液性暗区。

4. 晚期肉瘤腹膜转移　可出现腹水，腹盆腔内可探及低回声转移性团块及肿大的淋巴结。侵犯输尿管时可致下尿路梗阻，出现肾盂积水。

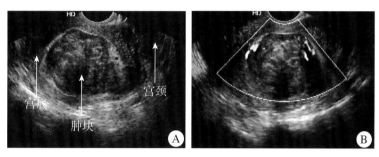

图 2-1-7　子宫肉瘤声像图

A．经阴道二维超声显示子宫形态失常，内部回声紊乱，肿块形态不规则、边界欠清晰；B．CDFI示病灶内可探及较丰富血流信号，血流分布较杂乱

（五）治疗方法

子宫肉瘤的治疗原则以手术为主，内分泌治疗、化疗和（或）放疗为辅。手术治疗一般适用于早期还未发生肿瘤扩散及转移的患者，标准术式是全子宫切除术及附件切除术，一般不常规施行盆腔及腹主动脉旁淋巴结切除术。部分中晚期患者也可以采用手术治疗，Ⅰ期和Ⅱ期行全子宫及双侧附件切除术。放射治疗一般不作为子宫肉瘤的首选治疗方式，主要应用于肿瘤残留或有亚临床转移区域的补充治疗，以及复发/转移灶的姑息性治疗。对于不能手术的患者，初始治疗可选择盆腔放疗＋阴道近距离放疗和（或）系统治疗。系统治疗包括联合化疗、单药治疗、激素治疗等，一般用于肿瘤转移患者的辅助治疗。目前对肉瘤化疗效果较好的有顺铂、多柔比星、异环磷酰胺等，常采用联合方案。

四、子宫瘢痕及憩室

（一）病因及病理生理

子宫憩室（uterus diverticulum）可分为先天性子宫憩室和后天性子宫憩室，前者由副中肾管发育异常所致，后者由子宫手术（如剖宫产、大的贯穿性子宫肌瘤剔除术）引起术后切口愈合不良所致。因子宫瘢痕处愈合不良、厚薄不均，连续性中断，可形成瘘道、憩室，部分憩室内壁有内膜覆盖。

（二）临床表现

子宫憩室多无明显的临床症状，有症状者不到 10%。以剖宫产切口瘢痕憩室（cesarean scardiverticulum，CSD）常见，其发生与多次的剖宫产史、切口缝合不当及孕产妇本身高危因素导致切口愈合不良有关，主要表现为异常阴道流血、继发性不孕、慢性盆腔痛、经期腹痛等，其中异常阴道流血为最主要的症状，临床表现为较剖宫产术前月经经期延长、月经间期阴道流血、性交后阴道流血等。目前认为异常阴道流血症状的轻重可能与 CSD 的大小密切相关。

（三）实验室检查

子宫瘢痕及憩室主要表现为解剖结构异常，实验室检查一般无异常。若出现继发感染，则相应的感染指标提示异常，如血常规白细胞升高或 C- 反应蛋白升高等。

（四）超声表现

子宫憩室大部分表现为无回声区，少部分可因其内有积血，内膜表现为混合回声或稍高回声，位于切口凹陷处，自内膜延伸至憩室内，子宫浆膜层连续（图 2-1-8）。愈合良好的子宫手术切口可仅见一条低回声带。

以 CSD 为例，最佳超声检查时间在经期或阴道不规则出血时，此时憩室处有积液而易被诊断。于子宫正中矢状切面探及子宫前壁下段肌层连续性中断，可见薄的瘢痕声像，局部可见液性无回声区或絮状低回声，与宫腔相通，常合并子宫腔积液声像。无回声或低回声区形态多样，可呈三角形、半圆形、楔形、城垛样或囊袋状。子宫横切面或冠状切面显示子宫前壁下段低回声区为横径较宽的椭圆形。

憩室的严重程度多通过憩室的宽度、深度甚至容积及残余肌层厚度进行评估。有研究将剖宫产切口瘢痕憩室分为轻型、中型和重型。憩室较小、多次检查时有时无者为轻型；憩室宽大，平均深度 > 7 mm，多次检查均不消失者为重型；介于两

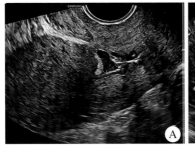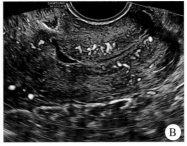

图 2-1-8　子宫瘢痕及憩室声像图

A．经阴道二维超声显示局部可见液性无回声区；B．CDFI 示病灶内无明显彩色血流信号

者之间为中型。Osser 等提出以憩室残存肌层的厚度作为分型标准：残存肌层小于憩室附近肌层厚度的 80%，或残存肌层厚度 < 2.2 mm，或超声造影显示残存肌层厚度 ≤ 2.5mm 者定义为大憩室。

CDFI：憩室周边及内部常无明显彩色血流信号。

（五）治疗方法

子宫憩室治疗原则是恢复正常解剖结构、改善异常出血及降低感染风险。以 CSD 的治疗为例，包括药物治疗及手术治疗。

1. 药物治疗 通常选择短效口服避孕药、左炔诺孕酮宫内缓释系统、中医中药等治疗方案。主要适用于以异常子宫出血为临床表现、目前无生育要求、拒绝接受手术患者的短期治疗，可改善患者异常子宫出血的症状，但对促进憩室愈合无作用。

2. 手术治疗

（1）手术指征：诊断为 CSD 且有相应的临床症状、影响生存质量且有治疗需求的患者。

（2）主要原则：通过切除或烧灼憩室内异常的黏膜组织和扩张增生的血管，从而达到改善症状的目的。对于有生育需求的患者，需同时加厚子宫切口处组织的厚度。

（3）手术方法：目前的手术方法以微创手术为主，包括宫腔镜手术、腹腔镜（可联合宫腔镜）手术，还可选择阴式手术或开腹手术。

五、鉴别诊断要点及诊断思维

（一）鉴别诊断要点

1. 子宫肌瘤 患者常无明显临床症状，多在体检行超声检查时被发现。部分患者可出现月经量增多，伴血块、痛经、白带增多等症状。肌瘤增大时可在腹部触诊时被触及，增大的肌瘤突向前方压迫膀胱可引起尿频，向后压迫直肠可引起便秘。超声表现为子宫肌层内可见边界清晰的单个或多个低回声团块，周边可见假包膜声像，包块内部分可见漩涡状结构回声。当发生浆膜下肌瘤时，盆腔内可见低回声肿物以一蒂与子宫相连。黏膜下肌瘤可见宫腔内低回声结节，带蒂黏膜下子宫肌瘤突出型可见宫颈或阴道内低回声肿物以一蒂与宫腔相连。当子宫肌瘤变性时，脂肪变可见低回声结节变为中等偏强回声结节，后方无声影；肌瘤钙化时结节回声变强，后方有声影；囊性变时，结节内出现大小不等囊区。CDFI 显示子宫肌瘤内部呈点状或无血流信号，一般 RI > 0.5，部分肌瘤周边可探及环状血流信号。

2. 子宫腺肌瘤 最常见的临床症状是进行性加重的继发性痛经；查体见子宫增大，但一般小于妊娠 3 个月子宫大小，附件区常伴有卵巢子宫内膜异位囊肿的发生。

少部分患者可无明显临床症状。实验室检查多见 CA125 和（或）CA199 升高。超声表现为子宫增大呈球形，肌层呈局限性不均、等回声或稍强回声，病灶边缘欠清晰，肌层内常可见多发细小液性暗区。子宫内膜多偏移，或内膜与肌层界限不清。CDFI 显示病灶局部血流信号呈星点状分布。

3．子宫肉瘤　常缺乏特征性临床表现，可伴有不规则阴道流血、腹痛、下坠感等症状。患者既往可有子宫肌瘤病史，近期迅速增大，尤其是绝经后子宫肌瘤不缩小反而迅速增大。超声表现子宫肌层探及边界欠清晰、回声不均质包块，当瘤内组织发生坏死液化时，病灶内可见不规则液性暗区。若为内膜间质肉瘤，常探及息肉样结节突向宫腔或侵及肌层，与子宫肌壁界限不清。腺肉瘤则呈息肉样突向宫腔。CDFI 显示瘤体内部丰富的血流信号，一般 RI ＜ 0.5，瘤体周边探及环状血流信号。

（二）病例及鉴别诊断思维

子宫体局灶性病变的诊断及鉴别诊断需要结合患者的临床表现、实验室检查以及超声检查等信息综合考虑。

病例 1（子宫肌瘤）

患者为 53 岁女性，主诉"发现子宫肿物 7 年，月经淋漓不尽 22 天"。

现病史：患者 7 年前体检时发现子宫多发肌瘤，无明显临床症状，未定期复查。22 天前出现月经后阴道流血淋漓不尽，量较平时偏少，无痛经。不伴腹痛、腹胀，无恶心、呕吐，大小便正常。

既往史：无特殊。

月经史：既往月经规则。

专科检查：外阴发育正常，阴道畅，阴道内可见少许暗红色血性分泌物，宫颈肥大、光滑，无接触性出血。

实验室检查：血清肿瘤标记物 CA125 36.8 U/ml（正常 0 ～ 35 U/ml）；尿妊娠试验阴性；血清肿瘤标志物 CA153 及其余检查未见明显异常。

超声检查：子宫后位，大小约 97 mm×80 mm×84 mm，形态欠规则，宫壁光点分布不均匀、回声增粗，子宫肌壁间及浆膜下可见多个类圆形低回声团，最大约62 mm×53 mm，位于右侧壁，部分向子宫外突出，边界欠清晰，内部回声欠均匀。子宫内膜厚约 13 mm，宫腔线不清晰，子宫内膜回声欠均匀。宫颈长为 39 mm，宫颈内部可见多个类圆形无回声区，最大为 19 mm×17 mm，边界清晰（图 2-1-9）。

CDFI：宫壁低回声团周边及其内部可见点状血流信号，宫腔未见明显异常血流信号。

术中所见：全麻下行开腹全子宫 + 双侧输卵管切除术 + 肠粘连松解术。术中剖视子宫：子宫增大，各肌壁均匀增厚，质韧，色白，未见漩涡状结构，后壁、后壁下段及前壁均可见肌瘤样赘生物。子宫内膜厚，粗糙，宫腔右后壁可见一息肉样赘生物。宫颈肥大，黏膜未见明显异常。

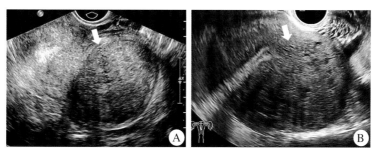

图 2-1-9　子宫肌瘤与子宫腺肌瘤的声像图鉴别
A．子宫肌瘤声像图；B．子宫腺肌瘤声像图

术后病理：多发性子宫肌瘤；子宫腺肌病伴腺肌瘤形成；子宫内膜息肉。

思维分析：

1．病史分析　患者为围绝经期女性，有多发子宫肌瘤史，近期出现阴道不规则出血。尿妊娠实验排除妊娠及其他滋养细胞疾病可能，CA 125 稍升高。超声提示子宫明显增大，肌壁间及浆膜下可见多个低回声团，需鉴别子宫肌瘤引起的阴道不规则出血，和（或）子宫腺肌病、子宫肌瘤肉瘤样变的可能。

其相似点为：

（1）月经改变：均可表现为阴道不规则流血，月经周期规律，经量增多，经期延长，可伴有白带增多，可导致贫血。因子宫肌瘤及子宫腺肌瘤体积增大，增加了子宫内膜的表面积，同时使子宫结构及肌层内血供发生改变，导致子宫收缩不良，故可引起内膜及周围结构持续性或间断性出血不止。

（2）腹部包块：病灶团块增大可使子宫体积增大，查体时可触及增大的子宫。

其鉴别点为：

（1）发病年龄：子宫肌瘤及子宫腺肌瘤发病人群主要集中在育龄期及中年妇女，而子宫肉瘤则多见于围绝经期妇女。

（2）腹痛：子宫肌瘤患者常无明显的腹痛症状，子宫腺肌病患者常有进行性加重痛经，而子宫肉瘤患者早期无明显腹痛，当癌组织侵入淋巴结缔组织，压迫神经，可导致严重腹痛。

（3）腹部包块：子宫肌瘤较大时可在下腹部扪及形状不规则肿块，子宫表面可以触到单个或多个结节状凸起，子宫或包块的增大通常较为缓慢。子宫腺肌瘤常触及增大的子宫，后壁明显，质地较硬，一般不大于妊娠 3 个月子宫大小。而子宫肉瘤患者下腹部包块迅速增大，对周围组织产生挤压时可出现相关的压迫症状，如尿频、尿急、尿潴留、大便困难等症状，晚期患者出现全身消瘦、贫血、低热以及癌灶转移等相关症状。

2．超声表现

（1）子宫增大：由于既往有多发子宫肌瘤史，子宫大小及形态会发生相应改变。

（2）肌层回声：与常规多发肌瘤的子宫回声相比，此例中子宫宫壁光点分布不均匀，回声增粗，宫腔线不清晰。此时应注意是否合并子宫腺肌瘤。

（3）病灶回声：此病例中，子宫肌壁间病灶超声下显示内部回声欠均匀，无子宫肉瘤典型的"极不均匀低回声、不规则液性暗区"，可作为鉴别诊断的支持信息。

（4）病灶边界：子宫肉瘤等恶性肿瘤常显示实性肿物边界不清，周围肌层回声紊乱。子宫肌瘤由于假包膜的存在，其边界往往较清晰而易于辨认。子宫腺肌瘤病灶由于子宫内膜局灶性异位于子宫肌层中，病灶往往边界欠清或难以辨认。在此例多发子宫肌瘤的病例中，需考虑合并子宫腺肌瘤的可能。

（5）血流信号：病例中宫壁低回声团周边及内部可见点状血流信号，宫腔未见明显异常血流信号。病灶血流信号较为稀疏，考虑偏向于良性病变可能性较大。

对比病例 1：子宫腺肌病

患者为 37 岁女性，痛经进行性加重 4 年、月经频发 3 年。此例患者有较典型的痛经史，超声声像图上可见子宫不对称性增大，子宫肌层可见弥漫性稍强回声光点，卵巢内可见卵巢子宫内膜异位囊肿，为较典型的子宫腺肌病（弥漫型）声像表现（图 2-1-10）。

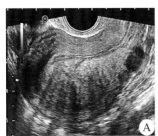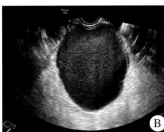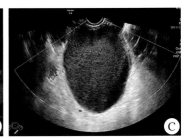

图 2-1-10　患者经阴道超声声像图（子宫腺肌病合并卵巢子宫内膜异位囊肿）
A．二维超声显示子宫形态饱满，宫壁光点分布不均匀，不对称性增厚，以后壁明显，光点增粗，后方可见栅栏状衰减；B．二维超声显示左侧附件区见椭圆形低回声区，边界清，其内充满细小点状低回声；C．CDFI 示左侧附件区低回声区内部未见明显彩色血流信号

对比病例 2：子宫肉瘤

患者为 82 岁女性，异常阴道流血来诊。超声可见子宫明显增大，其内可见一不规则形混合回声团，边界不清，内可见出血坏死形成的液性暗区。CDFI 可探及混合回声团内中等偏高阻力（RI：0.69）动脉血流信号（图 2-1-11）。手术病理提示为子宫肉瘤（恶性苗勒氏混合瘤）。

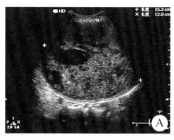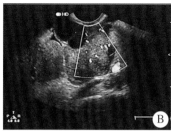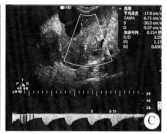

图 2-1-11　患者经阴道超声声像图（子宫肉瘤 - 恶性苗勒氏混合瘤）

A．二维超声显示子宫可见一不规则形混合回声团，边界不清晰，内部回声不均匀，合并多发片状液性暗区；B．CDFI 示子宫混合回声团周边及内部可探及较丰富条状彩色血流信号；C．PW 示混合回声团内可探及中 - 高阻力动脉血流信号

病例 2（子宫阔韧带肌瘤）

患者为 40 岁女性，主诉"体检发现盆腔肿物 1 周"。

现病史：患者 1 周前体检时发现盆腔肿物，无明显临床症状，无压痛，不伴腹痛、腹胀，无恶心、呕吐，大小便正常。

既往史：无特殊。

月经史：既往月经规则。

专科检查：外阴发育正常，阴道畅，宫颈光滑，无接触性出血。左侧附件区可扪及一大小约 6 cm×5 cm 的包块，边界清楚、活动度可、无压痛，右侧附件区未探及异常。

实验室检查：无特殊。

超声表现：子宫前位，大小约 53 mm×47 mm×60 mm，内膜厚为 7 mm，宫颈长为 26 mm。双侧卵巢显示清，左侧附件区可见一个类圆形混合回声团，大小为 55 mm×47 mm，边界清晰，内部回声欠均匀，推压时与子宫呈相对运动（图 2-1-12）。

CDFI：左侧附件区混合回声团周边及内部可见条状血流。

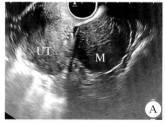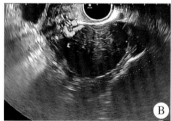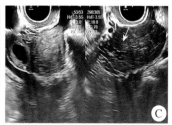

图 2-1-12　患者经阴道超声声像图（阔韧带肌瘤）

A．二维超声显示宫旁类圆形混合回声团，边界清晰，内部回声欠均匀；B．CDFI 示宫旁混合回声团周边及内部可探及条状彩色血流信号；C．二维超声显示混合回声团位于左侧附件区，与左侧卵巢相邻

术中所见：行腹腔镜下盆腔肿物切除术：术中见子宫前位，左侧阔韧带后叶见大小约 6 cm×5 cm 显著隆起的包块，质软，表面光滑，与周围边界清晰；双侧卵巢未见明显异常。

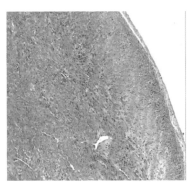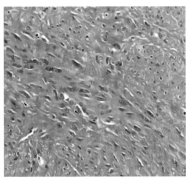

图 2-1-13　子宫阔韧带平滑肌瘤病理图

术后病理：（阔韧带）子宫平滑肌瘤（图 2-1-13）。

思维分析：

1．肿物来源判定　发现附件区肿块，首先应初步判定肿物来源。较为常见的来源包括子宫（浆膜下肌瘤/阔韧带肌瘤）、附件（卵巢肿物、输卵管病变）、肠管、大网膜等。

（1）观察双侧卵巢情况：如双侧卵巢均可见，且无明显异常回声，一般肿物来源于卵巢的可能性较小。卵巢源性肿物体积较小时，可观察到其位于卵巢内部，患侧卵巢体积可稍增大；卵巢源性肿物体积较大（多为恶性肿瘤）时可浸润、挤压周围正常卵巢组织，甚至导致正常卵巢组织消失，卵巢明显增大、形态失常。

（2）观察肿物与子宫和卵巢的相对活动度：附件区肿物可通过探头加压"双合诊"观察肿物与子宫、卵巢的相对运动情况，进一步评估肿物来源。子宫来源的肿物一般与子宫联系密切，探头加压后肿物与子宫不易分开，活动趋势较为一致。但需注意，带蒂的浆膜下肌瘤且蒂较长时，肿物与子宫的相对活动度可能不明显。卵巢来源的肿物与子宫活动不一致，但如合并盆腔广泛粘连时，则较难评估肿物与子宫或卵巢的相对活动度。

（3）观察肿物与子宫或卵巢交界处的组织结构及血流信号：浆膜下子宫肌瘤与子宫体相连，CDFI 可探及由宫体延续向瘤体内的彩色血流信号，卵巢来源的肿物可能可探及来源于卵巢的彩色血流信号。

（4）观察肿物回声：浆膜下肌瘤或阔韧带肌瘤，一般回声与子宫肌层或肌壁间肌瘤回声相似。卵巢源性肿物常表现为形态不规则、回声不均匀、边界欠清、无包膜。

（5）注意排除粪便等正常结构回声。

2．肿物良、恶性质判定

（1）病史：良性病变患者常无明显的临床症状，或症状进展缓慢，多数可在体检时发现。恶性病变生长迅速，且呈侵袭性生长，短期内临床症状进行性加重。

（2）肿物与周围组织的毗邻关系：良性肿物因其膨胀性生长特性，对周围组织产生推挤及压迫，从而引起周围组织的位移及形变，可形成包膜或假包膜，边界往往较为清晰。恶性肿瘤因其侵袭性生长特性，常表现为边界不清。

（3）肿物回声：良性肿物（如子宫肌瘤）内部回声常较为均匀，当其发生变性时，表现为肿物内规则或不规则暗区，较为常见的是囊性变。恶性肿瘤生长迅速，内部易出现坏死、液化，超声下表现为肿物内部回声不均匀，局部可见不规则的液性暗区或低回声区。

（4）肿物周围及内部的血流信号：丰富且低阻的血流信号往往提示着病灶恶性可能，分布较为稀疏、中等或高阻的血流信号为良性肿瘤的可能性大。

（5）观察是否合并腹水、邻近组织浸润等其他恶性肿瘤的间接征象。

3．此案例患者发现盆腔包块，超声检查子宫左侧附件区可见类椭圆形低回声包块，边界清晰，内部回声尚均匀，需考虑的病变有：阔韧带子宫肌瘤、浆膜下子宫肌瘤、卵巢良性纤维瘤等。

（1）阔韧带肌瘤生长于阔韧带两层腹膜之间，肿瘤生长时肿瘤和子宫被包在一起，加上韧带张力和固定性，肿瘤生长挤压子宫向对侧移位，宫颈常有被拉长的现象。

（2）子宫浆膜下肌瘤向浆膜层发展，突出于子宫表面，与浆膜层直接接触，使子宫形态发生改变，与子宫关系紧密；当形成脱离宫壁的带蒂浆膜下肌瘤时，可见附件区类圆形的低回声团块状，CDFI偶可见蒂部血流信号。

（3）卵巢肿瘤与卵巢关系紧密，卵巢良性纤维瘤多呈低回声。

对比病例 1：浆膜下子宫肌瘤

患者为育龄期女性，体检发现子宫肌瘤。超声声像图上可见子宫后壁低回声为主的混合回声团，突向宫外，边界清晰，与子宫肌层相连，符合浆膜下子宫肌瘤声像（图 2-1-14）。

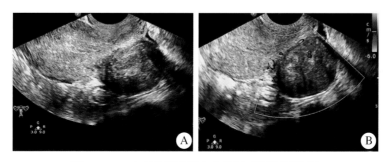

图 2-1-14　患者经阴道超声声像图（浆膜下肌瘤）

A．二维超声显示子宫后壁类圆形混合回声团，边界清晰，内部回声欠均匀；B．CDFI 示子宫混合回声团周边及内部可探及小条状彩色血流信号

（三）鉴别诊断思维流程（图 2-1-15）

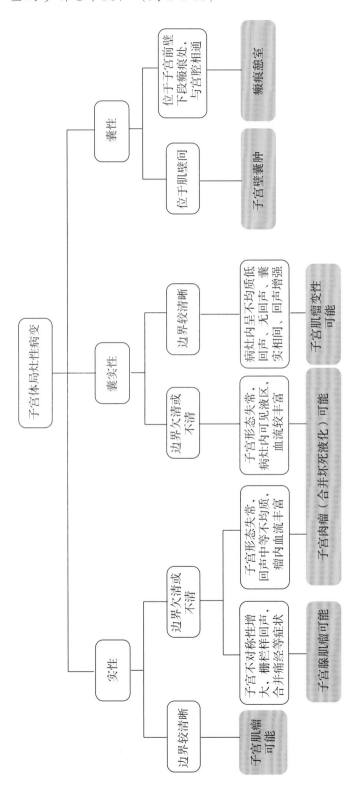

图 2-1-15　子宫体局灶性病变诊疗思维导图

第二节 子宫体弥漫性病变

一、子宫肥大症

(一) 病因及病理生理

子宫肥大症又称为弥漫性子宫肥大症 (diffuse uterine myohypertrophy, DUMH)，是指子宫均匀性增大 (一般肌层厚度超过 2.5 cm)。该病好发于 30 ~ 50 岁女性，常见病因包括多孕、多产、产妇慢性子宫复旧不良、雌激素长期呈持续性刺激、慢性附件炎、盆腔结缔组织炎、子宫肌炎、盆腔淤血引起子宫结缔组织增生以及子宫肌层血管硬化、原发性子宫血管病变等。

子宫肥大症的基本病理改变是子宫肌层内平滑肌细胞及血管壁的变化。子宫均匀增大，重量可超过 250 g，少数合并子宫内膜息肉。子宫切面呈灰白色或粉红色的鱼肉状，以胶原纤维增生为主者硬度增加，可见纤维呈编织束状排列。根据增生的成分不同，显微镜下的表现多不同：

（1）单纯平滑肌纤维肥大与增生：一般肌层无其他病变，外 1/3 肌层血管隆突、内膜增长或增厚，镜下可见子宫肌层平滑肌组织逐渐被纤维组织代替，增生的胶原纤维可将平滑肌组织分割成网篮样排列，血管增生更为明显。

（2）子宫肌层内膜纤维增生：以平滑肌增生为主，子宫偏软，镜下仅见子宫平滑肌细胞增生及肥大，无明显纤维组织增生和血管变化。

（3）慢性子宫复旧不良：新生血管周围可以有团块状弹性纤维增生。

(二) 临床表现

大多数单纯性子宫肥大患者临床表现不明显，仅体检时发现宫体增大，大小如孕 6 ~ 8 周，一般形态规则，边界清晰。月经周期规律，如不合并内分泌失调，月经期时间正常。部分患者月经量增多，多因子宫肌层增厚、体积增大、宫腔增大以及结缔组织增生导致子宫平滑肌收缩功能下降所致，也可偶有痛经、下腹不适感。平滑肌肥大者质软，胶原纤维增生者质硬。

(三) 实验室检查

血常规检查常提示不同程度的贫血。部分子宫肥大症与患者体内雌激素水平过高有关。

（四）超声表现

子宫均匀性增大，肌层增厚，厚度可＞ 2.5 cm，以前、后壁增厚明显，宫底部肌层变化较轻。子宫形态规则，边界清晰，子宫内膜层与肌层的分界清晰，宫腔线位于子宫中央，子宫内膜结构无明显改变。

（五）治疗方法

一般如无特殊临床症状，无需特殊治疗。如合并贫血等症状，可采取补充营养、纠正贫血等对症治疗。

二、子宫腺肌病（弥漫型）

（一）病因及病理生理

病因同本章第一节中"二、子宫腺肌病（子宫腺肌瘤）"。异位的子宫内膜在子宫肌层多呈弥漫性生长，以后壁多见。子宫不对称性增大，呈球形，前后径线明显增大。切面观，子宫肌壁显著增厚，无漩涡状结构，病变区和肌组织分界不清。肌束间散在针尖至数毫米大小的腔隙，使病变区域似海绵状外观，腔隙内常含咖啡色液体。子宫肌层内呈岛状分布的子宫内膜腺体与间质是子宫腺肌病的镜下特征。

（二）临床表现

子宫腺肌病的主要症状为继发性进行性痛经、经量增多、经期延长。妇科双合诊可扪及子宫球形增大，常以后壁明显，质硬，有压痛，合并盆腔子宫内膜异位症时附件区可扪及囊性包块。该疾病可进行性加重，甚至导致不孕。

（三）实验室检查

同本章第一节中"二、子宫腺肌病（子宫腺肌瘤）"。

（四）超声表现

弥漫型子宫腺肌病的子宫多呈球形或不对称性增大，病变常局限分布于整个前壁或后壁肌层，以后壁型较多见，偶见分布于侧壁。经腹和经阴道超声扫查，肌层回声增粗、不均，后方可见栅栏状衰减，使子宫肌层回声普遍降低，内膜线可受压前移或后移（图 2-2-1）。

局灶型腺肌病（子宫腺肌瘤）详见本章第一节中"二、子宫腺肌病（子宫腺肌瘤）"内容。

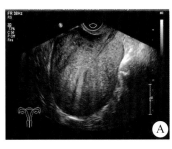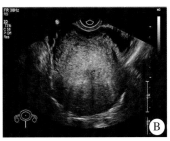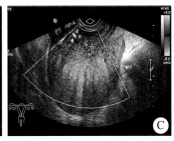

图 2-2-1　子宫腺肌病（弥漫型）声像图

A．经阴道二维超声纵切面显示子宫增大，肌层回声增粗，子宫后方可见栅栏样回声衰减；B．经阴道二维超声横切面显示子宫横径增宽；C．CDFI 示子宫内未见明显异常彩色血流信号

（五）治疗方法

同本章第一节中"二、子宫腺肌病（子宫腺肌瘤）"。

三、鉴别诊断要点及诊断思维

子宫体弥漫性病变的超声诊断及鉴别诊断需要结合患者的临床表现、实验室检查以及超声检查等多因素综合考虑。

（一）鉴别诊断要点

1．子宫肥大症　临床表现不典型。最常见的临床表现为子宫呈均匀性增大，可达孕 6～8 周大小，月经量增多，偶有痛经、下腹不适感。大多数患者在体检时发现，因月经量增多可有不同程度的贫血，部分患者体内雌激素水平偏高。超声表现为子宫体积增大，肌层增厚，厚度一般＞2.5 cm，形态规则，边界清晰，呈均匀稍高回声。内膜一般无明显结构及回声改变。CDFI 及 PW 检查一般无特异性变化。

2．子宫腺肌病（弥漫型）　最常见的临床症状是进行性加重的继发性痛经、经量增多、经期延长。查体提示子宫增大，常为后壁增厚明显，常合并卵巢子宫内膜异位囊肿的发生。少部分患者可无明显临床症状。实验室检查多见 CA125 和（或）CA199 升高。超声表现为子宫增大呈球形，肌层呈弥漫性等回声或稍强回声，内部回声不均，病灶边缘欠清晰，肌层内常可见多发细小液性暗区，子宫内膜可受压偏移。CDFI 显示病灶局部血流信号呈星点状分布。

（二）病例及鉴别诊断思维

病例（弥漫型子宫腺肌病）

患者为 43 岁女性，主诉"发现子宫增大，月经量增多 5 年，加重 2 周"。

现病史：患者 5 年前因月经量增多就诊，超声检查提示子宫增大，偶有痛经，服用调经止血中成药 2 个月，月经量稍有控制，后未定期复查。2 周前月经来潮后阴道流血不止，量较平时月经量多，有血块、色红。伴有轻痛经和头晕，不伴腹痛、腹胀，无恶心、呕吐，大小便正常。

既往史： 无高血压、糖尿病、肝炎等慢性疾病，无其他特殊疾病。

月经史： 既往月经规则，经期偶延长、月经量多。

专科检查： 外阴发育正常，阴道畅，阴道内可见大量暗红色血块，宫颈肥大，无接触性出血，无宫颈赘生物。妇科检查子宫增大，质地不均、稍硬，以子宫后壁明显，子宫轻压痛，无抬举痛、摇摆痛。右侧附件区探及鸡蛋大小包块，活动度有限，轻压痛，无反跳痛。

实验室检查： 血清肿瘤标记物 CA125 100.0 U /ml（正常 0 ~ 35.0 U/ml）、CA199 40.5 U/ml（正常 0 ~ 37.0 U/ml）；尿妊娠试验阴性；血常规血红蛋白 70 g/L；余检查未见明显异常。

超声检查： 子宫前位，大小约为 66 mm × 75 mm × 61 mm。子宫肌层可见弥漫性稍强回声光点，子宫后壁增厚，可见栅栏状衰减（图 2-2-2A）。子宫内膜厚约 6 mm，回声欠均匀，受压前移，宫内未见节育器等明显异常回声。宫颈长为 39 mm，回声无异常。右侧卵巢内可见一个类圆形混合回声区，大小约 55 mm × 45 mm，囊腔内充满均匀密集的点状回声，活动度差。

CDFI： 子宫未见明显异常血流信号；右侧卵巢混合回声区内部未见明显彩色血流信号（图 2-2-2B、C）。

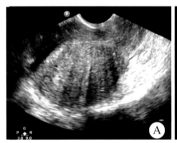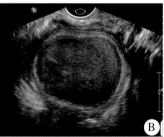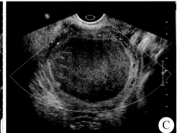

图 2-2-2　患者经阴道超声子宫及卵巢声像图

A．经阴道二维超声纵切面显示子宫增大，后壁肌层增厚、回声增粗，后方可见栅栏样回声衰减；B．右侧卵巢内可见类圆形混合回声区，内可见密集点状回声；C．CDFI 示右侧卵巢混合回声区内未见彩色血流信号

术中所见： 在全麻下行开腹全子宫切除术 + 右侧卵巢囊肿剥除术 + 盆腔粘连松解术。术中剖视子宫：子宫增大，各肌壁增厚，以后壁明显。质韧，色白，未见漩涡状结构。子宫内膜粗糙。宫颈稍大，黏膜未见明显异常。右侧卵巢囊肿呈蓝紫色，剥离见巧克力色囊液溢出。检视盆腔，在直肠子宫陷凹处见多个大小不等的蓝紫色结节。

术后病理：子宫腺肌病（弥漫型）（图2-2-3）；右侧卵巢子宫内膜异位囊肿（图2-2-4）；子宫内膜增生。

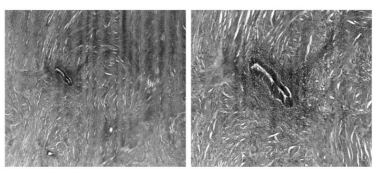

图 2-2-3 子宫腺肌病（弥漫型）病理图

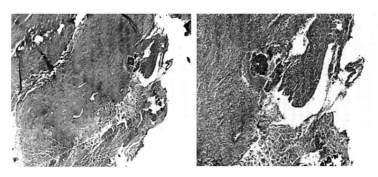

图 2-2-4 右侧卵巢子宫内膜异位囊肿病理图

病理诊断：子宫腺肌病（弥漫型）；右侧卵巢子宫内膜异位囊肿；子宫内膜增生。

思维分析：

1．病史分析 患者为中年妇女，既往子宫增大、经量增多病史，近期出现经量明显增多伴贫血、痛经。尿妊娠实验排除妊娠及其他滋养细胞疾病可能，宫腔及内膜未见明显异常，待排除子宫肌瘤、子宫腺肌病、子宫肉瘤、子宫肥大症等引起的经量增多，以及合并卵巢子宫内膜异位囊肿、卵巢肿瘤的可能。

其相似点为：

（1）月经改变：表现为月经周期规律，经量增多，伴有痛经、贫血。子宫肌瘤、子宫腺肌病、子宫肥大等都可导致子宫体积增大，不仅增加子宫内膜的表面积，还会改变子宫结构，影响子宫收缩，故经量增多、出血不止、贫血。

（2）腹部包块：检查时均可触及增大的子宫。

其鉴别点为：

（1）发病年龄：子宫肌瘤、子宫腺肌病、子宫肥大症、卵巢子宫内膜异位症均好发于育龄期及中年女性；而子宫肉瘤、卵巢癌则多见于围绝经期妇女。

（2）腹痛症状：子宫肌瘤、子宫肥大症引起的腹痛常无明显规律，且以轻微不适为主，常无明显的腹痛症状。子宫腺肌病、卵巢子宫内膜异位囊肿患者常有进行性加重痛经，而子宫肉瘤、卵巢癌患者早期无明显腹痛，当癌组织压迫邻近器官可引起长期腹部胀痛，侵入淋巴结缔组织、压迫神经时，则导致严重腹痛。

（3）腹部包块：子宫腺肌病较大时可在下腹部扪及增大的子宫，多呈球形、质硬，以子宫后壁增厚明显；子宫肌瘤常在子宫表面触到单个或多个结节状凸起，子宫或包块的增大通常较为缓慢。子宫肥大症时子宫呈均匀性增大，一般质地偏软。而子宫肉瘤患者下腹部包块迅速增大，对周围组织产生挤压时可出现相关压迫症状，如尿频、尿急、尿潴留、大便困难等，晚期患者会出现全身消瘦、贫血、低热以及癌灶转移的相关症状。

（4）附件区包块：子宫腺肌病常可合并卵巢子宫内膜异位症，因卵巢子宫内膜异位症呈侵袭性生长，容易与周围组织粘连，因此活动度稍差，轻压痛。血清肿瘤标记物 CA125 可见升高，但范围一般不超过 200 U/ml。现患者 CA125 及 CA199 均轻度升高，符合子宫内膜异位症血清学表现，但不能完全排除卵巢肿瘤可能。

2．超声表现

（1）子宫增大：患者子宫呈不均匀性增大，后壁明显。子宫肌瘤、子宫腺肌病、子宫腺肌瘤、子宫肉瘤常呈不均匀增大，而子宫肥大常呈均匀性增大。

（2）肌层回声：与常规子宫肌瘤的回声相比，此例中子宫宫壁光点分布不均匀，回声增粗，但未有明显腺肌瘤占位声像表现。

对比病例：子宫肥大症

患者为 35 岁女性，发现子宫增大伴经量增多 4 年，偶伴痛经。既往顺产分娩两胎，引产两胎。超声声像表现子宫均匀性增大，子宫肌层可见均匀性增厚，前、后壁明显，双附件未探及明显异常回声。依据病史及声像图表现，可考虑子宫病变为子宫肥大症可能性大（图 2-2-5）。

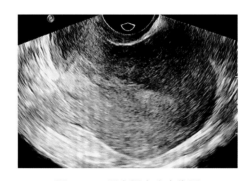

图 2-2-5　子宫肥大症声像图

二维超声显示子宫形态饱满，子宫内膜回声均匀，宫壁对称性增厚、回声均匀

第三节　子宫颈病变

一、宫颈肥大

（一）病因及病理生理

宫颈肥大（cervical hypertrophy）常由于病原体持续感染、多次人工流产、多产、宫颈裂伤等造成宫颈损伤后，病原菌侵犯宫颈组织，或子宫颈慢性炎症长期刺激，使宫颈组织反复充血、水肿、炎性细胞浸润及结缔组织增生所致。正常子宫颈长约 2.5 cm，严重肥大者可增大至原先的两倍。炎症水肿消退后，子宫颈纤维化所致的肥大仍不能消退。

（二）临床表现

宫颈肥大患者多数没有明显症状，合并宫颈炎症时少数患者可出现白带增多、下腹坠胀，合并宫颈息肉时可有性生活后出血等。急性宫颈炎合并阴道炎时，如炎症扩散到膀胱及周围组织可出现尿频、尿急、尿痛等尿路刺激症状。妇科检查时可触及肥大的宫颈，前后径可 > 4.0 cm，偶可发现宫颈息肉。

（三）实验室检查

宫颈肥大的病因若为慢性宫颈炎，合并炎症急性发作时，宫颈分泌物中白细胞可增多，还可进行宫颈炎相应病原体（如衣原体、支原体、淋球菌、滴虫等）的检测，常见检测手段包括涂片革兰氏染色、分泌物细菌培养、酶联免疫吸附试验、核酸检测等。

（四）超声表现

单纯宫颈肥大者，宫体大小正常，宫颈外形较规则，各层结构尚清晰。宫颈横径、前后径及长度有不同程度增大，前后径 > 2.5 ~ 4.0 cm，肌壁回声中等或略强，分布欠均匀，宫颈前、后唇对称，宫颈管线及内膜线清晰（图 2-3-1）。

CDFI：子宫颈内血流信号少，呈点状，急性炎症期子宫颈血流信号可增多。

（五）治疗方法

宫颈肥大者如不合并其他病变，一般无需治疗。若伴有多发宫颈囊肿、宫颈炎症、宫颈糜烂，同时有明显的白带增多、分泌物异味、腰酸、下腹坠胀等症状，需

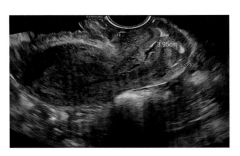

图 2-3-1　单纯宫颈肥大声像图
宫体大小正常，宫颈外形规则，各层结构尚清晰。宫颈前后径增大

要药物治疗，以局部用药（如各类阴道栓剂）为主，病原体明确者可针对性用药，必要时行宫颈物理治疗。

二、宫颈囊肿

（一）病因及病理生理

宫颈囊肿又称纳氏囊肿（nabothian cyst），多数为子宫颈生理性改变，子宫颈转化区鳞状上皮取代柱状上皮、上皮下间质纤维化过程中，新生鳞状上皮覆盖子宫颈腺管口或伸入腺管，将腺管阻塞，导致腺体分泌物引流受阻，腺体单纯性扩张而形成囊肿，宫颈局部损伤或慢性炎症也可形成宫颈囊肿。

肉眼观：浅表宫颈囊肿表现为子宫颈表面突出单个或多个青白色小囊泡，内含无色黏液。深部宫颈囊肿表现为宫颈表面无异常，但宫颈肥大。

镜下观：囊壁被覆单层扁平、立方或柱状子宫颈黏膜上皮。

（二）临床表现

一般无明显临床症状，多在体检时发现宫颈内单个或数个大小不等的囊泡，合并宫颈炎症时可有相应临床表现。

（三）实验室检查

实验室检查一般无特殊表现。

（四）超声表现

经阴道超声是诊断宫颈囊肿的主要方法。宫颈测量值较正常增大，子宫颈前、后唇以及内、外口之间的肌层及黏膜层内可见圆形或椭圆形无回声区，内透声好，单发或多发，边界清晰，后方回声增强，合并感染时囊肿内可呈低回声。

CDFI：宫颈无回声区周边及内部常无明显血流信号（图 2-3-2）。

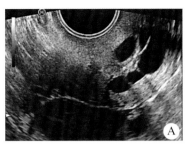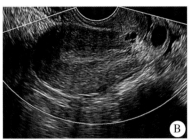

图 2-3-2　宫颈囊肿声像图

A．二维超声显示宫颈内可见多个大小不等圆形或椭圆形无回声暗区，边界清晰，内透声可；
B．CDFI 示无回声内部未见明显彩色血流信号

（五）治疗方法

宫颈囊肿绝大多数是生理性变化，无不适症状者通常不需要处理。有明确的病原体感染者，可以采用针对性药物治疗。较小的浅表宫颈囊肿，如患者有需求可以予以激光、冷冻、微波、超高频电波刀（loop electrosurgical excision procedure）等物理治疗。巨大宫颈囊肿或自觉症状明显者，可采取手术治疗。

三、宫颈息肉

（一）病因及病理生理

宫颈息肉（cervical polyp）是局部子宫内膜或宫颈管黏膜腺体和间质过度生长，并突出于宫颈外口的赘生物，绝大部分来自宫颈管内膜，故又称宫颈内膜息肉，是慢性宫颈炎的一种表现。在慢性宫颈炎时，宫颈内膜表面上皮、腺体和间质增生，使宫颈管的皱襞肥大而突出，逐渐向外生长并垂悬而成为息肉。宫颈息肉病因尚不明确，可能与慢性炎症、宫颈感染、宫颈对雌激素水平升高的异常反应以及宫颈附件血管阻塞等有关。

肉眼观：呈舌形，红色或淡红色，表面光滑或分叶状，质软而脆，一般为单发，呈扁圆形或长圆形。大部分有蒂的宫颈息肉与宫颈管黏膜相连，蒂部多附着于子宫颈外口，也可在子宫颈管内。息肉直径从数毫米到数厘米不等，也可大如蚕豆样。

镜下观：息肉表面被覆高柱状上皮，间质水肿、血管丰富，可见慢性炎症细胞浸润。

（二）临床表现

息肉较小者一般无明显临床表现，可在查体时发现。部分患者可有不规则阴道出血，包括月经间期异常出血、接触性出血或绝经后出血。白带增多，多为黏液性、透明状分泌物，继发感染时分泌物可呈脓性、黄色。少数较大的宫颈息肉可脱出于

阴道外口，受摩擦而出血、坏死等，也可造成局部压迫及腰骶部不适。妇科检查：子宫颈口单或多个舌状、分叶状、球形赘生物，呈红色或紫色，表面光滑，质软，可有蒂，其根部可附在子宫颈管内。

（三）实验室检查

宫颈息肉多与炎症有关，急性炎症发作时可有相关血清学改变。有学者从基因分型角度对生殖道息肉进行分类，分为四大类：① 6p21-22 片段重排；② 12q13-15 片段重排；③ 7q22 片段重排；④染色体核型正常。

（四）超声表现

二维超声显示子宫颈管内或子宫颈外口见椭圆形或条状稍低、中等或稍高回声团，边界清晰，内部回声尚均匀，宫颈管线仍可清晰显示，合并宫颈管积液时息肉显示更为清晰。

CDFI：可见条状血流自子宫颈前唇或后唇延伸至宫颈赘生物内，部分息肉内仅可见星点状血流，PW 可探及中高阻力型动脉频谱，也可同时探及静脉血流频谱（图 2-3-3）。

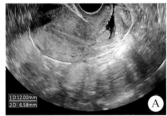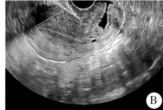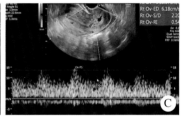

图 2-3-3　宫颈息肉声像图

A. 二维超声显示宫颈内可见梭形高回声团，边界清晰；B. CDFI 示高回声团内可探及小条状血流信号；C. 可探及高回声团内中等阻力动脉血流信号

（五）治疗方法

息肉较小、无明显症状的患者可不进行特别处理。息肉较大或出现临床症状时，可行宫颈息肉摘除术，该手术方式操作简单，治疗效果较为显著，但存在息肉摘除不彻底、出血等术后并发症风险。息肉较大、反复发作或合并炎症者，可采用宫颈环切术（LEEP 手术）。对于宫颈息肉蒂部较深者，可采用宫腔镜下电切术，同时用电灼、微波及激光等处理息肉根部。宫颈息肉摘除术联合射频消融术治疗宫颈息肉疗效显著，且术后并发症较少。

四、宫颈肌瘤

(一) 病因及病理生理

宫颈肌瘤 (cervical myoma) 是子宫肌瘤的特殊类型，是较常见的宫颈良性肿瘤，占子宫肌瘤的 2.4% ~ 7.0%。宫颈肌瘤的发病原因尚未完全明确，主要与遗传易感性、性激素水平或干细胞功能失调相关，其进展、临床严重程度与种族具有一定相关性；好发于性激素分泌旺盛的育龄期女性，青春期前较为少见，而绝经后发展停止或者肌瘤缩小；妊娠期雌、孕激素分泌量增加，肌瘤可有增大倾向。

根据肿瘤组织来源可分为原发性宫颈平滑肌瘤和继发性宫颈平滑肌瘤。宫颈间质内仅含少量平滑肌，原发性宫颈平滑肌瘤的发生率较低。宫颈肌瘤生长部位低，可长入腹膜下或阔韧带内，紧靠周围血管、输尿管及其他盆腔脏器，较大者容易压迫周围脏器。按生长部位可分为 4 种类型：前壁型、后壁型、侧壁型和悬垂型，其中以后壁型最常见。

肉眼观：子宫颈增大，形态不规则，前唇或后唇凸起，内有单个或多个实性结节，大小不等。

镜下观：可见肌瘤组织由平滑肌瘤细胞及纤维结缔组织构成。

(二) 临床表现

宫颈肌瘤以单发常见，临床主要表现为月经不规则、经血量增多、白带增多或膀胱及直肠刺激症状。宫颈肌瘤较小者可无明显症状，较大者多表现为压迫症状。由于宫颈肌瘤缺少自觉症状，往往发现时肿瘤已长至较大。妇科检查可发现宫颈增大，局部有突出的肌瘤结节，或宫颈外形发生改变，肌瘤所在一侧宫颈扩充增厚，而对侧被压变薄。若为悬垂型宫颈肌瘤或肌瘤较大压迫周围脏器时可出现相应症状。

(三) 实验室检查

同子宫体肌瘤。

(四) 超声表现

宫体大小、形态正常，宫颈增大，宫颈前、后唇内或子宫颈管内可见类圆形或椭圆形不均质稍低回声实性结节，后方伴声衰减，周边可有低回声假包膜，边界清晰。宫颈肌瘤体积较大时，可将正常子宫推至盆腔较高位置，致宫颈管结构不清。当出现肌瘤变性时内部回声可呈多样化表现。

CDFI：宫颈肌瘤周边及内部可见条状或点状彩色血流信号，血管分布均匀，可探及中等阻力动脉血流频谱 (图 2-3-4)。

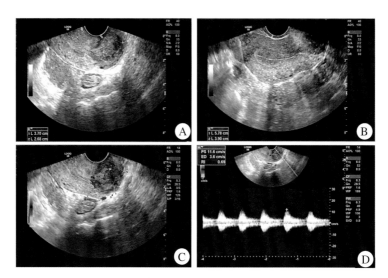

图 2-3-4   宫颈肌瘤声像图

A. 二维超声显示宫颈内见一低回声团，边界尚清，内回声不均匀；B. 子宫体大小正常，内膜回声均匀；C. CDFI 示低回声团周边及内部可探及小条状血流信号；D. PW 示探及中等阻力动脉频谱（RI：0.69）

（五）治疗方法

宫颈肌瘤的治疗方法包括观察治疗、药物治疗、手术治疗及其他治疗等。如果患者无特殊临床表现，可以进行观察治疗及定期复查。药物治疗主要适用于月经过多、有压迫症状、贫血而不愿意进行手术的患者。手术治疗主要适用于出血量明显增多、月经异常改变、药物保守治疗效果欠佳、反复流产、没有生育要求的患者。其他治疗主要包括聚焦超声治疗、子宫动脉栓塞术治疗、中医中药治疗等。有观点认为应对 > 3 cm 的宫颈肌瘤行手术治疗，以免肌瘤增大后增加手术难度及并发症发生率，绝经前患者确诊为宫颈肌瘤时应尽可能手术。手术方式包括肌瘤剥除术和子宫切除术，根据患者年龄、临床症状、有无生育要求、有无可疑恶性变、肌瘤大小、部位及患者具体要求等决定具体手术方式。

1. 术前仔细查体，了解宫颈肌瘤的大小、部位，确定手术方式。位于宫颈阴道部的肌瘤多突向阴道，宜选择阴式肌瘤剥除术；位于宫颈阴道上部的肌瘤主要位于盆腔内，宜选择腹腔镜手术。

2. 术前瘤体周围或切口部位注射垂体后叶素，是手术成功的重要因素。有学者报道子宫肌瘤剥除术中使用垂体后叶素可明显减少术中出血，缩短手术时间。

3. 选择恰当的切口是避免周围脏器损伤、快速剔除肌瘤、减少术中出血和顺利缝合切口的前提。

4. 由于宫颈部肌肉组织少，在剥除瘤体过程中应紧贴瘤体表面滑行剥离，并及时止血，从而减少缝合止血造成的周围重要脏器损伤。缝合时需分层并全层缝合，充分止血，避免死腔和血肿形成。

五、宫颈癌

（一）病因及病理生理

宫颈癌（cervical cancer）又称宫颈浸润癌，是常见的妇科恶性肿瘤之一，发病率居全球女性恶性肿瘤的第一位，多见于 30 ～ 50 岁女性。宫颈癌病因尚未明确，国内外资料认为其发病与性生活过早或紊乱、早年分娩、多产、人乳头状瘤病毒（HPV）感染等有关。

宫颈癌大多数发生于鳞状上皮和柱状上皮交界处的移行区，常由宫颈癌前病变即宫颈上皮内瘤变（cervical intraepithelial neoplasia，CIN）发展而来。按病理学可将宫颈癌分为宫颈浸润性鳞癌、宫颈腺癌以及腺鳞癌、腺样基底细胞癌等。大部分宫颈癌为鳞状上皮细胞癌，占 90% ～ 95%，腺癌仅占 5% ～ 10%。在外观上鳞癌与腺癌无特殊差别，且两者均可发生在宫颈阴道部或颈管内。宫颈浸润性鳞癌大体病理分型有外生型、内生型、溃疡型和颈管型。无论外生型还是内生型，癌组织坏死脱落，可形成凹陷性溃疡，使整个子宫颈被孔洞所替代。腺癌多来自宫颈管内，或自宫颈管内向宫颈外口突出生长，若病灶向宫颈内生长，则可见宫颈管膨大，形如桶状。其组织发生部位多为原始鳞 - 柱交接部和生理鳞 - 柱交接部之间的转化区，转化区内未成熟的化生鳞状上皮代谢活跃，在 HPV 等致癌因素刺激下，最后形成子宫颈鳞状上皮内病变（cervical squamous intraepithelial lesion，SIL），病因继续存在时，病变可继续发展并突破上皮基底膜，浸润间质，形成子宫颈浸润癌。

宫颈癌的具体临床分期为：Ⅰ 期：肿瘤局限于宫颈内；Ⅱ 期：肿瘤侵犯宫颈外，但无盆壁或阴道下 1/3 侵犯；Ⅲ A 期：阴道下 1/3 受侵，但无盆壁侵犯；Ⅲ B 期：侵犯盆壁或伴肾盂积水或肾无功能；Ⅳ A 期：肿瘤超出真骨盆，或侵犯膀胱和（或）直肠；Ⅳ B 期：远处转移（详见本章第六节表 2-6-1）。

（二）临床表现

宫颈癌早期多无症状，有些患者有类似宫颈炎的症状。随病情发展常表现为接触性阴道出血、不规则阴道流血、经期延长、经量增多等，阴道排液可表现为白色或血性、水样、腥臭味液体，晚期组织坏死伴感染，可有大量米泔样或脓性恶臭白带。晚期症状依据肿瘤累及的范围而不同，如压迫膀胱、直肠等，可引起尿频、尿急、便秘、下肢肿痛等；压迫输尿管，可引起输尿管梗阻、肾盂积水及尿毒症；宫颈旁浸润累及盆腔壁、闭孔神经、腰骶神经等，可出现严重的持续性腰骶部或坐骨神经痛；侵袭大血管，可引起流血量增多甚至引起致命性大出血。癌组织较脆、易出血，且出血不规则，时多时少，可出现贫血、恶病质等全身症状。

不同病理分型可有不同体征。外生型宫颈癌可见息肉状、菜花状赘生物，常伴感染、质脆易出血；内生型表现为宫颈肥大、质硬、子宫颈管膨大；晚期组织坏死脱落，形成溃疡和空洞伴恶臭。阴道壁受累时，可见阴道壁赘生物或阴道壁变硬；宫旁受累时，双合诊、三合诊扪及子宫旁组织增厚、结节状、质硬或形成冰冻骨盆。

宫颈癌转移途径包括直接蔓延、淋巴转移和血行转移，其中血行转移较少见。

（三）实验室检查

宫颈鳞癌主要表现为血清鳞状上皮细胞癌抗原（squamous cell carcinoma antigen，SCCA）、细胞角蛋白升高；宫颈腺癌主要表现为血清 CA125 升高；宫颈胃型腺癌中 1/2 患者存在血清 CA199 升高、约 1/3 患者存在 CA125 升高，多提示腹腔转移。晚期患者出现恶病质，可出现血常规、血清尿素氮及肌酐等指标的异常改变。

（四）超声表现

宫颈癌早期病灶较小，宫颈大小、形态、宫颈管梭形结构仍正常，无论是经腹还是经阴道超声检查对诊断意义都不大，其诊断主要依靠细胞学和组织学检查。随病变进展癌肿增大可造成宫颈形态学的改变，此时经阴道超声结合彩超检查可有助于判断病变范围。

1．二维超声表现

（1）内生型宫颈癌：宫颈增大，直径可大于 4 cm；宫颈管结构消失，宫颈呈不均质实性低回声，可因癌肿弥漫性生长而表现为宫颈管内膜弥漫性增厚。

（2）外生型宫颈癌：宫颈增大，形态不规则，宫颈外口处可见实性不均质低回声肿块。

（3）宫颈癌宫体浸润时，子宫下段内膜和肌层与宫颈界限不清，宫体正常结构难辨，在宫体下部后壁可显示不规则中低回声团块，边界不清，与子宫内膜癌侵犯宫颈难以鉴别。

（4）宫颈癌向外侵犯

1）宫旁侵犯：常表现为子宫旁增厚，回声衰减；宫颈常向受侵侧移位，界限不清，与盆壁相连。

2）肿瘤向前侵蚀膀胱后壁：可见膀胱后壁浆膜层及肌层回声中断，与后方肿瘤病灶无分界，可见低回声肿块向膀胱内凸起。

3）癌肿侵及输尿管，或肿瘤及肿大的淋巴结压迫输尿管：可见肾盂积水及输尿管梗阻的声像改变。

4）癌肿侵犯阴道：表现为宫颈与阴道前后壁穹隆间的强回声界面消失，回声不均。

5）肿瘤向后侵及直肠：可表现为宫颈结构杂乱，宫颈与直肠分界不清，直肠子宫陷凹内可见积液及不均质团块，盆腔内器官结构关系混乱不清。

2. CDFI 正常的宫颈组织内血流信号较少，宫颈癌时宫颈肿块内部血流信号增多，呈散在条状、分支状，PW可探及较低阻力型动脉频谱（图2-3-5）。

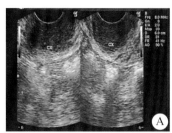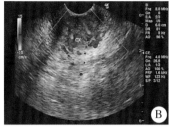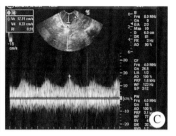

图 2-3-5 宫颈癌声像图

A．二维超声显示宫颈增大，内部回声不均匀，正常子宫颈管结构消失；B．CDFI示宫颈内见丰富的彩色血流信号；C．PW探及病灶内中低阻动脉频谱（RI：0.51）

3. 三维超声表现 三维超声多平面重建技术可在三个相互垂直的平面上显示癌肿的范围，冠状面直观显示子宫外形变化，严重者宫体与宫颈比例倒置。三维能量多普勒技术能直观显示宫颈癌病灶内的血流灌注情况和血管分支走行，具有丰富的血管空间结构信息，对微小血管和迂回血管更容易显示，使医生更好地了解肿瘤内新生血管情况，为临床治疗和肿瘤分期提供更详细的信息。综合文献报道，能量多普勒超声对宫颈癌灶内血流的检出率为97%～100%，显著高于彩色多普勒超声。

4. 超声造影表现 宫颈癌的超声造影表现取决于病程发展的不同阶段，Ⅱ期以上癌肿在增强早期呈现为早于宫体的快速不均匀性高增强，迅速达到高峰，形成环状及团状高增强造影表现，与子宫体形成明显界限；增强晚期造影剂消退快于子宫体，呈低增强。即使对Ⅰb期宫颈无明显形态变化的患者，超声造影仍可提示局部血流灌注异常。对于浸润范围的判断，超声造影同样有较高的准确率，子宫体与宫颈癌病变区造影时形成的分界，有助于识别宫颈癌的病变范围及浸润程度，为宫颈癌的不同临床分期提供影像学依据。在宫颈癌小的局限性浸润的评价方面，超声造影存在低估的情况。低分化肿瘤恶性程度高，生长速度快，病灶内有大量迂曲不规则的滋养血管和分裂旺盛的血管内皮细胞，使血管显影区域增加、微气泡反射回声增强，造影时低分化宫颈癌峰值强度较高中分化者高。

5. 弹性成像 超声弹性成像在宫颈良恶性病变的鉴别诊断中具有较高的临床价值。它可有效提高宫颈癌的诊断特异性，也可用于评估宫颈癌的浸润深度和分期，以及预测放化疗的治疗反应。弹性评分法与应变率比值法之间无明显差异，但各有优点。在实际应用中，弹性评分法更实用、方便。

（五）治疗方法

根据临床分期、患者年龄、生育要求、全身情况、医疗技术水平及设备条件等，综合考虑制订适当的个体化治疗方案。总原则采用手术和放疗为主、化疗为辅的综合治疗。

1．手术治疗

（1）子宫颈锥切和单纯子宫切除术（筋膜外子宫切除术）：ⅠA1 期无淋巴脉管间隙浸润、保留生育功能者可行锥切、切除部分子宫颈及子宫颈管组织；不保留生育功能者，经宫颈锥切确诊的ⅠA1 期，淋巴脉管间隙无浸润者可行单纯子宫切除。ⅠA1 期伴有淋巴脉管间隙浸润者，保留生育功能者可行子宫颈锥切加前哨淋巴结显影；不保留生育功能者按ⅠA2 处理，行改良根治性子宫切除术加双侧盆腔淋巴结切除术（或前哨淋巴显影）。

（2）根治性子宫切除术加双侧盆腔淋巴结切除术（或前哨淋巴结显影）：ⅠA2 ～ⅠB2 期及部分ⅠB3 ～ⅡA1 期患者的首选治疗方法。

（3）腹主动脉淋巴结切除术：适用于≥ⅠB1 期患者。

（4）根治性子宫颈切除术：适用于ⅠA2 ～ⅠB1 期保留生育功能的患者。

（5）ⅡB 期及以上的晚期患者主要采用放化疗，通常不采用手术治疗，部分ⅡB 期病例可能首选根治性子宫切除术或新辅助化疗后行根治性子宫切除术。

（6）盆腔器官廓清术：放疗后盆腔中心性复发或病灶持续存在者。

2．放射治疗　放射治疗是局部晚期或不能耐受手术者的最佳治疗方法，也可作为根治性子宫切除术后的辅助治疗方法。

3．全身治疗

（1）同期放化疗：一般采用顺铂单药，不能耐受顺铂者可采用卡铂。

（2）一线联合化疗：以顺铂为基础的联合治疗方案。

（3）二线治疗药物：首选帕姆单抗用于 PD-L1 阳性或 MSI-H/dMMR 肿瘤。

六、宫颈功能不全

（一）病因及病理生理

宫颈功能不全（cervical incompetence，CIC）又称子宫颈口松弛症，为宫颈解剖结构或功能异常导致在足月妊娠前出现进行性、无痛性宫颈缩短、扩张、展平及漏斗状宫颈，妊娠中晚期无法维持妊娠，发病率为 0.1% ～ 1.0%。其常见病因包括不良妊娠史、宫颈手术或损伤、宫颈先天性发育不良、感染因素及其他因素，如先天性子宫畸形、结缔组织病等。宫颈功能不全常因宫颈内口扩张和子宫颈管缩短，不能维持妊娠，从而造成早产或流产。

（二）临床表现

患者有多次中期妊娠流产史或早产史，妊娠中晚期无明显宫缩伴有进行性宫颈缩短和宫颈扩张，伴或不伴胎膜早破。

（三）实验室检查

若宫颈功能不全为感染因素导致，可有部分感染相关血清学表现。

（四）超声表现

1. 二维超声表现　一般推荐经阴道超声检查，主要观察宫颈长度或剩余宫颈长度、宫颈有无扩张、扩张宽度及深度、宫颈内的病变回声（如囊肿、肌瘤、脐带先露、前置胎盘等）、有无环扎等；若患者是环扎术后检查，还应关注环扎次数、环扎线位置、环扎线距内口或外口的距离等。

超声测量宫颈长度是评估妊娠期宫颈机能的可靠方法，妊娠 24 周前宫颈长度 < 25 mm 时，提示有发生 CIC 的风险。根据宫颈内口开放形态，可将宫颈形态进行分类，正常宫颈呈 T 型，宫颈呈 Y 型代表小漏斗，宫颈呈 V 或 U 型形代表更严重的漏斗，表明漏斗顶端已接近宫颈外口，可见羊膜囊向宫颈管内突入（图 2-3-6、图 2-3-7）。

2. 三维超声表现　经阴道三维超声可显示宫颈冠状面影像，并能实现多角度观

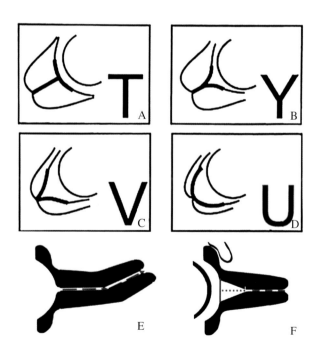

图 2-3-6　不同宫颈形态及宫颈测量方法示意图

A. 正常宫颈，宫颈内口呈 T 型；B. 宫颈内口开放，幅度较小，呈 Y 型，剩余宫颈较长；C. 宫颈内口开放，幅度较大，呈 V 型，剩余宫颈较短；D. 宫颈内口接近完全开放，呈 U 型，正常宫颈管结构消失；E. 宫颈内口未开时，宫颈长度测量为沿宫颈管测量宫颈内口到宫颈外口的距离；F. 宫颈内口已开时，测量扩张内口宽度及深度，以及剩余宫颈的长度

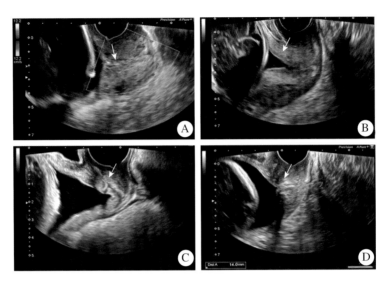

图 2-3-7 正常宫颈及宫颈功能不全声像图
A．正常宫颈（T型）；B．宫颈内口开放（Y型）；C．宫颈内口开放（V型）；D．宫颈内口开放（U型）

察宫颈情况，对二维超声以局限切面及固定测值评估宫颈进行立体直观的补充，阴道实时三维超声观察宫颈内口漏斗的形态及容积有助于预测宫颈功能不全及早产的发生。

3．超声弹性成像 在非妊娠期应用宫颈弹性成像可预测宫颈长度及宫颈功能不全的发生情况。宫颈内口区域组织的弹性指数与宫颈功能不全引发的早产关系密切。

（五）治疗方法

宫颈功能不全的治疗方法包括保守治疗和手术治疗，以手术治疗为主。保守治疗包括期待治疗、孕激素治疗、子宫托等。宫颈环扎术为目前宫颈功能不全的唯一有效术式，是治疗宫颈功能不全有效且可靠的方法，该术式的实施基于病史指征（中期妊娠流产或极早期早产史）以及超声检查指征（非偶发的妊娠 24 周前宫颈长度 < 25 mm），可经阴道或经腹实施。临床上对宫颈功能不全致宫颈扩张患者多采取预防性宫颈环扎术，可有效环扎宫颈内口，避免宫颈管延长。部分宫颈功能不全致宫颈扩张患者就诊时宫颈口已经发生明显扩张或羊膜囊突出宫颈外口，错过预防性宫颈环扎术时机，临床主张对其实施紧急宫颈环扎术治疗。研究表明，紧急宫颈环扎术比单纯药物安胎治疗更能延长孕周，采用紧急宫颈环扎术可延长宫颈功能不全致宫颈扩张患者的孕周，提高足月分娩、自然分娩率和新生儿存活率，利于母婴结局。

七、鉴别诊断要点及诊断思维

（一）鉴别诊断要点

1. 宫颈囊肿　患者常无明显的临床症状，或合并宫颈炎症，常在超声检查时发现。超声下可见宫颈内单个或多个无回声区，大小不一，边界清，内透声好，CDFI显示其内无明显血流信号。

2. 宫颈息肉　息肉较小时可无明显症状，较大时患者可出现不规则阴道流血或接触性出血，超声可见宫颈内水滴状或梭性的等 - 高回声团，形状规则，内回声均匀。CDFI常可探及与宫颈前唇或后唇相连的小条状血流信号。

3. 宫颈肌瘤　肌瘤较大者可表现为压迫症状。超声下可见宫颈内类圆形或椭圆形低回声团，形态多规则，边界清晰，内部回声欠均匀，CDFI示其内部血流信号较少，周围可见环状或半环状血流信号。

4. 宫颈癌　早期宫颈癌患者常无症状，或偶有阴道分泌物增多、接触性阴道出血等，晚期可出现尿路刺激征及转移症状。超声表现为宫颈内部回声紊乱不均匀，可见实性不均匀低回声团块，与周围分界不清。CDFI示病灶周边及内部丰富血流信号，分布紊乱，可测及低 - 中等阻力型动脉频谱。

（二）病例及鉴别诊断思维

病例（宫颈癌）

患者为 52 岁女性，已婚，主诉"绝经后阴道不规则流血 3 个月余"。

现病史： 患者半年前绝经，3 个月前同房后阴道流血，2 个月前出现无明显诱因阴道不规则流血，色鲜红，有血块，量中等，持续 10 余天后自行停止，自以为月经来潮，遂未进一步就诊。3 周前再次出现阴道不规则流血，至今未止。血量中等，腰痛、下腹痛，同时伴有肛门坠胀感，于当地诊所使用抗生素抗感染治疗 3 天后，症状较前稍缓解。

既往史： 无特殊。

月经史： 既往月经规则，半年前绝经。

专科检查： 阴道畅，内可见少量血污。宫颈肥大、表面光滑、质硬、接触性出血（+），无抬举痛及摇摆痛。子宫体常大，质中，活动度尚可，无压痛。双附件未扪及明显异常。

实验室检查： 鳞状细胞癌相关抗原 15.9 ng/ml（正常 ≤ 1.5 ng/ml），余检查未见明显异常。

超声表现： 子宫后位，大小为 50 mm×40 mm×45 mm，形态规则，宫壁光点分布欠均匀，未见实性团块回声。子宫内膜回声欠均匀，内膜厚约 5 mm，宫内未见节育环。宫颈长为 36 mm，形态饱满，内部回声不均匀，后唇内可见一不规则低回声为主的混合回声团，大小约 47 mm×36 mm，边界不清，与宫体分界不清，内部回声欠均匀。

CDFI：宫颈混合回声团周边及内部可探及丰富条状彩色血流信号，其中一动脉频谱测得 RI：0.55（图 2-3-8）。

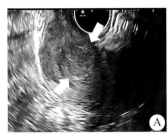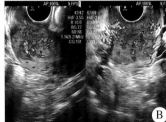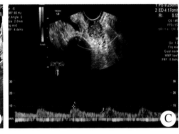

图 2-3-8　患者子宫超声声像图（宫颈癌）

A．二维超声显示宫颈增大，宫颈管结构稍模糊，宫颈后唇内可见一不均质性低回声为主的混合回声团，边界不清；B．CDFI 示宫颈混合回声团内部血流信号增多，呈条状、分支状；C．PW 可探及中 - 低阻动脉频谱

病理结果：（子宫颈组织）鳞状细胞癌。

出院诊断：子宫颈鳞状细胞癌 IB2 期。

思维分析：

1．病史分析　患者为中年妇女，绝经后无明显诱因阴道异常出血伴腹痛。对于绝经后出血的患者，往往需警惕恶性或癌前病变的可能（如子宫内膜癌、子宫肉瘤、子宫颈癌、子宫内膜不典型增生等）。妇检提示宫颈肥大、质硬，存在接触性出血，需考虑宫颈病变的可能。

2．超声表现

（1）子宫整体情况：整体把握子宫大小、肌层回声、内膜、宫腔以及病灶部位、数量、范围等情况。本例中子宫宫体未见明显异常，宫颈处见一低回声团，边界不清。由此可以联想到与宫颈部位病变相关的有子宫颈癌、宫颈肌瘤、宫颈息肉等。子宫颈癌好发于绝经期妇女，可伴有阴道不规则流血、接触性出血以及腹痛，超声下可见宫颈增大，形态异常，CDFI 可见病灶内丰富血流信号。宫颈癌的相关特点与本例相像。另外，宫颈肌瘤患者常无明显不适，肌瘤较大时可以出现排便困难等症状，超声下可见宫颈增大，前唇或后唇凸起，内有实性结节。而子宫黏膜下肌瘤脱入宫颈时可见宫颈内占位性病变。宫颈息肉患者常见不规则阴道出血、接触性出血，超声下宫颈管内可见椭圆形或条状中等略偏低或略偏强回声区。

（2）病灶边界：病灶边界往往反映其与周围组织间的关系。多切面扫查病灶的边界，本例子宫病变中可见宫颈病变与周围组织间分界不清，这是恶性病变判别中的依据之一。由于周围癌组织浸润的范围和深度的不同，造成周围肌层回声的改变，多以低回声为主。根据此征象可以与宫颈肌瘤、宫颈息肉相鉴别。宫颈肌瘤可见宫颈管线状稍强回声受压移位，当脱入宫颈管内时可见肌瘤以一蒂与颈管相连。宫颈息肉为宫颈管内稍强回声团，其边界与周围组织分界清，可见或宽或窄的蒂部与管壁相连，宫颈管内膜与肌层分界清。

（3）病灶血流供应：子宫颈癌与宫颈良性病变较大的鉴别点为癌灶内可见丰富的血流信号，其中的血流阻力常＜0.6；而良性病变的血流信号则相对较少，血流阻力常＞0.6。

对比病例 1：宫颈肌瘤

患者为 36 岁女性，主诉月经量较前增多，伴经期延长，妇科超声提示宫颈口光滑，未见赘生物，子宫下段近宫颈处触及一质硬肿物，直径约 5 cm，无触痛。宫颈肌瘤具有与子宫肌瘤相似的超声表现，边界较为清晰，周围组织可受压移位。本例与案例同为宫颈肌层内病变，超声下病灶内部回声不均匀，不同之处是本例超声表现为病灶边界清晰，且内部血流信号符合肌瘤声像特点，与宫颈癌的丰富血流信号特点不同，可支持鉴别诊断（图 2-3-9）。

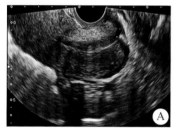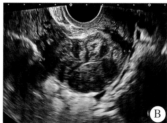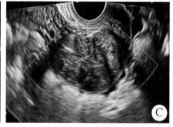

图 2-3-9　患者子宫超声声像图（宫颈肌瘤）

A．二维超声纵切扫查显示子宫宫颈后壁椭圆形低回声团，边界尚清，内回声不均匀；B．二维超声横切面扫查显示宫颈病灶；C．CDFI 示低回声团周边及内部可探及少许小条状彩色血流信号

对比病例 2：黏膜下肌瘤

患者为 45 岁女性，主诉阴道不规则流血 2 个月余。专科检查提示宫颈增大，宫口处可见一椭圆形赘生物，质中、接触出血（+），于宫颈上唇宫颈管内可扪及其蒂部。超声图像示宫颈内可见椭圆形等回声团，边界清晰。CDFI 可见等回声团周边及内部较为稀疏的彩色血流信号，并可见血流自宫体延伸至等回声团内（图 2-3-10）。手术病理提示为子宫黏膜下肌瘤。需留意，并非所有宫颈内的病变都原发于子宫颈，如存在子宫黏膜下肌瘤脱入宫颈的情况，此时可采用 CDFI 追溯病灶血供来源，或利用超声造影对不同来源病灶的时相性差异进行鉴别诊断。

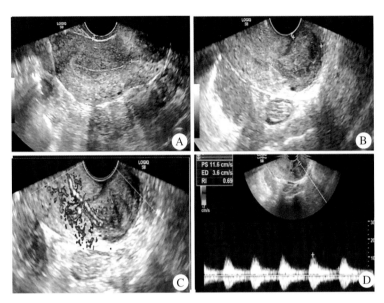

图 2-3-10　患者子宫超声声像图（黏膜下肌瘤脱入宫颈）

A．二维超声显示子宫宫体未见明显异常；B．二维超声显示宫颈可见低回声团，内回声不均匀，边界尚清；C．CDFI 示子宫体肌壁向宫颈低回声团延伸丰富条状血流信号。D．PW 示测及中等阻力动脉频谱（RI：0.69）

对比病例 3： 宫颈息肉

患者为育龄期女性，体检超声发现宫颈息肉。较小的宫颈息肉或息肉突出于宫颈外口者容易漏诊，而在宫颈管积液衬托下可清晰显示。二维超声表现为宫颈管内部水滴状或梭形等 - 高回声团，形态规则，边界清晰。CDFI 可显示息肉蒂部延伸至内部的条状血流信号（图 2-3-11）。

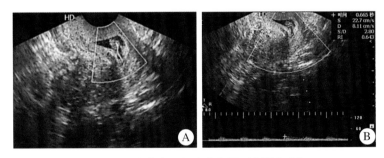

图 2-3-11　患者宫颈超声声像图（宫颈息肉）

A．CDFI 示宫颈管高回声团内可探及由宫颈管壁延伸出的血流；B．PW 示其内可探及中等阻力彩色血流信号

（三）鉴别诊断思维流程（图 2-3-12）

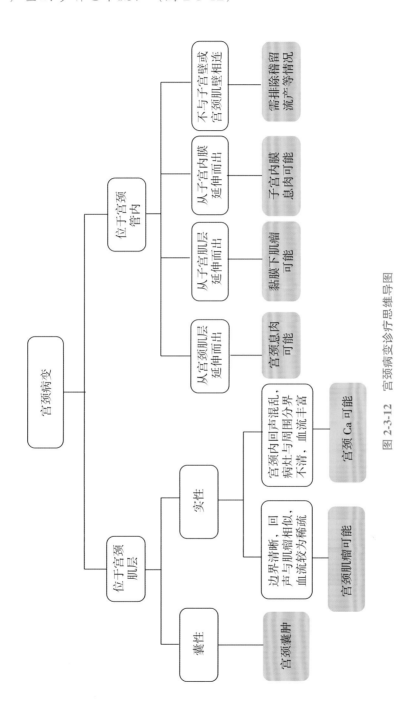

图 2-3-12　宫颈病变诊疗思维导图

第四节　子宫内膜及子宫腔异常表现

一、子宫内膜增生症

（一）病因及病理生理

子宫内膜增生症（endometrial hyperplasia，EH），常见于因大量或长期雌激素作用且无孕激素拮抗而引起的内膜改变，也可以在炎症和药物刺激下引起。绝大多数是可逆性病变，少数可能发展为癌。依据 2014 年修订版 WHO 分类，将子宫内膜增生分为两类：无不典型的子宫内膜增生（endometrial hyperplasia without atypia，EH）与子宫内膜不典型增生（atypical hyperplasia，AH）/子宫内膜上皮内瘤样变（endometrioid intraepithelial neoplasia，EIN）。AH/EIN 指过度增生的子宫内膜腺体存在细胞的异型性，但缺乏明确浸润的证据，多为局限性、多发性病灶，可与各种内膜病变合并存在。镜下表现为管状或分枝腺体排列拥挤，部分区域可呈筛状结构，并伴有细胞不典型改变，呈多形性，核圆深染，病变区域腺体拥挤，排列紊乱，无极性，仅少量间质分隔，为子宫内膜癌癌前病变。

EH 的子宫内膜腺体过度增生伴腺体大小和形态不规则，腺体和间质比例增加，高于增殖期子宫内膜，一般不伴细胞的不典型变化。EH 可分为单纯型增生和复杂型增生。

1．单纯型增生（simple hyperplasia）　又称腺囊型增长过快，表现为内膜容积增长，腺体及间质均有增生，大小轮廓不规则。内膜增厚明显时可达 20 mm。宫腔内膜表面光滑或呈息肉状，水肿或透明，有时可见扩张的腺体呈小囊状，局部腺体密集。

2．复杂型增生（complex hyperplasia）　又称腺瘤型增生过长，是由于雌激素在单纯型增生过长的基础上进一步持续影响的结果。子宫内膜腺体增生程度明显高于间质增生，表现为腺体排列密集、极性消失。镜下观察腺体过度异常增生，腺体腔扩张，细胞增生活跃。

（二）临床表现

子宫内膜增生可发生在青春期至更年期的任何年龄阶段，以更年期多见。月经改变是子宫内膜增生的常见临床表现，育龄妇女常见症状为不规则阴道出血，月经周期紊乱、经期延长或缩短，月经量时多时少，可伴贫血症状。其他症状包括阴道异常排液、宫腔积液、下腹疼痛等。子宫内膜增生患者也可无任何体征，部分患者因长期雌激素刺激出现子宫肌层反应性增厚，宫体增大，质软。少部分患者存在原发疾病如多囊卵巢综合征等。患者可出现生育能力下降。

（三）实验室检查

部分患者可检测到长期高雌激素、多囊卵巢综合征相关的 LH/FSH 升高、睾酮升高等内分泌紊乱表现，出血量较大者可出现贫血等相关生化指标变化。

（四）超声表现

子宫大小正常或增大，肌层回声一般均匀，内膜显著增厚，厚度 > 12 mm，严重时可达 20 mm。单纯型内膜增生多呈均匀高回声（图 2-4-1A）。复杂型增生内膜回声不均匀，内可见大小不等的囊区（图 2-4-1B），部分呈乳头状突向宫腔（图 2-4-1C、E、F），出血时可呈中低回声或散在点状强回声，可合并单侧或双侧卵巢内功能性囊肿。当超声显示子宫内膜弥漫性增厚时，应注意与内膜息肉、内膜癌进行鉴别。

CDFI：轻度增生子宫内膜内可无异常彩色血流信号，或偶见星点状血流信号（图 2-4-1D）。不典型增生时，部分内膜内可见条状血流信号，并可探及中等偏低阻力的动脉血流。

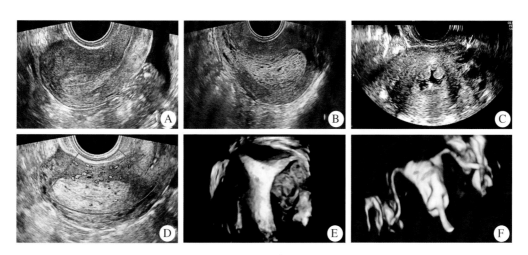

图 2-4-1　子宫内膜增生声像图

A．单纯型增生：内膜增厚，呈稍高回声；B．复杂型增生：内膜增厚，内可见多个细小无回声暗区，呈"筛孔状"；C．子宫内膜息肉样增生（横切面），局部内膜呈乳头状向宫腔突出；D．CDFI示增厚的内膜内可见点状血流信号；E．子宫内膜复杂型增生三维超声成像，可见宫腔内膜区域回声不均匀；F．宫腔超声造影成像：内膜复杂型增生区域存在充盈缺损

（五）治疗方法

子宫内膜增生应依据是否伴有不典型增生、有无生育要求及患者年龄等来选择治疗方式。

1．一般治疗　针对多囊卵巢综合征等因素引起的子宫内膜单纯型增生，患者可通过控制体重、去除或减少外源性雌激素摄入等方式，积极治疗致内膜病理性增生的原发疾病及各种合并症。

2．期待治疗　体检发现的无症状单纯型子宫内膜增生，可定期超声和内膜病理观察随访。

3．药物治疗　有症状的 EH 患者首选药物治疗，建议规范低剂量孕激素周期性或连续治疗，短期内无生育要求者可宫内放置左炔诺孕酮系统（曼月乐环）治疗。不能耐受手术者也可选择药物治疗，对于有生育要求的患者，孕激素是其最主要的治疗方法。首选高效孕激素，并每 3 ～ 6 个月进行超声和内膜病理评估。

4．手术治疗　EH 患者不能耐受药物或药物治疗 12 个月无组织学缓解，持续异常出血、依从性差的患者可选择手术治疗。AH/EIN 的治疗方式由患者是否有生育要求及年龄决定。无生育要求者首选全子宫切除术，推荐行双侧输卵管切除，可选择经腹腔镜或经腹部进行；有意愿保留子宫者也可行射频消融术。刮宫术也是治疗手段之一，局部病灶通过刮宫可能被清除。

二、子宫内膜息肉

（一）病因及病理生理

子宫内膜息肉（endometrial polyp）多为子宫内膜局部过度生长所致。子宫内膜息肉由子宫内膜腺体、间质和血管组成。多为良性，好发于宫腔底部、宫角或子宫后壁。子宫内膜息肉的病因一般包括过高雌激素水平或绝经后雌激素补充治疗、长期服用雌激素类保健品，长期妇科炎症刺激、宫腔内异物刺激、分娩、流产、产褥感染、手术操作等引起的炎症因素以及其他因素（如高龄、高血压、肥胖、糖尿病、乳腺癌术后他莫昔芬的使用等）。

子宫内膜息肉呈舌形或椭圆形，可为单发或多发，大小从数毫米到数厘米不等，形态不定。可带蒂并向宫腔内凸起，蒂部较长时，息肉可以通过扩张的宫颈管突向宫颈外口或者阴道内。随着息肉增长，表面可有溃烂、出血或坏死，甚至合并感染。镜下可见息肉大多由静息的、萎缩的或呈囊性转化的腺管及纤维化的富余血管间质构成。当子宫内膜息肉合并子宫内膜不典型增生过长时，应高度警惕是否有内膜息肉癌变的可能。

子宫内膜非典型性腺肌瘤样息肉（atypical polypoid adenomyoma，APA）是子宫内膜息肉的一种特殊类型，较为罕见，好发于育龄期妇女，具有低度恶性潜能和复发性。大体观察可见肿物与子宫肌层界限明显，切面坚韧，色黄棕或灰白。镜下可见子宫内膜型的腺体散布于由平滑肌和较少纤维组织构成的间质内，间质成分中核分裂象少见。腺体成分的结构和细胞形态具有不同程度的非典型性，核分裂象常见，腺体的上皮细胞不典型改变主要发生于腺体的背靠背排列部位。

（二）临床表现

子宫内膜息肉可发生在青春期后任何年龄段，35 岁以上、长期雌激素刺激的女性多见。息肉单发且较小时患者可无明显临床症状，弥漫多发者可表现为月经期延长、月经量增多、淋漓不尽及绝经后出血。息肉如有出血、坏死，也可引起不规则阴道出血、白带增多、臭味、血性脓性分泌物，出现扭转时可发生出血性梗死。此外，子宫内膜息肉还可引起不孕。息肉突出宫颈外口时可于妇科检查发现单个或多个大小不等的圆形或椭圆形息肉，质软，表面光滑，呈粉红色，可继发出血、坏死，长蒂息肉可脱出至宫颈外口。

（三）实验室检查

子宫内膜息肉患者一般无特殊实验室检查异常。息肉过大时可影响月经，出现月经失调，如经期延长、经量过多等，需行血常规检查。近年研究发现，子宫内膜息肉的发生可能与遗传因素、甾体激素受体局部失衡、增殖与凋亡失调、慢性炎症刺激、药物影响和细胞因子等因素有关。P16 蛋白表达水平检测可用于区分 APA 与子宫内膜癌。显微镜下表面上皮细胞结构非典型缺失是 APA 的典型特征，可将其与非典型子宫内膜腺体增生和分化型子宫内膜样腺癌区分开来。

（四）超声表现

1. 二维超声表现 子宫形态、大小、肌层回声常无明显变化，宫腔内可见单发或多发椭圆形中等或稍高回声团，边界一般较清晰，部分可见与子宫内膜相连的蒂部。宫腔线可见，息肉较大时宫腔线可受压偏移。发生息肉囊性变时，病灶内部可见细小无回声暗区。合并宫腔积液时，息肉周边可见液性暗区，起到宫腔声学造影的效果。

CDFI：经阴道超声检查可探及自蒂部延伸入病灶中央的点状或条状彩色血流信号（图 2-4-2），常可探及中等阻力动脉频谱，部分息肉较小者可不显示明显血流信号。APA 病灶周围血管呈片状自宫壁伸向宫腔，病灶血流信号较丰富，可探及较低阻力动脉血流。

2. 三维超声表现 三维超声能更加直观清晰地显示病变的形态、凸起情况和基底部范围，主要表现为宫腔形态尚规则，宫腔局部边缘不规整，可见一个或多个局限性椭圆形凸起自宫壁向宫腔突出，呈"水滴状"。病灶呈中等或稍高回声团块状，与周围组织分界清（图 2-4-3）。

3. 超声造影表现

（1）血池造影：超声造影可以清晰显示内膜息肉的中央供血动脉，明确息肉定位及来源。超声造影声像图可见结节状息肉呈低回声增强，增强程度低于正常子宫

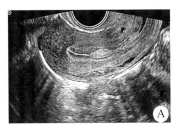 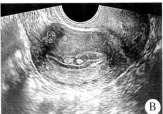 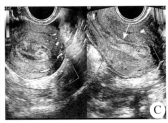

图 2-4-2 子宫内膜息肉声像图

A．二维超声显示内膜内可见一棱性稍高回声团，边界清，内回声尚均匀，宫腔线局部受压偏移；
B．二维超声显示内膜内可见多个不规则稍高回声团，边界清，内回声尚均匀；C.CDFI 示稍高回声团内部可见小条状彩色血流信号

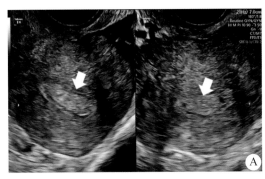 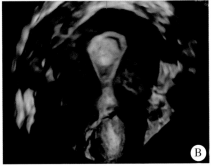

图 2-4-3 子宫内膜息肉三维超声声像图

A．二维超声显示宫腔内可见一椭圆形稍高回声团，边界尚清；B．三维超声示内膜息肉在宫腔内的占位情况

肌层组织。子宫内膜息肉的时间 - 强度曲线：息肉蒂部出现增强，时间晚于子宫肌层，增强水平低于肌层，廓清时间早于子宫肌层。于息肉蒂部或基底部可见供血动脉，呈树枝状高回声强化影，可提示息肉来源。

（2）经阴道宫腔声学造影（生理盐水及造影剂）：通过宫腔注入生理盐水，可增加病灶组织与宫腔内回声对比度，更易于观察子宫内膜息肉的形态和基底部，有助于判断病变的来源，并与其他宫腔内病变相鉴别。生理盐水宫腔造影显示内膜面大小不等的等 - 稍高回声团（图 2-4-4 A、B），凸入宫腔。通过宫腔注入造影剂并进行三维成像，可更加清晰显示病灶形态（图 2-4-4 C、D）。带蒂者可呈结节状凸起，无蒂基底部较宽者呈局灶性内膜隆起，病灶回声均匀，边界清晰。

（五）治疗方法

1．保守治疗 直径＜ 1 cm 的无症状息肉恶变率较低，建议观察随诊。

2．药物治疗 对于已经完成生育或近期无生育计划者，可口服短效避孕药或使用左炔诺孕酮宫内缓释系统（levonorgestrel releasing intrauterine system，LNG-IUS）。

3．手术治疗 宫腔息肉体积较大、有症状者推荐宫腔镜下息肉摘除或刮宫，但

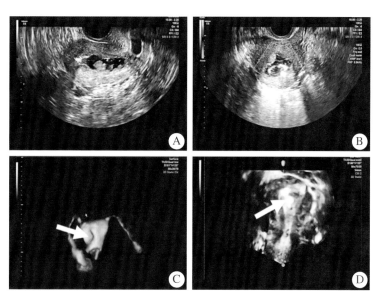

图 2-4-4　子宫内膜息肉宫腔造影声像图

A、B．宫腔声学造影（生理盐水）可见数个大小不一稍高回声团自内膜向宫腔内突出，边界尚清，部分宫腔充盈缺损；C．子宫输卵管超声造影时，示宫腔内充盈缺损；D．三维成像时，子宫冠状面示宫腔内一等 - 高回声团凸起

存在术后复发风险。有生育要求者，建议手术处理息肉后再试孕。无生育要求且息肉多次复发者，可考虑行子宫内膜切除术。

4. 有生育要求的 APA　患者可行保守治疗，包括诊刮和宫腔镜下病灶切除，术后辅以高效孕激素治疗（口服地屈孕酮或放置 LNG 宫内节育器）并严密随访；对于无生育要求、病变反复或合并病灶周围内膜不典型增生过长者，可考虑全子宫切除。

三、子宫内膜癌

（一）病因及病理生理

子宫内膜癌（endometrial carcinoma）是发生于子宫内膜的上皮性恶性肿瘤，以子宫内膜腺癌最常见，为女性生殖道三大恶性肿瘤之一，占 20%～30%，平均发病年龄约为 60 岁。子宫内膜癌通常分为 Ⅰ 型雌激素依赖型子宫内膜癌（estrogen-dependent）和 Ⅱ 型非雌激素依赖型子宫内膜癌（estrogen-independent），其病因尚不明确，Ⅰ 型子宫内膜癌主要与体内无孕激素拮抗的雌激素长期刺激有关，与肥胖、高血压、糖尿病、多囊卵巢综合征、月经异常及不孕，以及磷酸酶和张力蛋白同源基因（gene of phosphate and tension homology deleted on chromosometen，PTEN 基因）失活和与微卫星不稳定相关的分子因素具有相关性。患者多为围绝经期女性，可使子宫内膜由增生、不典型增生到癌变，病理类型多为子宫内膜样癌。Ⅱ 型与雌激素无明显相关性，较为少见。患者多为老年妇女，肿瘤恶性程度高，分化差，与 P53 突变和人表皮生长因子受体 2（human epidermal growth factor receptor 2，HER2）基因过度表达相关。病理类型多为子宫内膜浆液性癌、透明细胞癌、癌肉瘤等。

子宫内膜癌的分子分型有助于预测患者预后和指导治疗。2013 年，癌症基因组图谱（The Cancer Genome Atlas，TCGA）根据全基因组测序基因特征（有无 POLE 基因超突变、MMR 缺失、拷贝数变异等）将子宫内膜癌分为 4 种分子类型。基于此，中国抗癌协会妇科肿瘤专业委员会在《子宫内膜癌诊断与治疗指南（2021 年版）》中，对 4 种分子分型的命名更新如下：① POLE 超突变型；②微卫星不稳定型（MSI-H 型）或错配修复系统缺陷（mismatch repair-deficient，dMMR）型；③微卫星稳定（microsatellite stability，MSS）型或无特异性分子谱（no-specific molecular profile，NSMP）型或低拷贝型；④ p53 突变型或高拷贝型。

显微镜下，子宫内膜癌病理分型包括内膜样癌、浆液性癌、黏液性癌、透明细胞癌、癌肉瘤等。

根据大体形态不同，子宫内膜癌可分为局限型和弥散型。

（1）局限型：此类型较多见，病变局限于宫腔某部分，多位于宫底、宫角及后壁，呈息肉状、菜花状或乳头状，表面粗糙呈颗粒状，可有坏死出血或溃疡形成。尽管病灶小，但易侵犯肌层。晚期同样可充满宫腔和侵入其他相邻组织，与弥散型不易区分。

（2）弥散型：癌组织浸润子宫内膜大部或全部，癌变内膜突向宫腔、充满宫腔甚至脱出宫颈外口。子宫增大较早，肌层浸润较晚。中晚期病变组织侵入肌层及浆膜层时，子宫表面可见大小不等灰白色或灰黄色结节，质脆，呈豆渣样，可有坏死出血；肿瘤可沿子宫角向输卵管蔓延或沿子宫内膜向下扩展至宫颈管，癌灶阻塞宫颈管可导致宫腔积液、积脓；也可侵犯盆腔，累及膀胱、子宫、直肠及直肠陷凹。

（二）临床表现

1．不规则阴道流血　为子宫内膜癌最常见症状之一。主要表现为绝经后子宫出血，未绝经者表现为月经量过多、经期延长或经间出血。

2．阴道排液　早期可表现为阴道排液增多，为浆液性、血性白带。如果肿瘤坏死合并感染时，可排脓血性液体，伴恶臭。宫颈管被堵塞者可形成宫腔积脓。

3．全身表现　晚期子宫内膜癌，癌组织侵入淋巴结缔组织，压迫神经，可引起下腹痛、腰痛。宫颈管为病变组织所堵塞时，可因宫腔积脓造成下腹胀痛。随着病情发展，患者可出现恶病质，表现为贫血、消瘦、发热和全身功能衰退。当病灶侵犯转移时，还可引起其他器官系统异常表现。

4．妇科检查　体查早期无明显异常，晚期子宫可增大变形或盆腔内扪及不规则肿物。部分患者盆腔可触及不规则结节，并伴有腰骶部、下腹部、大腿部放射性疼痛。宫腔积脓时可有明显压痛。宫颈管偶有组织脱出，触之易出血。癌灶转移至宫旁时，可引起子宫附件增厚。

（三）实验室检查

存在子宫外转移或性质为浆液性癌时，患者血清 CA125 值可升高。当缺乏其他临床表现时，CA125 预测复发准确性欠佳。检测人附睾蛋白（human epididymal protein 4，HE4）可能对子宫内膜癌患者的诊断及预后预测有一定的参考价值。可将子宫内膜癌分为四型进行全基因组测序，依据不同的分型指导治疗和预后。部分生物标记物和基因的检测有利于二线系统治疗，如 HER2、NTRK 基因等。

（四）超声表现

子宫内膜癌的超声检查尽量使用高分辨力探头观察子宫内膜，扫查时应注意观察子宫内膜的整体情况，扫查范围尽量包括子宫、宫颈、两侧附件和其他盆腔结构。子宫较大或有宫旁浸润时应增加经腹扫查，观察有无腹腔占位。

1. 二维超声表现　子宫内膜癌早期可无明显异常表现，内膜与子宫肌层分界清晰，仅局部增厚、回声增强不均，子宫内膜与肌层之间有一完整的低回声晕环。随着癌肿浸润进展，超声显示子宫内膜增厚，晕环不完整或者消失。一般认为绝经后子宫内膜在经阴道超声检查时厚度 > 5 mm，合并异常出血或异常流液时需考虑内膜癌可能。增厚的子宫内膜多表现为形态不规则，厚薄不一，与肌层分界模糊，宫腔膨胀受限。弥散型子宫内膜癌可见子宫内膜多不均匀增厚，边缘毛糙，内部回声不均。局限型子宫内膜癌表现为宫腔内部不规则、回声不均的肿块，以两侧宫角附近多见，可为稍增强回声，呈乳头状或菜花状凸起，压迫或浸润宫壁。癌肿引起出血或坏死伴发感染时可见宫腔积液，此时更能显示癌肿的形态、大小及其与宫壁的关系。

（1）子宫肌层回声：病变累及肌层时，内膜与肌层分界回声连续性中断，局部肌层呈较低不均匀回声，与周围正常肌层无明显界限。肌层受累范围较大时，可表现为肌层增厚、回声减低且不均匀，此时正常子宫结构难以辨认。

（2）子宫轮廓：早期子宫外形轮廓多无明显改变。晚期病灶范围扩大，累及子宫浆膜层、附件及宫旁组织时，可出现子宫增大、变形、轮廓模糊，与周围组织分界不清。

（3）宫颈改变：病变累及宫颈时，可出现宫颈肥大或变形，宫颈回声增强，内部回声杂乱，宫颈管结构显示不清。

（4）盆腔肿物：内膜癌晚期，肿瘤向子宫体外侵犯、转移，常可于子宫的一侧或双侧探及混合性低回声肿块，其回声与卵巢腺癌声像相似，容易误诊为卵巢原发性肿瘤。可合并腹水或远处转移灶等征象。

2. CDFI　病灶内部及周围肌层可探及较丰富的彩色血流信号，血管异常增粗，走行紊乱，呈分支状或网格状。PW 示病灶处血流速度增快，呈低阻性动脉频谱（图 2-4-5）。

3. 三维超声表现　三维超声冠状面检查可直观显示子宫内膜癌患者宫腔内杂乱

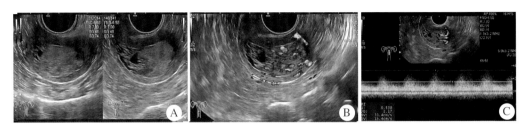

图 2-4-5 子宫内膜癌声像图

A．二维超声（横切面、纵切面）显示宫腔内混合回声团，与周围肌层分界不清，内部回声不均匀；B．CDFI 示团块内可探及丰富、分布紊乱的彩色血流信号；C. PW 测及低 - 中等阻力动脉频谱（RI：0.53）

回声及宫腔积液回声，子宫肌层及宫颈部可见不均匀回声区域，边界模糊。应用壁龛立体定位模式能更好地显示内膜癌浸润子宫肌层和宫颈的范围以及对周边器官如膀胱、直肠的侵犯程度。三维超声可准确测量子宫内膜癌的三维容积，为疾病筛查提供支持信息。

4．超声造影表现

（1）血池造影：子宫内膜癌病程早期超声造影可无明显异常灌注表现。中晚期超声造影可显示明显灌注异常：增强早期，在子宫浆膜层及浆膜下肌层增强同时，异常的内膜组织可显示整体快速高增强，开始增强时间、达峰时间明显早于周围宫壁肌层。增强的子宫内膜与周围肌层形成明显的灌注时差，病灶显示较灰阶超声更为清晰，内膜呈现不规则增厚，或呈结节状隆起，与周围肌层分界不清，提示局部肌层浸润。消退期，癌变区域的造影剂减退较周围肌层快，呈相对低增强，与正常肌层分界相对清晰，从而显示内膜癌浸润肌层的深度及范围，在术前对手术范围的确定有一定指导意义。

（2）宫腔声学造影：由于内膜癌患者在行宫腔造影时，癌细胞有经输卵管向外扩散的可能，因此并不主张对怀疑内膜癌患者行宫腔造影检查，而应先进行分段诊刮。对分段诊刮阴性，但临床表现症状仍不能排除内膜癌的患者，可进行宫腔造影。宫腔造影时，内膜癌的患者表现为宫腔扩张受限，内膜表面高低不平，呈分叶状且厚薄不均，回声强弱不均，检查时要特别注意内膜的基底层是否完整，判断有无肌层浸润。

（五）治疗方法

依据肿瘤累及范围和组织学类型、患者年龄和全身情况选择治疗方案。早期患者以手术治疗为主，术后依据高危因素（如非子宫内膜样腺癌、高级别腺癌、肌层浸润超过 1/2，脉管间隙受累、肿瘤直径大于 2 cm、宫颈间质受累、淋巴结转移和子宫外转移等）选择辅助治疗方法。大剂量表阿霉素 + 丝裂霉素 + 卡铂 +5- 氟尿嘧啶经髂内动脉灌注治疗子宫内膜癌的近期疗效较好。结合水化、利尿等解毒综合措施能有效降低化疗药物的毒副作用。晚期患者采用手术、放疗、药物综合治疗。高分化子宫内膜样癌病灶局限于子宫内膜的年轻患者，也可选择孕激素治疗为主、保留生育功能的治疗方法。

四、子宫内膜钙化

（一）病因及病理生理

子宫内膜钙化（endometrial calcification）多在体检时发现，育龄期和围绝经期女性较为多见。可单发或多发，与子宫内膜萎缩、子宫内膜息肉钙化和子宫肌瘤透明变性坏死后的钙盐沉积相关，也常见于反复刮宫损伤、子宫内膜结核、炎症或残留妊娠组织以及部分不孕症患者。

（二）临床表现

一般无明显临床表现。合并结核、息肉等疾病时可有原发病表现。严重子宫内膜钙化可出现月经量减少或停经、习惯性流产等。

（三）实验室检查

多表现为与原发疾病相关的血清学表现，如子宫腺肌病相关时 CA125 及 CA199 升高；子宫结核时，相关 C- 反应蛋白、红细胞沉降率、结核相关的脂阿拉伯甘露聚糖（lipoarabinomannan，LAM）抗原、A60 及结核菌糖脂（tuberculosis glycolipids，TBGL）抗原等升高。

（四）超声表现

宫腔内可见单发或多发点状或线状强回声，一般沿宫腔线分布，后方常不伴有声影（图 2-4-6）。若为子宫内膜结核所致子宫内膜钙化，子宫内膜不规则，与肌层分界不清，内膜处可见不规则无回声区及点状或斑片状强回声。钙化明显时，强回声后方可伴声影，偶可见双侧输卵管增粗合并积液。

CDFI：病灶周边及内部无明显异常血流信号。

（五）治疗方法

钙化灶小、无明显体征、无生育需求者可不做特殊处理，定期复查。必要时也可通过宫腔镜下清除钙化病灶，尽量不损伤子宫肌层，避免宫腔粘连。如存在结核、子宫内膜息肉、子宫肌瘤等原发疾病，需要依据病情采取相应原发疾病的治疗。

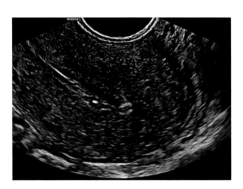

图 2-4-6　子宫内膜钙化声像图
可见宫腔内点状或线状强回声，沿宫腔线分布

五、宫内节育器

（一）病因及病理生理

宫内节育器（intrauterine device，IUD）为育龄期女性可选择的一种避孕措施。可分为惰性宫内节育器（第一代 IUD）及活性宫内节育器（第二代 IUD）。惰性宫内节育器多为惰性材料金属、硅胶、塑料制成；活性宫内节育器分为含铜宫内节育器和含药宫内节育器（孕激素、吲哚美辛等）。宫内节育器主要通过对精子和胚胎的毒性、干扰胚胎着床及发育、抑制女性排卵、改变宫颈黏液性状等来实现避孕作用。凡生育期女性无禁忌证、要求放置宫内节育器者，均可在月经干净 3 ~ 7 天无性生活或者月经第 4 ~ 7 天放置含孕激素宫内节育器。人工流产后、产后 42 天恶露已干净、会阴切口愈合、子宫恢复正常，自然流产转经后、药物流产 2 次正常月经后、哺乳期排除早孕后、性交后 5 日内可作为紧急避孕放置。

（二）临床表现

患者一般无明显临床表现，偶可出现轻度腰酸、腰痛、白带增多、月经量增多，少量阴道流血或月经周期缩短。患者需定期进行妇科超声检查，监测节育器位置有无异位、有无并发症发生。IUD 下移时可刺激子宫收缩、腰酸、下坠感、阴道不规则出血、同房后出血、白带增多甚至发生带器妊娠，应及时取出；IUD 轻度嵌顿时常无特异性症状，或表现为腰部酸胀、异常阴道出血、白带增多及盆腔感染，偶在超声检查或手术中发现。

（三）实验室检查

实验室检查一般无特殊表现。

（四）超声表现

若患者出现月经异常、异常子宫出血或阴道流液，需行超声检查明确 IUD 的情况，确定 IUD 位置是否正常、有无异位及带器妊娠等。不同类型的 IUD 可表现为不同的超声声像（图 2-4-7）。

1．正常 IUD 声像 子宫纵切面宫内节育器多表现为"一"字强回声，横切面时不同的节育器具有不同声像表现，包括圆形（金属单环）、T 型、I 型（曼月乐）、V 型及链条状（吉妮环）等，有尾丝的 IUD 常于宫颈管内显示一条较细的线状光带。IUD 上缘与宫底距离常为 1.2 ~ 2.0 cm。超声检查时需不断变换探头倾斜角度，连续观察各切面图像，大多能判断 IUD 形态，多数 IUD 后方伴"彗星尾征"。

2．异常 IUD 声像

（1）IUD 脱落：患者有 IUD 置入史，但超声下子宫腔和盆腔内均未见 IUD 声像。

（2）IUD 下移：超声下显示 IUD 上缘距离宫底浆膜层外缘＞ 2 cm（同时应综合考虑子宫底厚度、子宫长度、IUD 下缘与宫颈内口的距离）。

（3）IUD 异位、嵌顿、穿孔：是指 IUD 偏离宫腔、异位入子宫肌层，甚至穿透肌层进入盆腔或腹腔。轻度嵌顿 IUD 仅进入部分肌层，重者贯穿整个肌层、脱出宫外，多为 IUD 放置不当。超声检查显示子宫纵切面 IUD 与宫腔内膜线不平行、成角，IUD 上端距宫底外缘＜ 1 cm，提示上端部分嵌顿，T 形部分插入子宫壁或宫颈，呈肌层强回声影。IUD 也可贯穿子宫出现在直肠子宫陷凹、膀胱子宫陷凹、阔韧带、腹腔、盆腔等部位，表现为其内可见 IUD 强回声影。IUD 嵌顿者出现嵌顿侧下腹部痛、阴道不规则流血。

（4）带节育器妊娠：超声表现为子宫增大，宫内见妊娠囊，妊娠囊一侧或宫颈内口附近可见 IUD 强回声。妊娠晚期，因胎儿骨骼干扰较难发现。若宫内未见 IUD，则需注意是否为 IUD 脱落、异位。

（5）异位妊娠可疑带节育器妊娠：宫内 IUD 回声可正常或异常，宫内未见妊娠囊，血、尿 hCG 阳性，考虑 IUD 合并异位妊娠可能性大。

（五）治疗方法

1．因 IUD 异位、嵌顿、穿孔早期患者多无自觉症状，因此 IUD 置入后定期复查尤为重要。当确诊 IUD 异常时，应尽快在宫腔镜下或者经腹取出。

2．当确诊为 IUD 合并妊娠时，应尽早取出 IUD 或终止妊娠，防止感染性流产和其他严重合并症。

3．IUD 脱落、变形及断裂时，应及时取出并择期更换合适的节育器。

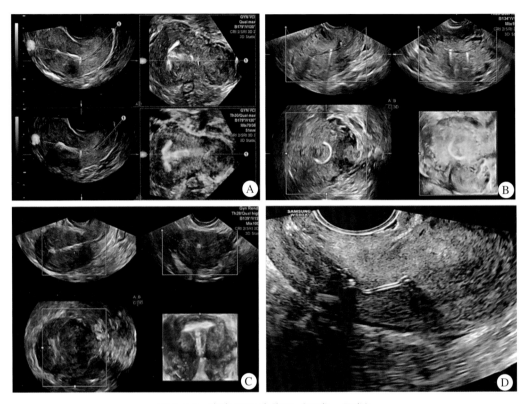

图 2-4-7 宫内 IUD 声像图（正常、异常）

A．"曼月乐环"位置正常，三维多平面超声示 IUD 纵切及横切面均表现为"I"型；B．"金属圆环"位置正常；C．"吉妮环"位置正常；D．IUD 下移，其上缘距离宫底浆膜层距离＞2 cm

六、宫腔积液

（一）病因及病理生理

宫腔内液性暗区可根据液体的成分不同，分为积液、积脓及积血。宫腔积液（intrauterine hydrops）较为常见，生理性积液常见于月经期、产后、排卵前等，少部分患者在雌激素水平较高时，尤其是辅助生殖试管助孕的高雌激素水平患者，因内膜腺体分泌旺盛而导致生理性宫腔积液。病理性宫腔积液常见于剖宫产瘢痕切口憩室（憩室反流）、输卵管积液（输卵管积液反流至宫腔）及绝经后妇女内膜病变等。宫腔积脓（pyometra）常见于严重子宫内膜炎、盆腔脓肿、子宫内膜癌、宫颈癌患者合并感染，好发于性活跃期女性及绝经后妇女。宫腔积血（intrauterine hematocele）的常见原因包括：生殖道畸形如处女膜闭锁、阴道横隔或阴道闭锁；人工流产、诊断性刮宫或手术后宫腔粘连、宫颈粘连；先兆流产、难免流产；宫内节育器位置改变；异常子宫出血或内膜病变可同时合并子宫出血。

（二）临床表现

生理性宫腔积液患者一般无明显症状，多在常规超声检查时发现，可表现为阴道分泌物的增多。如宫腔积液量增多时，患者可出现下腹坠胀、阴道分泌物增多或阴道流液等症状。宫腔积液合并感染发展为宫腔积脓时，患者阴道分泌物增多，分泌物呈脓性、有异味。可伴有下腹痛、发热及尿道刺激征。宫腔积血的临床表现与原发疾病有关。若为生殖道畸形引起的宫腔积血，多表现为青春期原发性闭经伴周期性下腹痛或持续性下腹隐痛，偶有阴道点滴出血，或宫腔镜术后出现停经、月经不调和经量减少等表现。

（三）实验室检查

1．宫腔积液一般无特殊实验室检查。
2．宫腔积脓急性发作时，与炎症相关的指标如白细胞及 C- 反应蛋白可出现升高。
3．宫腔积血实验室检查主要与原发疾病相关。

（四）超声表现

宫腔积液时，子宫大小可正常或稍大，宫壁回声正常。宫内可见形态不规则的无回声区，内透声一般较好（图 2-4-8A、B）。若宫壁过薄、积液量过大需要与卵巢囊肿区别。当发展为子宫积脓时，宫腔内可见不均匀混合回声区，内可见点条状强回声漂浮，内膜可不均匀增厚。积脓较多时宫壁可变薄。

宫腔积血时，子宫大小正常或增大，宫腔内探及囊状液性暗区，内有细密的点状回声漂浮。当原发病为生殖道畸形（如处女膜闭锁）时，阴道、子宫颈与宫腔集聚囊状液性暗区，呈"葫芦状"（图 2-4-8C）。严重者可累及输卵管呈迂曲管状或串珠状，甚至导致盆腔积液。宫腔、宫颈粘连时，显示宫腔分离，宫腔下段或宫颈内口见单发或多发线状断续强回声带。积血较多时，易被认为是卵巢囊肿，积血时间长可出现机化，表现为液性暗区中出现不规则片状强回声。

CDFI：如存在原发性病变，可表现为原发疾病或病灶的彩色血流信号声像。宫

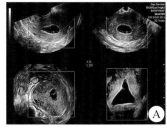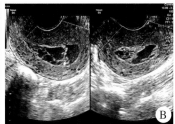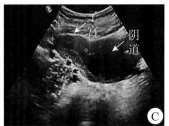

图 2-4-8　宫腔积液（宫内液性暗区）声像图

A．中 - 大量宫腔积液三维多平面超声；B．宫腔积液合并多发宫内粘连；C．阴道闭锁致大量宫腔积血及阴道内积血

腔积液及宫腔积血，内无明显彩色血流信号。如宫腔积脓原发于宫腔时，可探及液性暗区周围较丰富彩色血流信号。

（五）治疗方法

宫腔积液较少时，可定期观察；积液多伴有明显临床症状者，需扩宫引流积液。同时需去除原发病，如修补剖宫产切口瘢痕憩室、输卵管成形术或输卵管结扎等。

当发展为宫腔积脓，且存在明显临床表现时，需要抗生素治疗，扩宫引流脓性分泌物，也可用抗生素或生理盐水灌洗宫腔，必要时子宫切除。

宫腔积血需根据原发病进行治疗，如手术矫正子宫或阴道畸形，扩大宫口，刮宫止血或使用止血药、宫缩药帮助止血，同时清除潴留的血液及残留组织。

七、宫腔粘连

（一）病因及病理生理

宫腔粘连（intrauterine adhesion，IUA）根据发生原因，大致可分为医源性宫腔操作损伤（人流、诊刮、手剥胎盘、息肉摘除、肌瘤剔除、动脉栓塞术等）及病理生理因素（炎症、感染、生殖系统结核等）所致，是临床上人工流产后的常见并发症之一。据报道，多次人工流产、刮宫所致 IUA 发生率高达 25% ~ 30%。人流以及自然流产清宫时因为妊娠子宫软，子宫壁较薄，子宫间质细胞疏松、水肿，人工操作容易损伤子宫内膜基底层甚至肌层，继而引起子宫内膜基底层的异常愈合，发生宫腔粘连。按照组织学类型，可分为内膜性粘连、肌性粘连及结缔组织性粘连。此外，下丘脑 - 垂体 - 卵巢轴的功能失调也是宫腔粘连发生的重要原因之一。

（二）临床表现

患者可有宫腔粘连原发性临床表现（如宫腔炎症）。因宫腔粘连导致宫腔积液时，可表现为周期性下腹痛、月经异常（量稀少或闭经、经期延长或者阴道不规则出血）、不孕或异位妊娠等。单纯宫颈粘连时，宫颈管闭合，患者可合并宫腔积液及输卵管积液，此时可无阴道出血或仅少量阴道出血，通过宫颈管扩张术将宫腔积液引出，缓解腹痛症状。若粘连发生于宫腔下段或内口处，阻塞宫腔下段及宫颈管，可表现为周期性痛经。若完全性粘连，子宫内膜遭到彻底性破坏，可表现为闭经，是继发性不孕的重要原因之一。

（三）实验室检查

血清学指标异常多与原发疾病相关。

（四）超声表现

1. 二维超声表现　宫腔部分粘连时，子宫内膜厚薄不均，损伤粘连处未见正常内膜样回声，粘连处宫腔线回声中断，基底线不连续。宫腔内有积血时，可见宫腔分离或宫内无回声区。宫腔广泛粘连时，宫腔内膜薄、呈细线状，内膜线中断，无周期性改变；或部分表现为不规则强回声。

宫腔粘连的分型方法多种多样，根据粘连程度可将宫腔粘连分为Ⅰ型、Ⅱ型、Ⅲ型、Ⅳ型。

Ⅰ型：宫腔内膜显示清晰，宫腔内膜线部分不连续，于不连续处可见不规则低回声区或低回声带，且与子宫肌层相连，范围小于宫腔长径的1/2（图2-4-9A）。

Ⅱ型：宫腔轻度分离，分离内径在1 cm以内，分离宫腔内有稍高回声带，与宫腔前后壁相连（图2-4-9B）。

Ⅲ型：宫腔内膜显示欠清，厚度较薄，常＜0.2 cm，与周围肌线分界不清，可见多处不规则的低回声，累及宫腔长径的1/2以上（图2-4-9C）。

Ⅳ型：宫腔重度分离，分离内径在1 cm以上，宫颈内口可完全粘连，引起宫腔积血（图2-4-9D）。

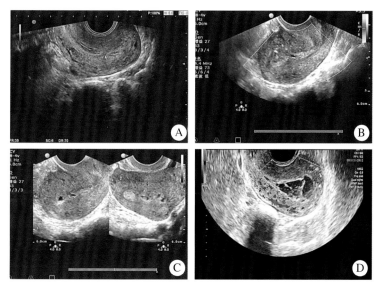

图2-4-9　宫腔粘连声像图

A. 宫腔粘连Ⅰ型：宫腔内膜显示尚清晰，宫腔内膜线部分不连续，可见不规则低回声带；B. 宫腔粘连Ⅱ型：子宫内膜回声不均匀，宫腔内可见不规则液性小暗区；C. 宫腔粘连Ⅲ型：子宫内膜回声不均匀，内膜部分不连续，宫腔内可见多个大小不等无回声暗区；D. 宫腔粘连Ⅳ型：宫腔内可见不规则液性暗区，内透声差，内可见多发稍高回声粘连带

2. 三维超声表现　宫腔广泛粘连者，表现为粘连区域内膜缺损或内膜回声显示不清。周围型粘连可表现为宫角内膜呈细线状或消失。存在宫腔积液时可合并宫腔内无回声（图2-4-10）。

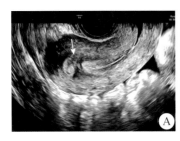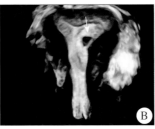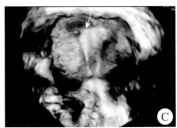

图 2-4-10 宫腔粘连三维声像图

A. 三维超声声像可见子宫内膜回声连续性中断（Ⅰ型）；B. 宫腔三维超声成像显示左侧宫腔内膜回声缺损；C. 另一病例可见宫腔近右侧宫角处内膜低回声分隔带

3. 超声造影 使用生理盐水宫腔造影膨宫后，显示宫腔内条、带状或网状高回声带。广泛性宫腔粘连患者，宫腔大范围内壁黏着，压力较大，宫腔膨胀困难。

（五）治疗方法

宫腔粘连治疗的主要目的为恢复宫腔形态、治疗相关症状、修复损伤内膜、预防粘连复发及恢复正常生育功能。应依据患者的病情、生育要求情况予以个体化治疗。对于无明显临床症状且无生育要求的患者，可采取观察随访、药物治疗（如抗生素、雌激素、阿司匹林、促性腺激素释放激素、生长激素等）或对症治疗，但对于有症状（如反复流产、月经过少、腹痛）且有生育要求的患者，宫腔镜下宫腔粘连切除术（transcervical resection of adhesion，TCRA）为首选方法。其他疗法包括宫内放置节育器、球囊扩张法、扩宫棒定期扩宫、反复宫腔镜检查以及支持屏障治疗（透明质酸钠、医用几丁质糖、羊膜移植）等。近年来，干细胞移植等前沿疗法为宫腔粘连患者带来新的希望。

八、宫内妊娠产物残留

（一）病因及病理生理

宫内妊娠产物残留（intrauterine residue）是指流产、引产或分娩后，胚胎或胎盘组织等妊娠产物残留在宫腔内，部分可植入子宫肌层的一种病理表现。

（二）临床表现

产后、药物流产或人工流产后持续或间断阴道出血、腹痛等，可继发感染、发热等临床表现。

（三）实验室检查

宫内妊娠产物残留若继发于流产，血清 hCG 高于正常值；若宫内妊娠产物残留为稽留流产引起，应关注母体血常规、C- 反应蛋白、凝血功能、肝肾功能等指标，预防弥散性血管内凝血的发生。若为感染导致的胚胎停育、胎儿宫内死亡，需要检测与胎盘、胎儿感染相关的 B 族链球菌、大肠埃希菌、李斯特菌、梅毒、巨细胞病毒以及性传播感染相关检查（包括淋球菌、衣原体等）。

（四）超声表现

二维超声示子宫增大或大小正常，宫腔线不清晰，宫腔及内膜回声模糊。宫腔内可见混合回声区，形态不规则，内部回声不均匀，部分与子宫肌壁分界不清或欠清。若合并宫腔积血，宫腔可见液性暗区。药物或清宫治疗后，宫腔内混合回声区可逐渐缩小或消失。

CDFI：宫腔内混合回声区内部、与子宫肌壁交界处可探及丰富血流信号，测及低阻型动脉频谱（图 2-4-11）。

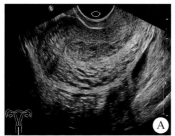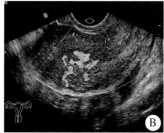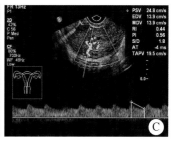

图 2-4-11　宫内妊娠产物残留声像图

A．宫腔内不规则形混合回声区，内部回声不均匀；B．CDFI 示混合回声区（尤其是与后壁交界处）可探及丰富彩色血流信号；C．PW 示探及低阻动脉血流信号（RI：0.44）

（五）治疗方法

宫内妊娠产物残留患者可选择药物保守治疗，如在排除禁忌证后服用米非司酮，使子宫内膜无法蜕膜化而不能维持残留产物活性；或采取手术治疗如清宫术。其中，超声监测可为清宫提供可视化引导，增加手术的成功率。

九、滋养细胞疾病

（一）葡萄胎

1．病因及病理生理　妊娠滋养细胞疾病（gestational trophoblastic disease，GTD）是一类独特的疾病，起源于妊娠组织（胎盘）而非母体组织，包括葡萄胎、侵蚀性葡萄胎、绒癌、胎盘部位滋养细胞肿瘤和上皮样滋养细胞肿瘤、混合性滋养细胞肿瘤、肿瘤样病变（超常胎盘部位反应和胎盘部位结节、斑块）、异常绒毛病变等。其中葡萄胎为良性病变，分为完全性葡萄胎（complete hydatidiform mole，CHM）和部分性葡萄胎（partial hydatidiform mole，PHM）。CHM 发病随年龄增长而增加，PHM 与年龄相关性不大，这可能与两者不同的发病机制有关：CHM 为卵子发生异常（母源染色体缺失）所致，而 PHM 为人类受精过程异常（母源染色体较少）所致。CHM 及 PHM 均有进一步发展为恶性妊娠滋养细胞肿瘤（gestational trophoblastic neoplasia，GTN）的可能，因此被视为癌前病变，据报道葡萄胎恶变概率为 18% ~ 29%，发展为绒癌的概率为 2% ~ 3%，其中 CHM 恶变概率为 15% ~ 20%，而 PHM 恶变概率仅为 0.1% ~ 5.0%。

病理生理方面，完全性葡萄胎大体检查可见宫腔内大小不一的水泡状物，占满整个宫腔，胎儿及其附属物缺如。镜下见胚胎或胎儿组织缺失，绒毛水肿，弥漫性滋养细胞增生，种植部位滋养细胞呈弥漫和显著异型性。部分性葡萄胎仅部分绒毛呈水泡状，合并胚胎或胎儿组织，胎儿多已死亡。镜下见胚胎或胎儿组织存在，局限性滋养细胞增生，绒毛大小及其水肿程度明显不一，绒毛呈显著的扇贝样轮廓，间质内可见滋养细胞包涵体，种植部位滋养细胞呈局限和轻度异型性。

2. 临床表现　完全性葡萄胎最常见表现为停经后阴道流血，子宫异常增大，可合并妊娠呕吐、子痫前期征象、甲状腺功能亢进、腹痛及卵巢黄素囊肿。部分性葡萄胎可无典型症状，阴道流血常见，但子宫大小多数与停经月份相符甚至更小。

3. 实验室检查　葡萄胎患者血清人绒毛膜促性腺激素（human chorionic gonadotrophin，hCG）滴度明显高于普通妊娠，在停经 8 ~ 10 周后继续持续上升。约 45% 完全性葡萄胎患者血清 hCG 水平在 100,000 U/L 以上，最高可达 2,400,000 U/L，大于 80,000 U/L 可支持诊断。但也有部分葡萄胎因绒毛退行性变，hCG 升高不明显。

4. 超声表现

（1）二维超声表现

1）完全性葡萄胎：子宫增大，多数大于停经月份，轮廓清晰，肌层菲薄，宫内未见胎儿、胎盘和羊水，宫腔内充满数毫米至数厘米大小不等的蜂窝状无回声区，或因出血宫腔一侧出现片状不规则液性暗区或云雾状低回声区。双侧卵巢多合并卵巢黄素囊肿，呈多房囊性肿块，呈分叶状，包膜清晰、菲薄，内分隔较细，呈放射状，囊内透声较好。CDFI：可于宫内混合回声区探及低阻动脉血流频谱。

2）部分性葡萄胎：子宫增大，亦可大于停经月份，宫腔内可见胚胎或胎儿，多已死亡，少部分可存活。可见部分正常胎盘和羊水区域，另一部分胎盘呈葡萄胎表现，两者之间无明显分界。CDFI：宫腔内"蜂窝状"和"雪片状"无回声区内未见明显血流信号，周边可探及低阻动脉血流信号（图 2-4-12），是鉴别葡萄胎和妊娠滋养细胞肿瘤的重要表现。

（2）三维超声表现：可从三个平面显示病变范围。宫壁规则光滑，表面模式可清晰显示宫内的水泡样物的立体结构，呈葡萄串样排列。部分病例于卵巢区可见薄壁多分隔黄素囊肿，外形光滑，呈类球形。部分性葡萄胎还可显示宫内胚胎和妊娠附属物立体图像。

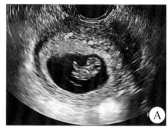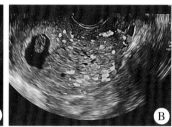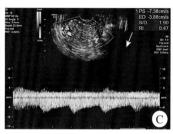

图 2-4-12　葡萄胎声像图

A．超声示宫腔内可见孕囊及胚胎回声，周边可见蜂窝状混合回声区，胚胎内可见胎心搏动信号；B．CDFI 示蜂窝状无回声内无明显彩色血流信号，周边可探及花色血流信号；C．PW 示蜂窝状混合回声区内可探及低阻动脉血流频谱（RI：0.47）

5．治疗方法　对于葡萄胎患者，首先需要进行全面的病史采集及体格检查，推荐的辅助检查包括盆腔超声、胸部 X 线检查（如果胸部 X 线提示存在转移，则行胸部、腹部、盆腔 CT 和脑部 MRI 检查，并且在初次清宫后即按照妊娠滋养细胞肿瘤处理，包括 hCG 定量检测、全血细胞分析、肝肾功能、甲状腺功能、血生化检查及血型筛查）。治疗前可根据患者有无生育需求进行治疗方法的选择。手术方式包括负压吸宫、刮宫术及全子宫双侧输卵管切除术，最好在超声监测下进行，以减少子宫穿孔的机会。经清宫或全子宫切除诊断为完全性或部分性葡萄胎的患者需要进行随访，以排除恶性滋养细胞疾病的发生。

（二）侵袭性葡萄胎与绒毛膜癌

1．病因及病理生理　侵袭性葡萄胎由良性葡萄胎发展而来，多发生在葡萄胎清除术或流产后半年内。镜下可见水泡状组织侵入肌层，有绒毛结构及滋养细胞增生和异型性，但绒毛也可退化，仅见绒毛阴影。其恶性度不高，大多数仅造成局部侵犯，仅约 4% 患者并发远处转移，预后较好。

绒毛膜癌在组织学上与一般肿瘤不同，没有结缔组织间质细胞，也没有固有的血管。镜下见细胞滋养细胞和合体滋养细胞呈片状高度增生，明显异型，不形成绒毛或水泡状结构，并广泛侵入子宫肌层造成出血坏死。绒毛膜癌恶性度极高，可早期发生广泛转移。

2．临床表现

（1）非转移性滋养细胞肿瘤：子宫复旧不全或不均匀性增大，腹痛、阴道流血、卵巢黄素囊肿、出现假孕现象。

（2）转移性滋养细胞肿瘤：除了原发性症状外，根据转移部位不同可出现不同临床表现。肺转移较为常见，早期可无明显症状，仅通过 X 线胸片或肺部 CT 做出诊断。典型表现为胸痛、咳嗽、咯血及呼吸困难。发生阴道转移时，转移灶常位于阴道前壁及穹隆，呈紫蓝色结节，破溃时引起阴道流血，甚至大出血。肝转移为不良预后因素，多同时伴有肺转移；脑转移出现提示预后凶险，为主要的致命原因。

3. 实验室检查　血清 hCG 水平异常是主要诊断依据。葡萄胎清宫后，出现以下情况之一且除外妊娠产物残留或妊娠，有助于诊断：① hCG 分别于第 1、7、14、21 日测定 4 次呈高水平平台状态（±10%），并持续 3 周或更长时间；② hCG 分别于第 1、7、14 日测定 3 次上升（＞10%），并至少持续 2 周或更长时间；③ hCG 水平持续异常达 6 个月或更长。

4. 超声表现

（1）子宫增大，外形不规则，宫内回声杂乱，可见低回声、等回声和高回声并存，无正常孕囊结构显示。宫腔混合回声区与子宫肌壁分界不清。

（2）子宫肌壁厚薄不一，回声强弱不均，光点粗细不一，肌层内见不规则的点状、条索状、团状、海绵状或蜂窝状无回声暗区，与正常肌层分界不清。随病情进展病灶逐渐增大，可穿破浆膜层导致浆膜层中断，为子宫穿孔的先兆。

（3）CDFI：子宫肌层血流增加、动脉迂曲增粗，彩色血流信号丰富，RI 降低，出现局灶性彩色血流丰富区，并可伴有血窦存在，PW 可探及低阻型动脉血流频谱（图 2-4-13）。

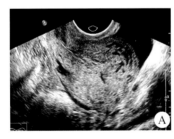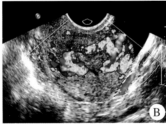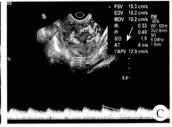

图 2-4-13　侵袭性葡萄胎声像图
A. 二维超声显示子宫回声不均匀，内膜与肌层分界不清，肌层内可见不规则液性暗区，直肠子宫陷凹处可见液性暗区；B. CDFI 示子宫肌层内可探及丰富而紊乱的彩色血流信号；C. PW 测及低阻动脉频谱

（4）超声造影：表现为离心式灌注，即由病灶区域一点或多点早期快速高增强，强度高于周围肌层，并向周边快速灌注，或呈肌层内杂乱血管多点多中心向周边快速灌注，并持续增强，消退较晚。CDFI 显示血流缺乏的区域，超声造影表现为无增强或低增强。有研究认为超声造影还可显示肌层异型血管的侵犯范围、深度及穿孔的先兆表现，对临床选择手术治疗有重要指导意义。超声造影对滋养细胞肿瘤化疗后病灶的监测同样有意义，治疗有效时，侵蚀灶灌注减少，继而在后期灌注缺失，为临床评价化疗疗效与转归从灌注水平提供了影像学依据。

5．治疗方法

治疗原则：采用化疗为主，手术和放疗为辅的综合治疗。

（1）葡萄胎后妊娠滋养细胞肿瘤（gestational trophoblast neoplasm，GTN）：依据 hCG 水平诊断的葡萄胎后 GTN，在治疗前需要进行病史采集和体格检查（包括盆腔检查），以及盆腔多普勒超声和胸部 X 线检查，确定 FIGO 分期及预后评分。根据美国国立综合癌症网络（national comprehensive cancer network，NCCN）公布的《2021 NCCN 妊娠滋养细胞肿瘤临床实践指南（第 2 版）》，妊娠滋养细胞肿瘤 FIGO 分期可分为 Ⅰ 至 Ⅳ 期（表 2-4-1），其预后评分系统见表 2-4-2。

表 2-4-1　妊娠滋养细胞肿瘤 FIGO 分期

分期	描述
Ⅰ 期	肿瘤局限于子宫
Ⅱ 期	肿瘤直接扩散或转移到其他生殖结构（卵巢、输卵管、阴道、阔韧带）
Ⅲ 期	肺转移
Ⅳ 期	所有其他部位的远处转移

表 2-4-2　妊娠滋养细胞肿瘤的预后评分系统

预后因素	危险评分			
	0	1	2	3
年龄（岁）	< 40	≥ 40	—	—
前次妊娠	葡萄胎	流产	足月产	—
距离前次妊娠的时间间隔（月）	< 4	4 ~ 6	7 ~ 12	> 12
治疗前 hCG 水平（U/L）	$< 10^3$	$10^3 \sim 10^4$	$10^4 \sim 10^5$	$\geq 10^5$
最大肿瘤径线，包括子宫病灶（cm）	< 3	3 ~ 5	> 5	
转移部位	肺	脾、肾	胃肠道	脑、肝
转移病灶数目（个）	0	0 ~ 4	5 ~ 8	> 8
既往化疗失败史	—	—	单药	两药及以上

GTN 的分期及预后评价需依据临床特征、诊断手段以及病灶部位而定。初始治疗方法根据是否存在子宫外转移而定。若无子宫外转移，可以考虑再次扩宫和刮宫，或全子宫双侧输卵管切除术、单药化疗（甲氨蝶呤或放线菌素 D），治疗后监测；若监测过程中 hCG 持续高水平（平台或上升），则需要化疗。若存在子宫外转移，则根据预后评分及 FIGO 分期分为低危型和高危型，再给予相应方案化疗。

（2）GTN 的初始治疗：将 GTN 大致分为以下 3 种情况：①低危 GTN，即预后评分 < 7 分，此类可用单药方案化疗，可选择的药物包括甲氨蝶呤和放线菌素 D；

②高危 GTN，即预后评分 ≥ 7 分或 Ⅳ 期者，此类可用 EMA/CO 方案化疗，有脑转移者可考虑增加甲氨蝶呤和甲酰四氢叶酸的剂量或头部放疗；③中间型滋养细胞肿瘤（intermediate trophoblastic tumors，ITTs），即胎盘部位滋养细胞肿瘤（placental site trophoblastic tumor，PSTT）和上皮样滋养细胞肿瘤（epithelioid trophoblastic tumor，ETT）不适合应用预后评分系统。对于无转移性中间型滋养细胞肿瘤（Ⅰ期），推荐行全子宫双侧输卵管切除术 + 盆腔淋巴结活检。转移性中间型滋养细胞肿瘤，推荐行全子宫双侧输卵管切除术，如有可能，同时切除转移性病灶。同时给予含有铂类和（或）依托泊苷的方案，如 EMA/EP，EP/EMA，或其他方案，治疗后监测 hCG 水平。

▌十、鉴别诊断要点及诊断思维

（一）鉴别诊断要点

1. 子宫内膜增生　内膜增生的常见症状为月经紊乱、经期延长或不规则阴道出血，病程长者可伴贫血。超声表现为内膜增厚，内膜回声均匀或不均匀，内可见多发无回声小暗区，与子宫肌层分界清晰，血流信号一般无明显异常。

2. 子宫内膜息肉　内膜息肉是常见的宫腔内病变，可发生于育龄期及围绝经期妇女，临床表现多为不规则阴道出血或月经量增多。超声表现为宫腔内可见舌状、结节状不均匀回声，部分可见明显与子宫内膜相连的蒂部。内膜形态不对称或宫腔线偏移，CDFI 显示息肉的蒂部探及点条状血流信号。内膜息肉样增生过长与内膜多发息肉超声诊断鉴别困难，需多次监测及病理结果以鉴别。子宫内膜息肉的最佳超声检查时间应在月经干净的 3 ~ 7 天，可降低假阴性及假阳性率。

3. 子宫内膜癌　好发于绝经前后的妇女，临床表现以绝经后阴道出血多见；超声表现一是内膜回声不均匀、杂乱，内膜形态、轮廓不规整，常伴有肌层浸润；二是内膜基底线回声模糊，内膜周边的低回声晕（结合带）中断、模糊或消失，肌层受累时可显示内膜与肌层组织分界模糊。CDFI 示病灶内及肌层受累区易探及丰富的彩色血流信号及异常低阻力动脉型血流频谱。但早期癌变难以鉴别，需结合诊刮病理检查。

4. 子宫滋养细胞肿瘤　多发生于育龄期妇女，临床表现为停经后阴道流血，腹痛、早孕反应重，可出现妊娠剧吐，血 hCG 明显高于正常妊娠。良性葡萄胎超声表现上为宫腔内可见大小不等的无回声暗区，呈"葡萄状"，与子宫肌层分界尚清。完全性葡萄胎内未见胚胎或胎儿，部分性葡萄胎可见孕囊或胎儿回声，有或无胎心搏动。侵袭性葡萄胎或绒毛膜癌表现为子宫肌层内见不规则团块状或"蜂窝状"回声，与周围肌层分界不清，可穿破浆膜层，附件区可见黄素囊肿。

5. 宫腔妊娠产物残留　为产后、药物流产或人工流产术后持续或间断不规则阴道流血，可伴有下腹疼痛。超声表现宫腔内可见高回声或混合回声团，内部回声不均匀。CDFI 显示团块内测及低阻型动脉频谱。

6. 不全流产胎盘绒毛过度植入　胎盘着床处局部肌层内回声不均，CDFI 显示丰富彩色血流信号，频谱测及低阻型滋养血管频谱，但一般无动静脉瘘性频谱。结合病史及 hCG 水平进行鉴别。

7. 胎盘水泡样变　常发生于正常宫内妊娠不全流产或稽留流产后，有停经及不规则阴道流血史，但无滋养细胞增生，故 hCG 值不高。超声可表现为子宫无明显增大，"水泡"成分较少且不规则，声像较杂乱；附件区无黄素囊肿。CDFI 显示水泡样组织及周边可见较为丰富的血流信号，葡萄胎肌层及宫腔内一般无明显血流信号或可见稀疏点状血流信号。

（二）病例及鉴别诊断思维

案例 1（子宫内膜癌）

患者为 52 岁女性，主诉"绝经后不规则阴道流血 3 个月，月经淋漓不尽 10 天"。

现病史：患者 2 年前绝经，3 个月前出现无诱因的不规则阴道流血，呈点滴状，持续 3～4 天，出血自限，反复出现多次，患者未引起重视。近 10 天阴道流血量较前增加，淋漓不尽。患者无头晕、胸闷、恶心等伴随症状，生命体征平稳。

既往史：无特殊。

月经史、生育史：既往月经规律，2 年前绝经，G1P1。

专科检查：外阴正常，阴道畅，阴道可见少许血性分泌物，色鲜红，无伴异味。宫颈大小正常，柱状上皮轻度外移，无接触性出血，无举痛；子宫前位，如孕 2 个月，质中，无压痛，活动好，双附件未触及明显异常。

超声检查：子宫前位，形态饱满，子宫大小 86 mm×80 mm×80 mm，宫壁光点分布欠均匀，未见实性团块回声。子宫内膜回声模糊，宫内节育环未见，宫腔内充满低回声团，最大者约 56 mm×37 mm，与子宫后壁肌层分界不清，似由后壁突入宫腔，余边界尚清晰，内部回声欠均匀。

CDFI：宫腔内低回声团与子宫后壁肌层交界处及可见丰富条状彩色血流，其中一动脉频谱测得 RI：0.59（图 2-4-14）。

术中所见：患者行宫腔镜检查术＋分段诊刮术，宫颈管通畅，未见赘生物，宫腔可见一不规则粉色赘生物，大小约 5 cm×4 cm×3 cm，表面可见丰富血管组织，部分内膜呈粉红色，未见异形血管，厚度正常，双侧输卵管开口因赘生物遮挡未见。

术后病理：子宫内膜样腺癌，FIGO Ⅰ级，侵及子宫壁浅肌层约 0.5 cm（＜1/2 肌壁），癌组织未累及子宫体下段、子宫颈管及宫颈。免疫组化 CEA（弱＋）；Ki-67（index 40%）；P16（斑驳＋）；P53（野生型）；PAX2（–）；PTEN（＋）；ER-α（2+，90%）；PR（2+，40%）；Vimentin（＋）；修复基因：MLH1（2+）；MSH2（2+）；MSH6（–）；PMS2（2+）。

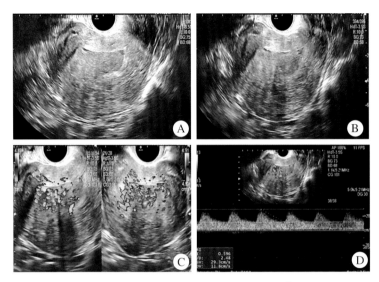

图 2-4-14   患者子宫超声声像图（子宫内膜癌）

A、B. 二维超声显示子宫内膜回声模糊，宫腔内充满低回声团，与子宫后壁肌层部分分界不清，内部回声欠均匀；C、D. 宫腔低回声团与子宫后壁肌层交界处可见丰富条状彩色血流，其中一动脉频谱测得 RI：0.59

思维分析：

1. 病史分析   患者为中年妇女，不规则阴道流血 3 个月，月经淋漓不尽 10 天。妇科检查提示患者宫颈大小正常，柱状上皮轻度外移，无接触性出血，无举痛。根据病史，应对患者的病情进行初步的预判，需警惕或关注：是否有恶性病变的发生，是否存在宫颈病变，除妇科疾病外是否还有其他的基础疾病导致阴道出血。可能的妇科恶性病变有子宫内膜癌、子宫颈癌、子宫肉瘤，良性病变包括阴道炎症、子宫内膜增生、内膜息肉等。

2. 超声表现   显示子宫径线大于正常值，提示子宫宫体或宫腔病变存在可能。宫腔内充满低回声团，内回声不均匀且与后壁肌层分界不清，此时需全面关注其与内膜、子宫肌层的关系。发生于子宫宫腔的良性病变多为膨胀性生长，对其周边产生的影响多为推移、挤压等压迫表现，其与局部组织的分界往往较为清晰；而恶性病变除占位性作用外，还可发生浸润、转移等，病灶与周围结构及组织分界不清。此例中病灶为宫腔占位性病变，边界局部不清，考虑病灶为恶性可能性较大。此外，宫腔内低回声团与子宫后壁肌层交界处可探及丰富条状彩色血流，测得中等阻力动脉频谱，支持恶性病变可能。一般情况下，由于良性肿瘤的病理特性为细胞的良性增生及肥大，常常改变的是病灶局部血管的分布及走行，而恶性病变由于其细胞核型发生变异，导致其生物学特性与正常组织及良性病变大为不同。恶性肿瘤可刺激局部新生血管的生成，以维持肿瘤快速增殖及生长，在声像图上常可探及增粗迂曲的血管及丰富的血流信号；由于恶性肿瘤内新生血管缺乏血管平滑肌，从而失去了正常血管的舒缩性，多普勒频谱上常可测及高速低阻的血流信号。

对比病例 1：子宫内膜息肉

患者为 26 岁女性，主诉月经不规则 2 个月，专科检查未见明显异常。超声检查提示宫腔内实性高回声团，子宫肌层光点分布均匀，CDFI 显示高回声团周边及内部见小条状血流信号，宫壁及双侧附件区未见异常血流信号，与子宫内膜癌丰富的血流供应不同，符合子宫内膜息肉超声声像图表现（图 2-4-15）。

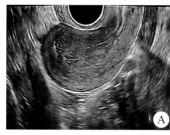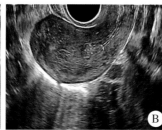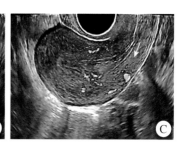

图 2-4-15　子宫内膜息肉声像图

A、B．子宫大小正常，宫腔内见一高回声团，边界清晰；C．CDFI 示高回声团周边及内部可见点状彩色血流信号

对比病例 2：子宫内膜非典型性增生

患者为 46 岁女性，月经量增多半年，专科检查提示未见明显异常。本例与案例相似之处为临床表现均为不规则阴道出血，但超声表现上内膜未见明显占位性病变，宫腔线欠清晰，内膜回声不均匀，与子宫肌层分界尚清，且 CDFI 示宫腔内未见明显异常血流信号，与血流信号较为丰富的内膜癌相比不同（图 2-4-16）。宫腔镜检查及诊刮术后病理结果提示为局灶性子宫内膜非典型增生（复杂型）。子宫内膜非典型增生在超声声像图上往往表现缺乏特异性，需结合病理活检进行最终诊断。

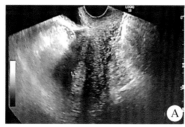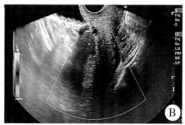

图 2-4-16　子宫内膜非典型性增生声像图

A．宫腔线欠清晰，子宫内膜回声欠均匀，宫壁光点分布均匀，未见实性团块回声；B．CDFI 示宫腔及双侧附件区未见明显异常彩色血流信号

病例 2（良性葡萄胎）

患者为 37 岁女性，主诉"停经 2 个月，反复阴道出血 10 余天"。

现病史：患者平素月经规律，停经 2 个月，近 10 余天无明显诱因下出现阴道点滴褐色出血，量较平素月经量少，自测尿妊娠试验阳性。患者无头晕、胸闷、恶心等伴随症状，生命体征平稳。

既往史：无特殊。

专科检查：外阴正常，阴道畅，阴道可见少许血性分泌物。宫颈光滑，大小正常，无接触性出血。子宫前位，如孕 2 个月余，质中，无压痛，活动好，双附件未触及明显异常。

超声检查：子宫前位，形态饱满，子宫大小 89 mm×75 mm×82 mm，宫腔内未见正常孕囊暗区，可见不规则形混合回声团，范围约 68 mm×49 mm，与肌壁分界尚清，局部可见"蜂窝状"无回声区，宫壁光点分布欠均匀，未见明显实性团块回声。

CDFI：宫腔内混合回声团周边及内部可见少许短线状血流信号（图 2-4-17）。

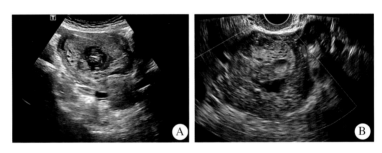

图 2-4-17　患者子宫超声声像图（完全性葡萄胎）

A．经腹部超声检查示宫腔内混合回声团；B．CDFI 示宫腔混合回声团内部血流信号欠丰富

手术术式：超声引导下清宫术。

术后病理：（宫内组织）送检为早期绒毛及蜕膜组织，绒毛间质水肿伴中央池形成，部分区滋养细胞增生活跃，符合水泡状胎块的病理变化；结合免疫组化，符合完全性葡萄胎。

思维分析：

1．病史分析　患者为育龄期女性，停经 2 个月合并不规则阴道流血，尿妊娠试验阳性，首先考虑为妊娠相关疾病，常见者包括先兆流产、滋养细胞疾病、宫腔妊娠产物残留；同时留意患者 1 年内无妊娠相关疾病史，以备进一步进行滋养细胞疾病种类鉴别。

2．超声表现　显示宫腔内未探及正常孕囊及胎儿回声，代以不规则形混合回声团合并"蜂窝状"液性暗区，与周边肌层分界尚清晰，符合完全性葡萄胎典型声像表现。宫腔内有无胎儿及其附属物为完全性及部分性葡萄胎的鉴别要点；超声检查进行良性葡萄胎与恶性滋养细胞疾病的鉴别时主要关注宫腔内混合回声团与肌层的分界是否清晰，以及病灶内部的血流信号情况，恶性滋养细胞疾病多表现为病灶内丰富的低阻彩色血流信号，而良性葡萄胎病灶内常无丰富的血流信号显示。

对比病例： 胎盘部位滋养细胞肿瘤

因胎盘部位滋养细胞病灶超声表现与侵蚀性葡萄胎、绒毛膜癌类似，均可存在丰富血流信号、探及动静脉瘘血流频谱，不易鉴别，因此其疾病鉴别诊断仍需充分结合临床信息。有报道表明，与绒毛膜癌略有不同的是，其大部分继发于足月妊娠或流产后而不是葡萄胎，血清中 β-hCG 值大多轻度升高，而 β-hCG 值可能可以作为其预后及复发的重要指标。

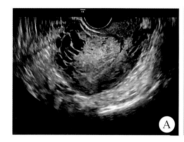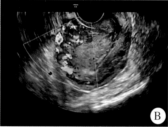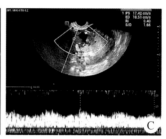

图 2-4-18　患者子宫超声声像图（胎盘部位滋养细胞肿瘤）

A．二维超声显示宫腔线欠清晰，子宫内膜回声欠均匀；B．CDFI 示宫腔及双侧附件区未见明显异常彩色血流信号；C．PW 可探及病灶区域低阻型动脉频谱（RI：0.4）

（三）鉴别诊断思维流程（图 2-4-19）

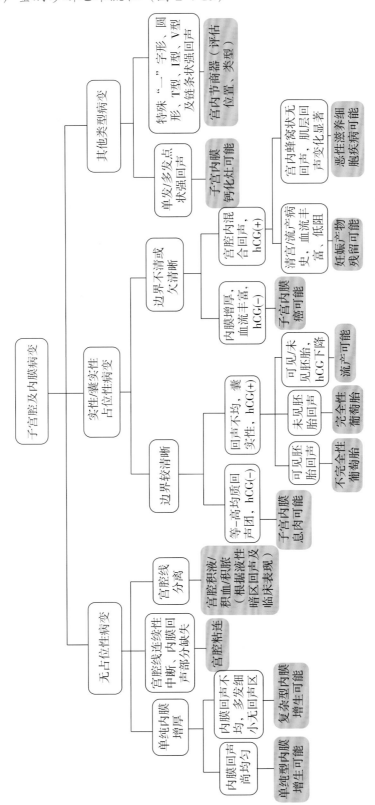

图 2-4-19　子宫腔及内膜病变诊疗思维导图

第五节 子宫发育异常

女性生殖器结构异常主要由染色体、性腺或生殖器发育过程异常所致。染色体和性腺异常最常表现为外生殖器性别模糊和青春期后性征发育异常，而生殖器发育过程异常主要表现为解剖异常。正常女性生殖器官发育是一个复杂的过程，未分化性腺分化发育成卵巢，中肾、中肾管和副中肾管通过复杂的联合作用形成子宫、阴道和上泌尿道。在女性泌尿生殖嵴外侧有一对中肾管和一对副中肾管，副中肾管是女性生殖道的始基。两侧副中肾管的头段形成两侧输卵管，两侧副中肾管中段和尾段开始汇合，构成子宫及阴道上段，汇合之处尚有中隔，使之分为两个腔，约在胎儿 20 周末中隔消失，成为单一内腔。女性生殖器在胚胎发育形成过程中，若受到某些内在或外来因素干扰，均可导致发育异常。

一、先天性无子宫

（一）病因及病理生理

先天性无子宫（congenital absence of uterus）因副中肾管缺如或在中途停止发育而不能汇合，正常子宫区域无子宫组织形成，部分表现为输卵管内侧端连接处的肌性结节。常合并先天性无阴道，但因卵巢与副中肾管不同源，双侧卵巢可正常。先天性无子宫往往合并有肾缺如、盆腔异位肾等泌尿系发育畸形。

（二）临床表现

患者无明显临床症状，第二性征发育和乳房发育多正常，多因青春期后无月经来潮就诊发现。肛门检查在子宫位置触不到子宫。

（三）实验室检查

患者染色体核型正常（46，XX）。患者一般女性激素水平正常，必要时可检查下丘脑、垂体、肾上腺皮质功能。最新研究表明，HOXA10 基因突变也可能是导致无子宫、无阴道的原因之一。

（四）超声表现

经腹行二维超声检查时，在适度充盈膀胱的情况下，无论是纵切还是横切，在膀胱后方、直肠前方均未显示子宫体及宫颈的声像，常合并无阴道，未探及阴道气线。在膀胱两侧探及卵巢回声，可正常或体积稍小。部分患者于卵巢两侧可见类圆形或椭圆形的低回声团，其边界清晰，内部回声均匀，与正常子宫肌层回声类似，考虑为停止发育的副中肾管。CDFI 示卵巢两侧的低回声团内可见条状彩色血流信号，可探及类似子宫动脉血流频谱的高阻动脉血流（图 2-5-1）。

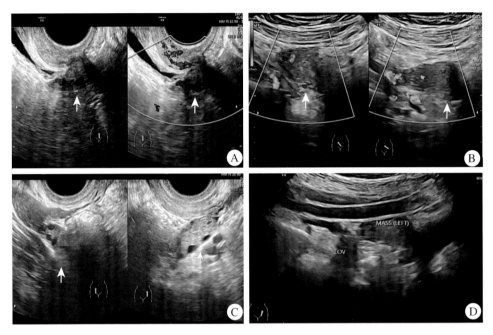

图 2-5-1　先天性无子宫声像图

A．经阴道超声示阴道上方无正常子宫及宫颈回声；B．经腹超声示双侧附件区各可探及一个椭圆形实性低回声团，CDFI 示其内可见条状彩色血流信号；C．双侧卵巢大小、形态正常；D．显示左侧卵巢与左侧附件区实性低回声团的毗邻关系

（五）治疗方法

先天性无子宫患者若合并无阴道，必要时可采用腹膜代阴道成形术或乙状结肠代阴道成形术等，满足患者生理及心理的需要。也有学者尝试子宫移植手术治疗先天性无子宫。2019 年，我国首例人子宫移植术后患者经辅助生殖技术成功妊娠、分娩。

二、始基子宫

（一）病因及病理生理

始基子宫（primordial uterus）是由于胚胎时期双侧副中肾管融合后即停止继续发育所致，子宫发育异常，体积较正常子宫明显减小，长径为 1～3 cm。大部分始基子宫无宫腔或为一实性肌性组织。始基子宫常合并无阴道，可伴有发育正常的卵巢和输卵管。

（二）临床表现

始基子宫临床表现为原发性闭经与不孕，与先天性无子宫类似，多因青春期未见月经来潮而发现。

（三）实验室检查

患者染色体核型正常（46，XX），基础性激素可无明显异常。

（四）超声表现

膀胱后方可见一实性低回声区，呈条索状，长径常＜2 cm、厚径＜1 cm，无宫腔线及内膜回声，宫体与宫颈结构不清、难以分辨。子宫两侧上方可见正常卵巢结构，常合并无阴道（图 2-5-2）。

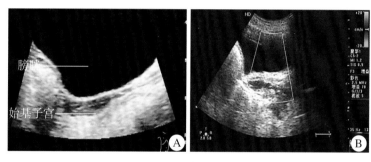

图 2-5-2　始基子宫声像图

A. 膀胱后方可见一条索状低回声区，无内膜回声，无法分辨子宫体及子宫颈；B. CDFI 示低回声区未见明显血流信号

（五）治疗方法

同先天性无子宫。

三、幼稚子宫

（一）病因及病理生理

幼稚子宫（infantile uterus）又称子宫发育不良，系两侧副中肾管汇合后短时间内即停止发育所致，也可因内分泌疾病等因素导致青春期前子宫停止发育，表现为宫体体积较小，宫颈相对较长，宫体与宫颈之比为 1∶1 或 2∶3，子宫常呈极度前屈或后屈位。幼稚子宫的发育程度较始基子宫高，可出现宫腔、内膜组织和阴道，双侧卵巢多发育正常。

（二）临床表现

可表现为原发性闭经、月经稀少或月经初潮推迟、不孕，伴痛经。具有宫腔和内膜的幼稚子宫，若宫颈发育不良或无阴道，可因月经血潴留或经血逆流出现周期性腹痛。

（三）实验室检查

患者染色体核型正常（46，XX），基础性激素一般正常。

（四）超声表现

1．二维超声表现　盆腔内可探及子宫、宫颈、阴道回声，膀胱后方可见较小的子宫结构，子宫可呈极度前屈或后屈位，各径线显著小于正常，尤以长径明显，一般 < 2 cm。宫体和宫颈可分辨，但宫体宫颈比约 1∶1 或小于 1∶1，部分可为 2∶3，可探及宫腔、内膜以及宫颈管回声，内膜菲薄，类似青春期前子宫声像（图 2-5-3）。子宫两侧上方可见卵巢结构。

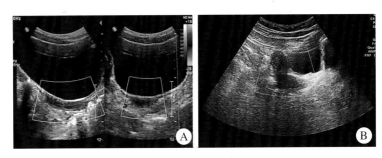

图 2-5-3　幼稚子宫声像图

A、B．二维超声显示子宫各径线明显小于正常值，子宫颈与子宫体等长或稍长，宫腔、内膜回声和宫颈管回声均可探及

2．三维超声表现　子宫形态尚规整，各径线明显小于正常值，宫颈与子宫体等长或稍长。

（五）治疗方法

幼稚子宫早期雌激素治疗，子宫有望进一步发育、长大。发现及治疗较晚者，予以雌激素治疗效果欠佳。

四、双子宫

（一）病因及病理生理

双子宫（didelphic uterus）是指在胚胎发育期，双侧副中肾管完全未融合，各自发育形成两个宫体、宫颈及阴道，也可为一侧宫颈发育不良、缺如。双侧子宫各有单一的输卵管和卵巢，功能可正常。双子宫常可合并阴道纵隔和斜隔，可合并单阴道或双阴道。双阴道者如其中一侧阴道闭锁，则形成一侧阴道积血。双侧宫颈可分开或相连，宫颈之间可有交通管。

（二）临床表现

患者多无自觉症状，可有月经过多、痛经、性交痛、不孕、流产、早产、胎位异常、死胎及产后出血等临床表现。伴有阴道纵隔和斜隔患者可出现性交不适，合并阴道斜隔者还可出现月经淋漓不尽。

（三）实验室检查

实验室检查一般无特殊表现。

（四）超声表现

1．二维超声表现　纵切面显示两个完整独立的子宫图像，两子宫大小相近，两个宫腔内均可见完整的内膜回声。在连续多个纵切面上，可先后显示两个子宫，多数呈左右位，偶有前后位。横向扫查时，宫底水平双子宫间有间隙，宫体部水平呈分叶状、蝴蝶状或哑铃状。宫颈水平见一较宽的宫颈，可见两个宫颈管回声。可见单阴道或双阴道，可有双宫颈、双阴道或阴道完全纵隔（图2-5-4）。

双子宫合并妊娠：双子宫单侧宫腔妊娠时，声像图显示妊娠侧子宫增大，并可

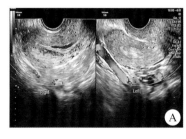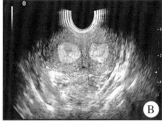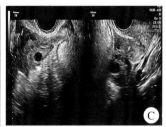

图2-5-4　双子宫二维声像图

A．经阴道超声显示可探及两个独立的子宫；B．横切面显示可探及两个宫腔和两个内膜回声；C．双侧卵巢大小、形态正常

见孕囊及胚胎组织。未妊娠侧子宫正常，但有时内膜受激素影响，可发生高度分泌反应或蜕膜样反应，声像图显示未妊娠侧子宫增大，内膜较厚，呈均匀稍高回声，或可见少量宫腔积液。双子宫同时妊娠者罕见。

2．三维超声表现　盆腔内可见两个子宫、内膜、宫颈回声，宫腔形态均呈梭形，一侧宫角与同侧输卵管相连。两个子宫距离较远，往往难以将两个子宫同时成像，单个子宫成像时，宫腔呈棒状（图 2-5-5）。

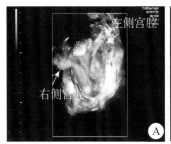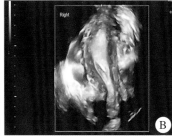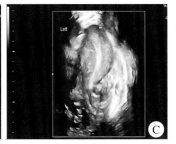

图 2-5-5　双子宫三维声像图

A．子宫三维冠状面显示可见两个独立子宫及宫腔；B．纵切面显示右侧子宫及宫腔；C．纵切面显示左侧子宫及宫腔

（五）治疗方法

如无明显症状且不影响正常生活，一般不予处理。若出现复发性流产，需积极排除染色体异常、黄体功能不全等其他导致流产的因素。孕期需加强监护，避免妊娠相关严重并发症发生。

五、双角子宫

（一）病因及病理生理

双角子宫（bicornuate uterus）为双侧副中肾管未完全融合所致，子宫底部外缘凹陷呈双角，双侧分离的内膜腔连于一个宫颈。根据宫腔分开的位置可分为两类：完全双角子宫（分离抵达宫颈内口处）、不完全双角子宫（分离在宫颈内口之上）。

（二）临床表现

部分患者可有月经量增多、痛经等临床表现，双角子宫妊娠流产、早产、胎位异常与死胎发生率较正常高。妇科体查子宫底宽，中间有凹陷。

（三）实验室检查

实验室检查一般无特殊表现。

（四）超声表现

1．二维超声表现　子宫外形不规则，子宫底部水平横切面增宽，呈蝶状或分叶状，浆膜层凹陷伴切迹。宫腔在内口以上处分离，形成两角状凸起，称为不全双角子宫；宫腔在内口处分开称为完全双角子宫。横切面上，宫颈内口处宫腔形态可正常，在逐渐向宫腔底部移动的过程中，可见一等回声的隔将宫腔分开，隔的宽度也逐渐增大，两个子宫角分别可见单角状内膜回声（图 2-5-6A）。纵向连续扫查时，其宫底部声像图表现类似双子宫，但一般仅有一个宫颈和阴道。双角子宫与纵隔子宫的鉴别要点在于宫底浆膜层形态。

2．三维超声表现　在三维重建的子宫冠状面可见子宫底部浆膜层内陷，形成分开的两个子宫角，在三维成像上可测量内陷深度 > 1 cm（图 2-5-6B）。两侧宫角内均可见内膜回声，双侧分开的内膜汇合于子宫中下段至宫颈内口处；可见单宫颈管，无分隔。根据宫腔内隔的深度不同，在三维声像图上"Y"的深度有所不同。

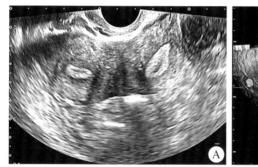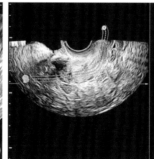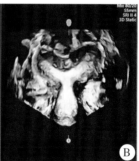

图 2-5-6　双角子宫声像图

A．双角子宫横切面二维声像图示示宫底增宽，浆膜层凹陷伴切迹，呈"蝴蝶状"；B．不完全双角子宫三维声像图，可见宫底凹陷深度 > 1 cm

（五）治疗方法

双角子宫治疗的主要目的是恢复正常子宫结构，保留生育功能。对于无生育要求的患者，主要进行对症治疗（如控制痛经等）；症状不能有效控制，或有生育要求但存在不良妊娠结局史，必要时可行子宫矫形术。

六、纵隔子宫

（一）病因及病理生理

纵隔子宫（septate uterus）为双侧副中肾管汇合后，纵隔未被吸收所形成，将宫腔分为两部分。分隔达宫颈内口处为完全纵隔子宫，分隔达宫颈内口以上者为不全纵隔子宫。

（二）临床表现

一般无明显症状。纵隔子宫因其分隔上血管分布较少，不利于胚胎着床，可导致不孕或流产。异常的宫腔形态也可导致早产、胎膜早破等，其中以反复流产最为常见。常依据子宫输卵超声造影联合宫腹腔镜进行确诊。

（三）实验室检查

实验室检查一般无特殊表现。

（四）超声表现

1. 二维超声表现　纵隔子宫外形不规则，子宫底部水平横切面增宽，浆膜层外形可正常或稍向内凹陷，但凹陷深度 < 1 cm。宫腔形态异常，被一隔分为左右两侧宫腔，分隔深度 > 1 cm；纵向连续扫查时，可见左右对称的两个宫腔，可合并双宫颈。

（1）完全纵隔子宫：宫腔有纵隔存在，并自宫底延伸至宫颈内口，使宫腔完全分离。宫腔底部的分隔较宽，向下逐渐变薄，但一直延伸至宫颈内口及其下方，常可见 2 个宫颈管回声（图 2-5-7）。

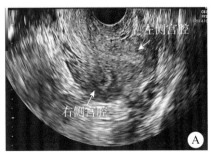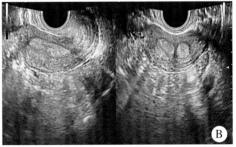

图 2-5-7　完全纵隔子宫二维声像图

A. 完全纵隔子宫纵切面二维声像图，示宫底增宽，宫腔被分隔分为左侧及右侧宫腔；B. 示一侧完整的宫腔形态及双宫颈纵切面（左图）；横切面示子宫下段近宫颈内口处仍可见分隔回声（右图）

（2）不全纵隔子宫：不全纵隔子宫的分隔达宫颈内口以上，宫腔自宫颈内口以上处分开。横切面连续扫查时，内口处宫腔形态可正常，向宫腔底部移动的过程中，逐渐可见一等回声的分隔将宫腔及内膜分开（图 2-5-8）。

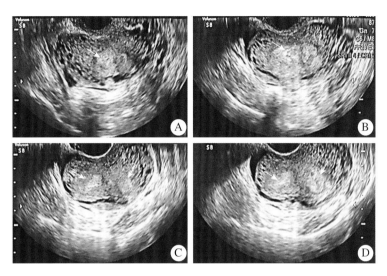

图 2-5-8　不全纵隔子宫声像图（自宫颈向宫底连续性横切面扫查）

A、B. 示宫颈内口处及内口上方宫腔回声无明显异常；C、D. 示宫体、近宫底处一等回声分隔将宫腔及内膜分为左右两侧

2. 三维超声表现　子宫稍增大，宫底稍向外凸或轻微凹陷，子宫腔中部有分隔，由子宫底部向宫颈方向延伸，纵隔深度（两侧宫角的内膜顶点连线中点至纵隔底部的距离）＞ 1 cm；双侧宫角内膜顶点与宫腔底部最低点连线的夹角＜ 90°。完全纵隔子宫内膜呈"V"形（图 2-5-9A），不全纵隔子宫分离的内膜在宫腔中下段汇合，宫腔呈"Y"形（图 2-5-9B）。在三维声像图上测量纵隔深度，有助于诊断、鉴别诊断以及手术疗效评估。

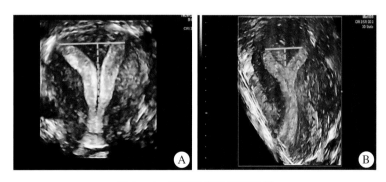

图 2-5-9　纵隔子宫三维声像图

A. 完全纵隔子宫，分隔达宫颈内口处，可见双宫颈管；B. 不全纵隔子宫，分隔达宫腔中部

（五）治疗方法

如患者无生育要求且无明显临床症状，可无需特殊处理。如患者有生育需求，且存在不孕、早产、反复流产等症状，则需进行手术治疗。手术治疗常采用宫腔镜联合腹腔镜，有助于降低并发症发生率。为了在手术中减少出血、减少术后粘连发生，也有研究采用微型剪刀、激光、电切刀等工具施行子宫矫形术。术后患者的妊娠结局明显改善，妊娠失败率有所降低。

七、单角子宫

（一）病因及病理生理

单角子宫（unicornous uterus）为胚胎发育期一侧副中肾管发育良好，且偏向该侧，形成单角子宫；另一侧副中肾管未发育，可合并同侧卵巢、输卵管及肾脏缺如。如患侧副中肾管发育不全，则形成残角子宫。单角子宫与残角子宫可同时存在。

（二）临床表现

患者常无特异性临床表现，可表现为不孕、习惯性流产。因宫腔相对狭小，妊娠后胎儿宫内发育迟缓、胎位异常、胎膜早破等孕产期并发症发生率较高。

（三）实验室检查

实验室检查一般无特殊表现。

（四）超声表现

1．二维超声表现　单角子宫轮廓呈梭形或羊角形，一侧子宫发育较好，另一侧子宫未形成或形成残角。一般宫体较小，尤以横径明显。纵切面上可无明显异常。横切面上显示宫底横径较窄，仅显示一侧宫角，另一侧不显示（图 2-5-10）。双侧卵巢可发育正常。

2．三维超声成像　三维冠状切面成像，可显示子宫呈梭形，宫腔形态异常呈"棒状"，宫腔内膜呈管状，向一侧稍弯曲，常合并对侧残角子宫（图 2-5-11）。需与在三维超声上表现相似的一侧宫角宫腔粘连相鉴别。

（五）治疗方法

单角子宫一般不予特殊治疗，但孕期需加强监护，避免妊娠相关严重并发症发生。

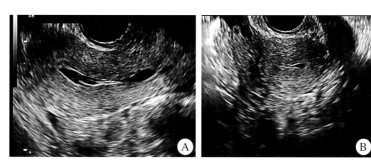

图 2-5-10　单角子宫（合并宫腔积液）二维声像图

A．纵切面显示宫体较小，形态尚可，宫腔线分离，可见宫腔内液性暗区；B．横切面示宫底部较窄，仅可见一侧宫角

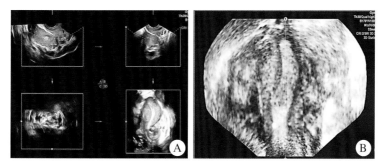

图 2-5-11　单角子宫三维声像图

三维超声成像示子宫较小，呈梭形，偏向左侧，仅左侧宫角可见

八、残角子宫

（一）病因及病理生理

残角子宫（rudimentary uterine horn）系因一侧副中肾管正常发育（形成单角子宫），另一侧副中肾管有发育，但中下段发育不全（形成残角子宫）所致。约 65% 的单角子宫合并残角子宫。残角多出现在单角子宫宫角缺失的同一侧，为单角子宫旁的一肌性组织，常伴有同侧泌尿器官的发育畸形，输卵管和卵巢可无异常。根据残角子宫与单角子宫的解剖关系，可分为 3 种类型：Ⅰ型（残角子宫有宫腔及内膜，并与单角子宫相通），Ⅱ型（残角子宫有宫腔及内膜，但与单角子宫不相通），Ⅲ型（实体残角子宫，可以纤维带与单角子宫相连）。部分Ⅰ型和Ⅱ型残角子宫因残角子宫内经血引流不畅，可致残角子宫积血。

（二）临床表现

残角子宫的临床表现复杂，不同类型有不同的症状体征。无内膜型（Ⅲ型）和有内膜、且内膜相通型（Ⅰ型）平时可无明显临床症状，有内膜但内膜不相通型

（Ⅱ型）的患者在月经初潮后，可因残角子宫宫腔积血出现周期性患侧腹痛，易发展为子宫腺肌病、卵巢子宫内膜异位囊肿。Ⅰ型残角子宫妊娠时，若孕囊种植在残角子宫内，至妊娠 16 ～ 20 周时可突然发生异位妊娠破裂，如未能及时处理可造成出血性休克。

（三）实验室检查

实验室检查一般无特殊表现。

（四）超声表现

1．二维超声表现　残角子宫常合并对侧单角子宫（详见本节"单角子宫"超声表现），单角子宫无宫角侧可见一个椭圆形或长条形的低 - 等回声团，回声与子宫肌层回声相似，边界清晰。根据残角子宫是否有内膜可分为有内膜型和无内膜型，再根据残角处内膜与发育侧宫腔相通与否可分为相通型和不相通型。无内膜型仅表现为实性团块回声，有内膜型残角子宫其内可见内膜样回声，部分可与单角子宫宫腔相通，也可不相通而仅通过纤维带与单角子宫相连（图 2-5-12）。合并有积血时，残角子宫中心可见无回声或低弱回声区。双侧卵巢一般大小、形态无明显异常，有时可有正常输卵管。

残角子宫妊娠时，在发育侧子宫一侧上方见一内含胚胎的类圆形混合回声包块，周围可见肌层回声，且妊娠囊周围内膜层与正常宫颈不相通。

2．三维超声表现　残角子宫（尤其是无内膜型）在三维超声上不易显示，常显示为见发育侧的单角子宫。

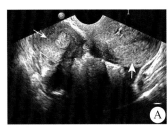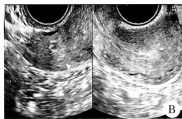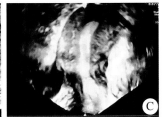

图 2-5-12　残角子宫声像图

A．示左侧单角子宫（粗箭头）及对侧的有内膜型残角子宫（细箭头）；B．示右侧无内膜型残角子宫（箭头所示）；C．三维超声示发育侧梭型的单角子宫，残角子宫未见明显显影

（五）治疗方法

有功能型子宫内膜的残角子宫，与痛经、不孕、异位妊娠及子宫内膜异位有关，一旦诊断明确建议切除。无功能型残角子宫本身无需特殊治疗，对于其合并的单角子宫引起的不孕，常采用辅助生殖技术，如体外受精胚胎移植（in vitro fertilizationembryo transplantation，IVF-ET）。另有报道显示，局部残角内膜切除、子宫成形术等其他术式可能在改善生育功能方面具有一定作用。

九、弓形子宫

（一）病因及病理生理

弓形子宫（arcuate uterus）又称为"鞍型子宫"，属于先天性子宫发育畸形的一种，宫底肌壁轻度突向宫腔，导致宫腔产生形变。

（二）临床表现

患者常无特殊临床表现，部分可因患者不孕、反复流产来生殖门诊查因时发现。妇科检查时可扪及子宫底部凹陷、不平整。

（三）实验室检查

实验室检查一般无特殊表现。

（四）超声表现

1. 二维超声表现 子宫外形大致正常，宫底肌层稍凹陷，深度在 0.5 ～ 1.0 cm，横切面宫底部示内膜被隔开为两部分。其余子宫及卵巢二维超声表现一般无明显异常（图 2-5-13A、B）。

2. 三维超声表现 三维超声示宫底中央肌层呈弧形向子宫腔突入，深度在 0.5 ～ 1.0 cm，无明显分隔，两侧内膜夹角 ＞ 90°。宫腔内陷程度的不同是弓形子宫与不全纵隔子宫的鉴别要点（图 2-5-13C）。

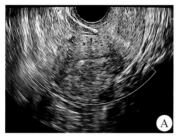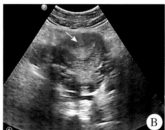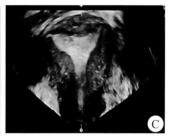

图 2-5-13 弓形子宫声像图

A. 子宫纵切面示内膜距宫底浆膜层的距离较正常稍增宽；B. 横切面示宫底肌层稍向宫腔凹陷；
C. 三维超声示宫底中央肌层呈弧形向子宫腔稍突入，两侧内膜夹角 ＞ 90°

（五）治疗方法

弓形子宫无生育需求患者一般不予特殊治疗。如患者有生育需求，且出现反复流产、反复种植失败等症状时，可考虑行子宫整形手术。同时，患者孕期需加强监护，避免妊娠相关严重并发症发生。

十、鉴别诊断要点及诊断思维

（一）鉴别诊断要点

1. 先天性无子宫　患者多因原发性闭经和不孕就诊。患者第二性征和乳房发育正常，体查无阴道，经直肠腹部初诊未扪及子宫。超声下可探及双侧正常卵巢组织，盆腔内未探及子宫组织回声，部分可于卵巢两侧探及肌性团块。

2. 始基子宫　临床表现为原发性闭经和不孕。患者体查多无阴道，经直肠腹部触诊可触及较小子宫样组织。超声下显示盆腔内子宫区可探及一实性条索状肌性组织，未见宫腔及内膜组织，宫体宫颈结构不清。可探及双侧正常的卵巢回声。

3. 幼稚子宫　临床表现为原发性闭经或月经来潮晚、偶有少量月经，原发性不孕。体查可触及较小子宫样组织，有阴道。超声探及子宫偏小，宫体宫颈比为 1 : 1 或 2 : 3，可探及宫腔、内膜，双侧可见正常卵巢组织回声。

4. 双子宫　患者多无症状，部分可表现为月经过多、痛经、不孕、流产、早产等临床表现，伴有阴道纵隔和斜隔者可出现性交不适或月经点滴不净。超声探查横切面扫查时可分别探及两组宫体、内膜、宫颈及阴道。

5. 双角子宫　临床上可表现为月经量增多、痛经、流产、早产、胎位异常、死胎等。体检发现子宫底宽，中间有凹陷。超声提示宫底呈鞍状，凹陷深度＞1cm，依据宫腔分离的位置分为完全双角子宫和不全双角子宫。

6. 纵隔子宫　临床上常导致不孕、反复流产、早产、胎膜早破等。依据纵隔的形态分为完全纵隔和不全纵隔子宫。完全纵隔子宫分隔达宫颈内口处，宫腔可被分为左右两侧，可有 2 个宫颈。不全纵隔子宫宫颈内口处子宫形态正常，分隔未达宫颈内口。三维超声示完全纵隔子宫内膜呈"V"形，不全纵隔子宫内膜呈"Y"形。

7. 单角子宫（合并残角子宫）　临床上可无明显症状，部分表现为不孕、反复流产、早产、胎位异常等。超声提示子宫体较小，呈梭型偏向一侧，宫底横径较窄，仅显示一侧宫角。发育侧子宫对侧常合并残角子宫，可分为有内膜 / 无内膜型、与发育侧宫腔相通 / 不相通型。

8. 弓形子宫　临床上可无明显症状，部分表现为不孕、反复流产、反复胚胎移植失败等。超声显示子宫宫底肌层稍凹陷，深度在 0.5 ～ 1.0 cm。

（二）病例及鉴别诊断思维

病例（幼稚子宫）

患者为 16 岁女性，未婚，无性生活史，主诉"月经未来潮查因"。

现病史： 患者年满 16 岁，因月经未来潮就诊咨询。

既往史： 无特殊，母亲妊娠期及分娩期无特殊疾病史及药物接触史。

月经史： 月经未来潮。

专科检查： 第二性征正常，乳房稍小，发育基本正常。有阴道，阴阜少许阴毛。经直肠腹部触诊子宫区似可探及一条索状实性结构，质中，活动可，无压痛。双附件区未探及异常。

实验室检查： 性激素水平基本正常，染色体核型分析为 46，XX。其他检查无明显异常。

经直肠超声检查： 子宫前位，子宫大小为 20 mm×10 mm×15 mm，形态规则，宫壁光点分布均匀，未见实性团块回声。子宫内膜呈线状，宫颈长为 15 mm，与宫体分界清晰（图 2-5-14）。双侧附件区未见明显异常声像。

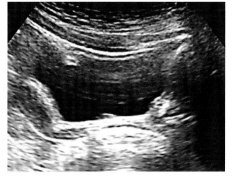

图 2-5-14　患者子宫超声声像图（幼稚子宫）
二维超声显示子宫各径线明显小于正常值，可分辨宫体和宫颈

临床诊断： 原发性闭经，幼稚子宫。

思维分析：

1. 病例分析　患者为青春期女性，16 岁，第二性征已经发育，月经未来潮，性染色体及性激素均正常。专科检查提示子宫偏小，附件、阴道均存在。对于原发性闭经患者，首先应排除先天性因素、遗传因素所致闭经。患者有幼稚的子宫和阴道存在，大致排除了先天性无子宫和始基子宫的可能。

2. 超声表现　子宫情况：本例子宫宫体明显偏小，宫腔探及子宫内膜回声呈线状，宫颈宫体比接近 1∶1，可能的相关疾病包括始基子宫、卵巢功能减退、卵巢早衰致激素改变所致子宫变小等。卵巢功能减退、卵巢早衰多见于中年或围绝经期妇女，可伴有明显的性激素异常，如卵泡生成素（follicle-stimulating hormone，FSH）升高、雌二醇（estradiol，E_2）升高或降低、黄体生成素 / 卵泡生成素（LH/FSH）比值降低等，但也有部分青春期女性因先天发育异常导致卵巢功能减退，则血清基础性激素水平表现为 FSH、LH 均降低。本例性激素正常，双侧卵巢未探及明显异常。

对比病例 1：始基子宫

患者为 18 岁女性，原发性闭经，第二性征有发育、无阴道。经腹部超声提示子宫偏小，呈实性，未见宫腔，宫体和宫颈界限不清。患者性染色体核型分析为 46，

XX，性激素未见明显异常，超声下未探及子宫形态及回声，仅可见一肌性组织，考虑为始基子宫（图 2-5-15）。

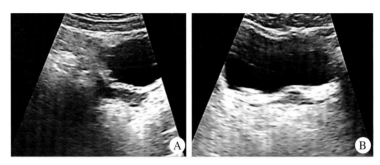

图 2-5-15　患者子宫超声声像图（始基子宫）

二维超声可见膀胱后方一实性等回声区，呈条索状，无宫腔线及内膜回声

对比病例 2：多囊卵巢综合征

患者为 23 岁女性，因"原发性闭经、不孕查因"就诊，患者体型肥胖、痤疮，至今月经未来潮。体检子宫大小无明显异常。双侧附件探及稍大卵巢，余未及异常。性激素检查提示 LH/FSH 升高，雄激素升高。经直肠超声检查子宫大小正常、形态规则，子宫内膜厚约 12 mm，双侧卵巢内各可探及 > 12 个 2 ～ 9 mm 卵泡。CDFI：子宫、卵巢未探及明显异常血流信号。此例患者是因激素异常导致的原发性闭经，超声示子宫常无明显异常（图 2-5-16）。

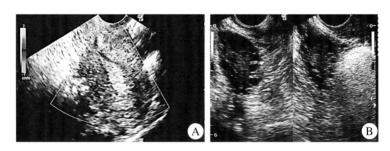

图 2-5-16　患者子宫超声声像图（经直肠超声，多囊卵巢综合征）

A．子宫内膜稍厚；B．卵巢内可见多个小卵泡，"车轮状"分布于皮质部分，卵巢相对饱满，间质回声稍增强

（三）鉴别诊断思维流程（图 2-5-17）

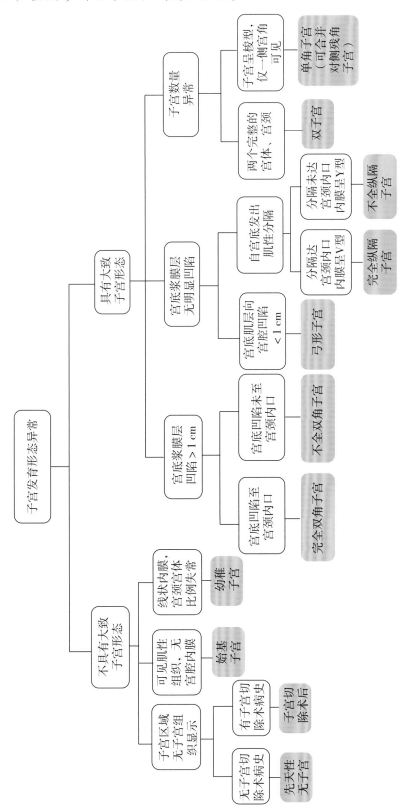

图 2-5-17 先天性子宫畸形诊疗思维导图

第六节　子宫超声规范与前沿进展

一、子宫疾病相关临床指南

1. 子宫颈癌 FIGO 2018 分期　子宫颈癌仍然是女性最常见的癌症之一，仅次于乳腺癌、结肠直肠癌和肺癌。早期 FIGO 分期主要以临床检查为主，随着成像及微创技术的发展，FIGO 妇科肿瘤委员会于 2018 年修订了分期系统，新增了影像学和病理结果以指导分期（表 2-6-1）。

表 2-6-1　子宫颈癌 FIGO 2018 分期

分期	描述
Ⅰ期	癌症仅局限在宫颈（扩散至子宫体者不予考虑）
ⅠA	显微镜下诊断的浸润癌，最大浸润深度 ≤ 5 mm[a]
ⅠA1	间质浸润深度 ≤ 3 mm
ⅠA2	间质浸润深度 > 3 mm 而 ≤ 5 mm
ⅠB	最大浸润深度 > 5 mm 的浸润癌（大于ⅠA 期的范围），病变局限在子宫颈，病变大小为肿瘤最大直径[b]
ⅠB1	间质浸润深度 > 5 mm 而最大径线 ≤ 2 cm 的浸润癌
ⅠB2	最大径线 > 2 cm 而 ≤ 4 cm 的浸润癌
ⅠB3	最大径线 > 4 cm 的浸润癌
Ⅱ期	子宫颈癌侵犯至子宫外，但未扩散到阴道下 1/3 或骨盆壁
ⅡA	累及阴道上 2/3，无子宫旁浸润
ⅡA1	浸润癌最大径线 ≤ 4 cm
ⅡA2	浸润癌最大径线 > 4 cm
ⅡB	子宫旁浸润，但未达骨盆壁
Ⅲ期	癌症累及阴道下 1/3 和（或）扩散到骨盆壁和（或）导致肾积水或无功能肾和（或）累及盆腔和（或）腹主动脉旁淋巴结
ⅢA	癌症累及阴道下 1/3，未扩散到骨盆壁
ⅢB	扩散到骨盆壁和（或）引起肾积水或无功能肾（明确排除其他原因所致）
ⅢC	盆腔和（或）腹主动脉旁淋巴结受累（包括微小转移）[c]，不论肿瘤的大小与范围（采用 r 与 p 标注）[d]
ⅢC1	只有盆腔淋巴结转移
ⅢC2	腹主动脉旁淋巴结转移

分期	描述
Ⅳ期	癌症已扩散超出真骨盆或已累及膀胱或直肠黏膜（活检证实）。出现泡状水肿不足以诊断为Ⅳ期
ⅣA	扩散至邻近的器官
ⅣB	转移至远处器官

a．所有的分期都可以利用影像学和病理学检查结果来辅助临床所见，以判定肿瘤的大小与浸润深度，病理学检查结果优于影像学与临床判别；b．脉管受累不改变分期，不再考虑病灶的横向范围；c．孤立的肿瘤细胞不改变分期，但需要记录；d．r 与 p 的加入是为了标注诊断Ⅲ C 期的依据来源。例如：如影像提示盆腔淋巴结转移，则分期为Ⅲ C1r 期，当病理学检查确诊后为Ⅲ C1p 期。影像学的检查手段、病理学诊断技术都应该被记录下来

2．子宫内膜癌 FIGO 2018 分期　国际妇产科联盟妇科肿瘤委员会在 1971 年提出子宫内膜癌的临床分期，其临床分期于 1988 年被手术分期所取代，并于 2009 年再次被修订。《国际妇产科联盟 2018 年癌症报告：子宫内膜癌诊治指南》仍沿用这一分期，FIGO 分期不受组织学分级影响（表 2-6-2）。

表 2-6-2　子宫内膜癌 FIGO 2018 分期

分期	描述
Ⅰ期	肿瘤局限于子宫体
Ⅰ A	无基层浸润或浸润＜ 1/2 肌层
Ⅰ B	浸润≥ 1/2 肌层
Ⅱ期	肿瘤侵犯宫颈间质，但未延伸到子宫外
Ⅲ期	局部伴或不伴区域扩散
ⅢA	肿瘤侵及子宫浆膜层和（或）附件
ⅢB	阴道和（或）宫旁受累
ⅢC	累及盆腔淋巴结和（或）腹主动脉旁淋巴结
ⅢC1	仅累及盆腔淋巴结
ⅢC2	腹主动脉旁淋巴结转移伴或不伴盆腔淋巴结受累
Ⅳ期	肿瘤侵犯膀胱黏膜和（或）直肠黏膜，伴或不伴远处转移
ⅣA	肿瘤侵犯膀胱黏膜和（或）直肠黏膜
ⅣB	远处转移。包括腹腔内转移和（或）腹股沟淋巴结转移

3．子宫肌瘤 FIGO 分型　子宫肌瘤是子宫最常见的良性肿瘤，按照传统的分类方法，根据肌瘤与宫壁的关系将其分为黏膜下肌瘤、肌壁间肌瘤及浆膜下肌瘤。随着子宫肌瘤微创或无创治疗技术（如宫腔镜手术、腹腔镜手术等）的发展，传统分类方法已不能很好地精确指导临床工作、实现最佳的治疗方案。基于以上原因，国

际妇产科联盟于 2011 年制定了子宫肌瘤新的分型方法，并于 2018 年推出第二版（表 2-6-3）。

表 2-6-3　子宫肌瘤 FIGO 2018 分型

分型	描述
0 型	完全位于宫腔内的黏膜下肌瘤
1 型	肌瘤大部分位于宫腔内，肌瘤位于肌壁间的部分 ≤ 50%
2 型	肌壁间突向黏膜下的肌瘤，肌瘤位于肌壁间的部分 > 50%
3 型	肌瘤完全位于肌壁间，但其位置紧贴黏膜
4 型	肌瘤完全位于肌壁间，既不靠近突向浆膜层又不突向黏膜层
5 型	肌瘤突向浆膜，但位于肌壁间部分 ≥ 50%
6 型	肌瘤突向浆膜，但位于肌壁间部分 < 50%
7 型	有蒂的浆膜下肌瘤
8 型	其他类型（特殊部位，如宫颈肌瘤、阔韧带肌瘤）

0、1、2 型为传统分型中的子宫黏膜下肌瘤，3、4、5 型为传统分型中的子宫肌壁间肌瘤，6、7 型为传统分型中的子宫浆膜下肌瘤，8 型为特殊类型或特殊部位的肌瘤。

二、人工智能前沿进展

与其他影像学检查相比，超声在妇科疾病诊断及评估中的应用具有独特的优势，探索超声新技术在妇科领域的应用具有重要的意义。人工智能在医学领域的发展，为妇科相关疾病的预防、筛查和诊断提供了新的可能。

（一）子宫肌瘤

子宫肌瘤是女性生殖系统中最常见的良性肿瘤。传统治疗子宫肌瘤的手段以手术切除为主，但手术切除的侵入性和创伤性较大。高强度聚焦超声（HIFU）作为一种无创治疗技术，目前已逐渐被应用于子宫肌瘤的临床治疗中。但在 HIFU 消融治疗中，如消融治疗定位不准确，不仅导致治疗效果不佳，还可能引起肠穿孔等严重并发症。利用超声可实现 HIFU 治疗的实时监控、引导治疗区，并可对治疗效果进行实时评估。

在 HIFU 术前的治疗规划中，超声图像的目标区域定位及分割由超声医师手动完成，但手工操作受限于图像质量及医师的经验水平，其准确性的变异度较大；手工分割耗时长、效率低。应用计算机辅助 HIFU 治疗中超声引导图像的分割，可降低人为分割的主观性，提高治疗效率。然而，计算机辅助诊断系统在 HIFU 治疗规划中仍存在一定的应用难点：由于引导探头通常在不接触患者身体的情况下获取图像，因此 HIFU 引导图像的质量比诊断超声图像更差，患者的呼吸和肢体动作同样会对分割效果产生影响，常规算法分割效能有限。有研究开发了一种针对子宫肌瘤的智能实时 HIFU 诊疗系统，该系统包括术前 MRI 和术中实时超声成像的自动病变检测，将 HIFU 设备的空间定位信息与术中超声的实时处理相结合，是一种基于智能 HIFU 焦点分布策略的动态监测，它集成了多种医学信息处理程序从而智能化治疗子宫肌瘤。为从 HIFU 超声图像中获得更加精确的分割结果，有研究提出了一种多尺度和形状约束的 MSLCV 模型，该模型可有效避免超声图像低信噪比、边界不清、强度不均匀的问题，同时联合多尺度算法克服了分割过程耗时长的缺点，提高图像的分割效率。在 HIFU 治疗定位中，也可采用改良后的新型迭代多区域生长算法，首先将图像分割成均匀超声像素区域，再采用聚类算法将病变内部的超像素聚类到同一区域，将病变外部的超像素聚类到不同区域，从而实现对病变区域的优化分割（图 2-6-1）。

除了对原始图像区域进行"二次分割"外，也有研究采用训练集特征分析对感兴趣区（ROI）先验形状进行预估，即根据待测 ROI 形状自动选择出合适的形状（初始轮廓），再通过"半径 - 时间"新参数的设计建立径向轮廓特征模型，进一步细化分割结果，从而提高分割精确度。在同一患者的多个肌瘤分割方面，磁共振引导聚焦超声（MRgFUS）相关研究采用多个种子自适应区域生长方式，并对 14 例患者的多个肌瘤进行自动分割，其灵敏度可达 84.05%，特异度可达 92.84%。此外，在 MRgFUS 消融治疗后评估中，可通过对治疗后的影像图像进行病灶区域自动分割，并使用基于面积和距离的指标获得病灶无灌注区域定量评价指标——非灌注体积，实现切除的肌瘤区域边界和体积的自动评估，从而对病程进行良好随访及跟踪。此外，腹腔镜手术也是治疗子宫肌瘤的主要方式之一，有研究报告了使用全卷积神经网络（FCNN）分割子宫肌瘤和正常子宫肌层，对病变结构的准确识别有利于降低腹腔镜治疗的术后并发症和复发率。

（二）宫颈癌

宫颈癌在全球妇女癌症发病率和死亡率均位居第四，且呈逐年升高的趋势，定期筛查和早期诊断是宫颈癌防治体系中最重要的环节，早期诊断及治疗能够显著改善疾病预后。早期宫颈癌常无症状，宫颈涂片病理检查是筛查的主要方法，但受限于监测设备、筛查质量及诊断水平的差异。近年来，针对宫颈癌诊疗方面存在的临床问题，人工智能技术在该疾病的辅助检测和诊断方面发挥了重要作用，其应用方向主要包括肿瘤筛查及早期诊断、肿瘤发生风险预测、肿瘤诊断分期、放疗规划制订及预后评估等。

然而，二维超声对早期、非实性宫颈癌的诊断检出较困难、易漏诊，且宫颈癌涂片筛查更为精准及普及，因此超声结合人工智能技术在宫颈癌疾病诊疗中的研究

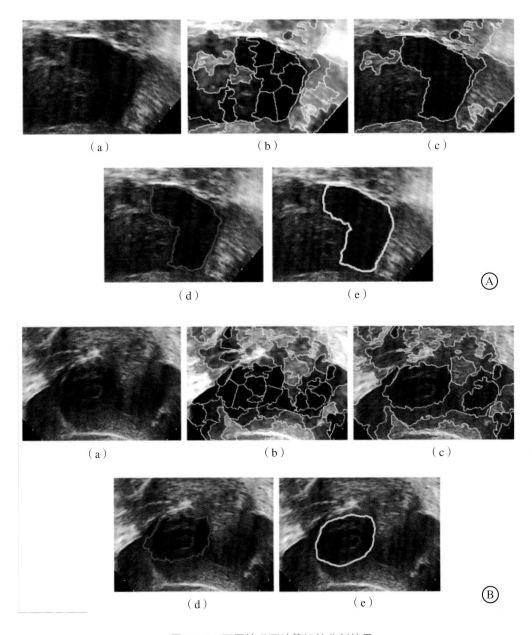

图 2-6-1　不同情况下计算机的分割结果

A. 肌瘤边界模糊且结构异质的情况；B. 肌瘤边界不规则的情况

a. 原始图像；b. 超像素图像；c. 聚类后图像；d. 最终计算机分割结果；e. 超声医师手动勾画结果

相对较少。基于宫颈癌原始超声影像的清晰度较低，有研究基于 SE-Res2Net 网络的宫颈癌超声肿瘤特征提取技术，构建 SE-Res2Net 的特征提取网络对传统 YOLOv3 模型的特征提取、信息存储与连接方式做出了改进，极大提高了 YOLOv3 算法的识别性能。使其不仅能精确识别肿瘤区域，还能对肿瘤性质进行准确分类，对宫颈癌的诊断和治疗具有极其重要的意义。也有研究基于已知特征（如宫颈相对大小、强度矩阵、核定位半径等），采用改良后的自动分类方法对宫颈超声图像进行分类，以协助宫颈癌的超声诊断，但其图像获取的规范性及研究的临床意义仍有待考究。

阴道镜活检是宫颈癌诊断的可靠方式，有团队设计了一种阴道镜人工智能辅助诊断系统（CAIADS），在引导活检部位方面表现出较高的准确性，提高了阴道镜活检诊断宫颈癌的准确性，有望满足标准化筛查、诊断宫颈癌的需求。有研究开发了一种宫颈造影的方法，摄像头聚焦于宫颈病变处，并使用深度学习分析图像，用于入组宫颈图像自动视觉评估的 AUC 为 0.91。这意味着 AI 联合宫颈造影可能成为除阴道镜以外的另一检测宫颈癌的新型工具。

此外，临床上对宫颈癌的分期多采用国际妇产科联合会（FIGO）分期标准，但该分期仍存在人为主观性。为此，有研究将基于 3T 骨盆磁共振成像（包括弥散加权成像）的全病灶表观扩散系数一阶统计及纹理特征与 FIGO 分期进行了相关性分析，结果显示两者之间具有较好的相关性（偏度、峰度、熵的一阶统计量、熵及均质性纹理特征与 FIGO 分级呈正相关，能量的纹理特征与 FIGO 分级呈负相关）。该研究证明通过对纹理特征的分析可对宫颈癌进行临床分期，提高了诊断准确性。

对于不耐受手术或癌症晚期患者，放疗往往是其主要的治疗方式。在放疗领域，人工智能可用于自动轮廓分割、治疗计划和根据治疗结果进行预测，为患者选择个体治疗。高精度分割宫颈癌的肿瘤轮廓，在三维适形放射治疗中使用人工智能进行肿瘤体积轮廓的绘制，在协助治疗计划方面具有一定潜力。在宫颈癌放疗计划制订及随访过程中，PET 可提供重要的补充信息，其中对肿瘤实现精准半自动或自动分割尤为重要。PET 宫颈图像分割的难点在于宫颈与膀胱距离较近，而两者均可摄取 ^{18}FDG 示踪剂，易降低整体分割精度。为此，有研究结合深度学习及先验解剖分割信息（如形状、相对解剖位置等），增加了分割模型对宫颈肿瘤和膀胱的区分能力。

另外，人工智能还可能对预测宫颈癌复发患者的生存期有一定价值。有研究利用宫颈癌复发患者的临床数据训练深度学习神经网络模型，预测其 3 个月和 6 个月的生存期，但此模型还需在未来的临床实践中进一步的研究和验证。

（三）子宫内膜癌

子宫内膜癌是一种相对常见的妇科肿瘤，对疾病的早期筛查、诊断与治疗是延长患者生存期的主要途径。当怀疑子宫内膜病变时，人工智能有望作为一种非侵入性筛查工具，参与并指导临床医生进行初级决策。

构建机器学习诊断模型对子宫内膜病变的良恶性鉴别至关重要。子宫内膜病变超声声像图的良恶性鉴别主要依赖于对内膜厚度、内膜回声、内膜形态及肌层组织浸润情况的评估。然而，由于不同超声医师的图像采集手法及经验不同，收集图像的质量存在差异，而图像预处理的方法普遍适用于超声图像的优化，从而可获得更清晰的图像，保证了分析图像的质量。因此，在获取图像特征前，往往需要进行相应超声图像预处理，如通过开发一种新型分割框架，对边界模糊、纹理不均的经阴道超声（TVUS）图像进行精准分割。该分割方法通过关键点信息，有效提高子宫内膜的边界识别清晰度，改善子宫内膜图像诊断准确性。

此外，通过构建机器学习诊断模型，有望为子宫内膜病变的良恶性鉴别提供更客观的形态学特征评估方法。一项研究收集了围绝经期及绝经后妇女的术前超声图像，首先对图像进行优化，利用一阶和二阶统计纹理分析算法提取纹理特征，并应用 Logistic 回归进行特征筛选，采用具有较强关联性的优势特征进行分类诊断模型构建，为子宫内膜良恶性疾病超声鉴别提供了精准的诊断方法（图 2-6-2）。另外，可针对不同的样本集构建不同模型（如回归、人工神经网络或随机森林等），并通过模型间效能比较，获得最优的预测效果。该方法的优势在于应用多指标（如阴道出血、糖尿病、吸烟、血脂异常等因素）对疾病进行综合评估，对子宫内膜癌的诊断及预测更具系统性、全面性。

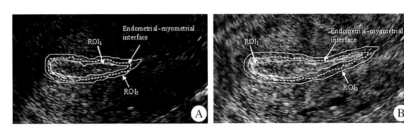

图 2-6-2   不同处理后图像的分割结果
A. 原始图像的分割结果；B. 小波技术处理后的分割结果

除超声图像分析及临床分析领域外，人工智能技术对子宫内膜癌的评估还涉及病理领域，如人工神经网络技术应用于子宫内膜病理细胞学涂片检查，可辅助鉴别子宫内膜良恶性的核分类。此外，治疗方案需要根据病变分期和范围等确定，病变区域的准确分期对子宫内膜癌的治疗尤为重要。一项研究使用子宫内膜癌患者术前检查的临床数据（肿瘤标志物、影像学检查、诊断性刮宫），通过随机森林、逻辑回归和深度神经网络三种算法构建模型，证实随机森林在术前预测子宫内膜癌的组织学、分期和分级方面的准确性较高，可以帮助医生在更短时间内做出诊断，帮助患者获得及时、适当、有效的治疗。

MRI 可较清晰地显示子宫内膜癌的病灶大小、范围，肌层浸润以及盆腔与腹主动脉旁淋巴结转移情况等，从而较准确估计肿瘤分期。将人工智能应用于子宫内膜癌患者的 MRI 成像，可有效提高患者图像特征提取和分类的效率，对疾病的分期诊断有较高价值。

宫腔镜有助于发现较小或较早期的子宫内膜病变，开发一种基于卷积神经网络的计算机辅助诊治系统，利用组织病理学证实的五种子宫内膜病变的宫腔镜图像作为训练集输入 VGGNet-16 模型，该模型可对宫腔镜检查获得的子宫内膜病变进行分类，临床医生可参考模型提供的概率并结合其他临床信息进行初步诊断，使人工智能辅助临床诊断子宫内膜病变成为可能。

　　子宫内膜癌的 5 年生存率相对较高，但肿瘤仍有复发的风险。对疾病进行预后评估、通过随访及时发现早期和局部复发病灶，有利于提高患者的生存率。在预后评估中，有研究证实腰部骨骼肌指数可能是子宫内膜癌患者的一种新的预后生物标志物，治疗前对腰部骨骼肌指数进行评估可以提供预后信息，基于人工智能的常规腰部骨骼肌体积量化可能对子宫内膜癌患者的预后评估有意义。

第三章

妇科超声在卵巢疾病中的诊疗思维

第一节　囊性病变

一、卵巢滤泡囊肿

（一）病因及病理生理

卵巢滤泡囊肿（follicular cyst of the ovary）又称卵泡囊肿，是由于成熟卵泡不破裂或闭锁卵泡持续存在，致滤泡液长期潴留于卵泡内而形成的囊肿，属于生理性囊肿。常见的发生机制包括下丘脑 - 垂体 - 卵巢轴功能紊乱、卵巢白膜增厚、卵泡破裂受阻等。卵巢滤泡囊肿多单发，直径多 < 5 cm，偶可达 10 cm 及以上，囊壁薄，被覆数层颗粒细胞，内壁光滑，囊液清亮。

（二）临床表现

胎儿至绝经后妇女均可发生卵巢滤泡囊肿，其中以育龄期妇女、月经初潮或围绝经期女性常见。一般无自觉症状，偶感患侧下腹隐痛，常在妇科检查或剖宫产时偶然发现。卵巢滤泡囊肿多为自限性，6 ~ 8 周后可自然吸收、消退。囊肿较大时可发生扭转甚至出血破裂而引起急腹症，此时需与异位妊娠破裂等急腹症相鉴别。个别病例因卵泡持续分泌雌激素，可引起子宫内膜病理性增生、异常阴道流血，幼女期可引起假性性早熟。

（三）实验室检查

激素变化　黄体生成素（luteinizing hormone，LH）活性过低、LH 脉冲频率异常或 LH 分泌不足而不能形成排卵前 LH 峰，均可致排卵障碍而形成卵巢滤泡囊肿。

（四）超声表现

二维超声显示卵巢大小正常或增大，其内常见单个或多个圆形或椭圆形无回声区，一般直径为 2 ～ 5 cm，偶可达 10 cm，边界清晰，壁薄、光滑，突向卵巢表面（图 3-1-1A）。囊肿较小时，其一侧常可见正常卵巢结构，呈半月形附于囊肿边，内见小卵泡。

CDFI：卵巢无回声区内无彩色血流信号，囊壁上可探及点状血流信号，血流阻力指数中等（图 3-1-1B）。

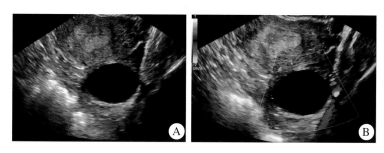

图 3-1-1　卵巢滤泡囊肿声像图

A．二维超声显示左侧卵巢内可见一椭圆形无回声区，边界清晰，内透声好；B．CDFI 示无回声区周边可探及点状血流信号

（五）治疗方法

1．期待治疗　多数卵巢滤泡囊肿在 1 ～ 3 个月经周期内可自行吸收，临床上无须特殊处理，可定期随访。

2．药物治疗　给予小剂量口服避孕药 1 ～ 2 个周期后，大多数卵巢滤泡囊肿可在 1 ～ 2 个月消失。因促性腺激素分泌过多引起中枢性性早熟时宜进行药物治疗。

3．手术治疗　囊肿较大、症状明显者可行卵巢囊肿剥除术；囊肿破裂、卵巢囊肿蒂扭转无法复位而引起急腹症时可行附件切除术。

4．介入治疗　较大的卵巢囊肿排除恶变或蒂扭转后，可在超声辅助下行囊肿穿刺抽吸术。

二、卵巢黄体囊肿

（一）病因及病理生理

卵巢黄体囊肿（corpus luteum cyst of the ovary）由残留的月经黄体或妊娠黄体血肿液化所致，多为单侧，一般不超过 5 cm，多在排卵后 1 ～ 2 天形成，可自行消失，月经黄体消失时间较妊娠黄体早。妊娠、性激素刺激或内分泌疾病时可诱发黄体持续肿大形成黄体囊肿；流产后妊娠组织残留时，继续分泌的绒毛膜促性腺激素也可刺激黄体囊肿形成，行刮宫术清除残留妊娠组织后卵巢黄体囊肿多自行消除。

（二）临床表现

青春期或育龄期女性常见，多在排卵后出现，一般无特殊临床表现。囊肿为囊内出血所致，可随月经周期而自然消失。卵巢黄体囊肿破裂多由活动后或体位改变诱发，表现为腹痛伴下腹坠胀，可发展为急腹症。

（三）实验室检查

随黄体生成，血清雌二醇激素水平上升，同时孕酮分泌增加。

（四）超声表现

卵巢黄体囊肿根据其内容物的不同致二维超声声像表现多变，一般与囊内出血量、残余卵泡液及机化血块的大小、形成时间长短等相关。

二维超声可见卵巢内单发囊性包块，呈类圆形或椭圆形。急性出血时可表现为低或无回声，囊内血液机化可形成不规则中低或中高回声，后期血块溶解可见低回声网状结构（图 3-1-2A、B）。黄体血肿破裂时，卵巢明显增大，囊内可见斑片状或团状不规则低回声，边界欠清楚。

CDFI 和 PW：CDFI 示囊壁上具有特征性的环状或半环状血流信号；PW 探及低阻型动脉频谱（图 3-1-2B、C）。

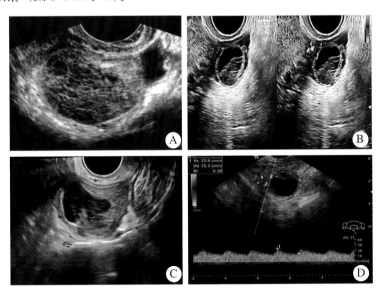

图 3-1-2　卵巢黄体囊肿声像图（不同回声类型）

A．二维超声显示卵巢黄体囊肿内呈网格状回声；B、C．二维超声显示卵巢黄体囊肿内呈囊实性回声，CDFI 示周边可探及半环状彩色血流信号；D．PW 示周边可探及低阻动脉彩色血流信号

（五）治疗方法

卵巢黄体囊肿一般无须特殊处理。当出现卵巢黄体囊肿破裂、蒂扭转等急腹症征象时，按相应急腹症处理原则处理。

三、卵巢黄素囊肿

（一）病因及病理生理

卵巢黄素囊肿（luteinized cyst of ovary）是与滋养细胞疾病相关的一种特殊类型卵巢囊肿，因受到大量促性腺激素过度刺激卵泡而引起卵泡高度黄素化反应所致。卵巢黄素囊肿一般双侧多见，大小差异悬殊，较大的囊肿直径可达 15 ～ 20 cm。囊肿表面完整，活动度好，囊壁薄，呈多房分隔，囊液清亮。光镜下可见囊壁内衬 2 ～ 3 层黄素化卵泡膜细胞。其诱因包括接受促排卵治疗、滋养细胞疾病等，具体产生的机制如下：

1. 胎盘促性腺激素的影响　约 50% 的卵巢黄素囊肿患者伴有水泡状胎块及绒毛膜癌，部分为双胎妊娠患者。滋养细胞产生大量 hCG，引起卵泡囊肿高度黄素化反应。

2. 下丘脑 - 垂体 - 性腺轴的功能降低，性腺的反馈作用受阻　垂体分泌过多的 LH，促使卵泡增大和黄素化，分泌大量液体而形成囊肿。

3. 药物作用　长期或大量应用诱导排卵药物（如克罗米芬）引起卵巢黄素囊肿。

（二）临床表现

卵巢黄素囊肿一般无明显症状，有时因黄素囊肿扭转或自发破裂、出血等引起急腹症而被发现。患者可因囊肿巨大导致下腹部不适感、腹围增大、巨大腹部包块并出现邻近器官压迫症状。还可表现为原发疾病相关临床表现，包括停经后阴道流血、子宫异常增大、妊娠呕吐、子痫前期征象、甲状腺功能亢进、腹痛、假孕症状等。若停止促排卵治疗或滋养细胞疾病治愈后，随着 hCG 水平下降，可于 2 ～ 4 个月内自行消退。

（三）实验室检查

若为葡萄胎引起的黄素囊肿，其血清 hCG 滴度明显高于普通妊娠。合并妊娠滋养细胞肿瘤时，hCG 分别于第 1、7、14、21 日测定 4 次呈高水平状态（±10%），并持续 3 周或更长时间；hCG 分别于第 1、7、14 日测定 3 次上升（＞10%），并至少持续 2 周或更长时间；hCG 水平持续异常达 6 个月或更长时间。

（四）超声表现

二维超声附件区可见多房性囊肿，双侧多见，大小相差悬殊，一般为 3 ~ 5 cm。囊壁薄、光滑，内透声好，囊腔呈无回声，其内可见少许斑点或条带回声，多房者可见分隔光带（图 3-1-3A）。

CDFI：囊壁或隔上可见少许血流信号，囊肿内部无彩色血流信号（图 3-1-3B）。

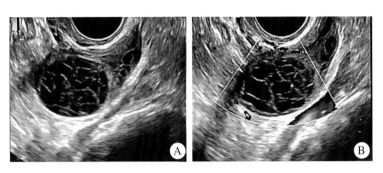

图 3-1-3　卵巢黄素囊肿声像图

A. 二维超声显示卵巢内一囊性包块，内可见多发分隔光带；B. CDFI 示囊肿内未见明显彩色血流信号

（五）治疗方法

1. 期待治疗　葡萄胎合并黄素囊肿时，多在葡萄胎清宫后 2 ~ 4 个月自行消失，无需特殊处理。

2. 手术治疗　若黄素囊肿发生扭转，且扭转时间过长而发生坏死时，需行患侧附件切除术。

3. 介入治疗　若发生急性蒂扭转，可在超声引导和腹腔镜下穿刺抽液，尝试进行囊肿自然复位。

4. 其他治疗　合并妊娠滋养细胞肿瘤时，则按照妊娠滋养细胞肿瘤治疗，一般采用化疗为主、手术和放疗为辅的综合治疗。

四、卵巢冠囊肿

（一）病因及病理生理

卵巢冠囊肿（parovarian cyst）属胚胎源性囊肿，胚胎时期的中肾管未完全退化，仍留有残迹，位于输卵管系膜外部下端、接近卵巢的上端，因囊性扩张而形成卵巢冠囊肿或卵巢旁囊肿。卵巢冠囊肿占附件包块的 10% 左右，一般为单侧，双侧少见，大小差异明显，多为 1 ~ 8 cm 不等，大者可达 20 cm。目前认为其组织学来源有三种：中肾管来源、副中肾管来源和间皮来源，其中来源于副中肾管的囊肿一般较大，这类囊肿较少发生恶变，但可发展为交界性卵巢冠囊肿。

（二）临床表现

绝大多数患者无明显症状，偶在体检或手术时发现。囊肿急剧增大和破裂时可产生腹痛、腹胀、下腹不适、腰痛以及邻近器官受压迫等症状，严重时可引起急腹症。卵巢冠囊肿多数位于阔韧带内，活动度小，故较少发生扭转；少数位于输卵管伞部者可形成有蒂囊肿，可发生扭转伴剧烈疼痛；当卵巢冠囊肿直径＞5 cm并伴有囊内乳头状凸起时，应警惕恶变的可能。

（三）实验室检查

肿瘤标志物CA125可升高，并与囊肿体积成正比。但CA125的检测并不能提升超声检查的精准度。

（四）超声表现

二维超声显示一侧附件区圆形或椭圆形无回声区，多为单房，大小中等。囊壁光滑，囊内透声好（图3-1-4）。囊肿多位于子宫旁或直肠子宫陷凹处，正常卵巢常被掩盖；囊肿较大时多位于子宫上方，不易与单纯卵巢囊肿相区别，注意必须找出患侧卵巢则诊断可成立。

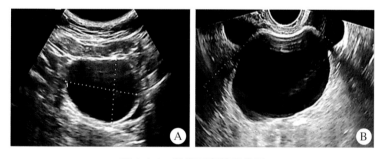

图 3-1-4　卵巢冠囊肿声像图
二维超声显示卵巢旁或附件区一类圆形无回声区，边界清楚，内透声好，后壁回声增强

（五）治疗方法

1. 期待治疗　部分卵巢冠囊肿可长期保持稳定，故小的卵巢冠囊肿可定期随访。如囊肿迅速增大或出现症状，需手术治疗，同时需检查对侧卵巢情况，并结合患者年龄决定是否保留生育功能。

2. 手术治疗　具有生育要求者可行囊肿剥除术，无生育要求者可行患侧输卵管切除术。手术时需特别注意输尿管是否与囊壁紧贴，避免损伤输尿管，如证实有恶变者，需行根治性手术。

3. 介入治疗 据报道，应用介入性超声穿刺治疗卵巢冠囊肿可有效地减少卵巢损伤，从而保留正常卵巢组织。

五、卵巢子宫内膜样囊肿

（一）病因及病理生理

卵巢子宫内膜样囊肿（ovarian endometrial cyst，OEC）因卵巢出现子宫内膜异位并受卵巢激素影响、周期性出血及纤维化形成囊肿。因囊肿陈旧性出血常为棕褐色黏稠液体，似液态巧克力，故临床习惯称为"卵巢巧克力囊肿"（chocolate cyst of ovary）。囊肿可为单侧或双侧，可为单发或多发，大小一般不超过 10 cm，可同时伴有盆腔子宫内膜异位症等。

子宫内膜异位的发生有多种学说，包括种植学说、诱导学说和体腔上皮化生学说等。在卵巢子宫内膜样囊肿的研究中以体腔上皮化生学说最受推崇，该学说认为卵巢表面上皮是由胚胎期具有高度化生潜能的体腔上皮分化而来，在持续卵巢激素、经血及慢性炎症的反复刺激后，被激活转化成子宫内膜样组织。

子宫内膜异位症恶变率约为 1%，主要与卵巢子宫内膜异位症相关（图 3-1-5）。常见病理类型为透明细胞癌和子宫内膜样癌，其发生机制不明。与恶变相关的主要表现为：①绝经后子宫内膜异位症患者，疼痛规律改变；②卵巢囊肿直径 > 10 cm；③影像学有恶变征象；④血清 CA125 > 200 U/ml。

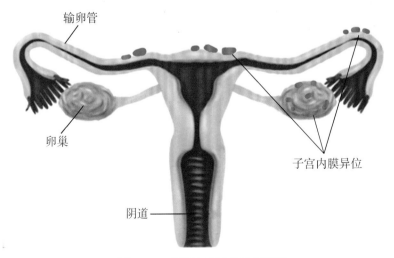

输卵管

卵巢

子宫内膜异位

阴道

图 3-1-5 子宫内膜异位症示意图

（二）临床表现

典型表现为进行性加重的继发性痛经、慢性盆腔痛、性交不适、月经失调、不孕等。若伴有其他部位和器官的子宫内膜异位症病灶，可有周期性局部出血、疼痛和包块，异位程度较轻的患者可无明显临床症状。妇科检查时，附件区可触及与子宫、阔韧带以及盆壁相粘连的囊性肿块，囊肿直径一般小于 10 cm，活动度差，可有轻触痛。

（三）实验室检查

1. CA125 中、重度子宫内膜异位症患者血清 CA125 可能升高，但升高程度较轻，多低于 100 U/L。血清 CA125 水平的变化可用于监测子宫内膜异位症患者异位内膜病变的活动情况，治疗有效时降低，复发时升高。但 CA125 的特异性和敏感性有限，且与多种疾病有交叉，因此不能单独用作诊断或鉴别诊断的标准。

2. 血清人附睾蛋白 4（HE4） 多为正常水平，可与卵巢癌进行鉴别。

（四）超声表现

二维超声表现为单侧或双侧卵巢内单发或多发的圆形或类圆形囊性混合回声团，囊壁较厚，囊腔内充满均匀密集的点状回声，挤压探头可见囊内光点漂浮（图 3-1-6A）。不典型者囊肿内部声像表现多样，如低 - 无回声、分层、分隔或团块等。凝血块机化后，内部回声较为杂乱。囊肿破裂时，盆腔内可见游离液性暗区，透声较差。

CDFI：囊壁可见少许点状血流信号，囊腔内无明显彩色血流信号（图 3-1-6B）。

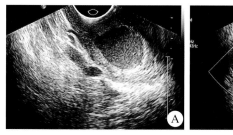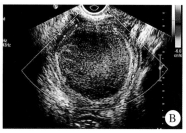

图 3-1-6 卵巢子宫内膜样囊肿声像图

A. 二维超声显示左侧附件区一囊性包块回声，囊壁较厚，囊内见密集点状回声；B. CDFI 示囊肿周边可探及点状彩色血流信号，内部无明显彩色血流信号

（五）治疗方法

治疗目的和原则是缩减或去除病灶，减轻和控制疼痛，治疗和促进生育，预防和减少复发。治疗方法应根据患者年龄、症状、病变部位和范围以及对生育的要求等加以选择，强调个体化治疗。

1．观察随访　较小的卵巢子宫内膜样囊肿，患者无特殊症状，可定期观察。

2．手术治疗　直径≥ 4 cm 的卵巢子宫内膜样囊肿、合并不孕或痛经，经药物治疗无效时，腹腔镜手术是首选手术方式。现阶段认为，腹腔镜确诊联合手术及药物治疗为卵巢内膜样囊肿治疗的"金标准"。

3．介入治疗　有生育要求的患者，为提高妊娠成功率，在辅助生殖治疗前可考虑行超声引导下的囊肿穿刺术。对于直径＜ 4 cm 的卵巢子宫内膜样囊肿，可在经阴道超声监测下提取囊液并穿刺注射硬化剂（无水乙醇或聚桂醇），但此法复发率较高。

4．生育指导　年轻患者若有生育要求，可在术后期待自然妊娠 6 个月，并予以生育指导；具有高危因素（年龄＞ 35 岁、不孕超过 1 年、原发不孕、重度子宫内膜异位症、盆腔粘连、子宫内膜异位症病灶未完全清除及输卵管不通等）的患者，术后应予以约 3 个疗程的 GnRH-a 治疗，随后积极行辅助生育技术助孕，并建议同时予以生育力保存指导和治疗；若伴有严重卵巢储备功能减退，则需尽早行辅助生殖技术予以治疗。

六、多囊卵巢综合征

（一）病因及病理生理

多囊卵巢综合征（polycystic ovary syndrome，PCOS）是一种常见的妇科内分泌疾病，多见于育龄期女性，以雄激素过高、排卵障碍和卵巢多囊样改变为特征，常伴有胰岛素抵抗和肥胖。2003 年，欧洲人类生殖与胚胎学学会（ESHRE）和美国生殖医学会（ASRM）在鹿特丹举行联合会议，通过了新的 PCOS 诊断标准：在无其他相关疾病的前提下，在长期无排卵、高雄激素和卵巢多囊样改变 3 个表现中，有 2 个或 2 个以上的表现可确诊。其病因至今尚未阐明，目前认为可能是某些遗传基因与环境因素相互作用所致。

1．内分泌特点　①雄激素过多；②雌酮过多；③ LH/FSH 比值增大；④胰岛素过多。

2．异常内分泌相关病理生理机制　①下丘脑 - 垂体 - 卵巢轴调节功能异常；②胰岛素抵抗和高胰岛素血症；③肾上腺内分泌功能异常。

（二）临床表现

1．月经失调　多表现为月经稀发（月经周期 35 天至 6 个月不等），经量少或闭经，也可表现为不规则子宫出血。

2．不孕　生育期妇女因排卵障碍导致不孕。

3．高雄激素体征　多毛、痤疮、脱发。以阴毛增多为主，阴毛可呈男性型菱形分布，女性上唇、下颌细须或乳晕周围长毛。

4．其他体征　50% 以上患者肥胖（体重指数 ≥ 25 kg/m²），常呈腹部肥胖型（腰围 / 臀围 ≥ 0.80）。阴唇、颈背部、腋下、乳房下和腹股沟等处皮肤皱褶部位可出现灰色色素沉着，即黑棘皮病。

（三）实验室检查

1．内分泌指标测定

（1）血清雄激素升高。

（2）血清 LH/FSH：血清 FSH 正常或偏低，LH 升高，但无排卵前 LH 高峰。LH/FSH 比值 ≥ 2 ~ 3。LH/FSH 比值升高多出现于非肥胖型患者，肥胖患者 LH/FSH 比值常在正常范围。

（3）血清雌激素：雌酮升高，雌二醇正常或轻度升高，并恒定于早卵泡期水平。

（4）尿 17- 酮类固醇：正常或轻度升高，正常时提示雄激素来源于卵巢，升高时提示肾上腺功能亢进。

（5）血清催乳素（PRL）：20% ~ 35% 的患者可伴血清催乳素轻度升高。

（6）抗米勒管激素（anti-Müllerian hormone，AMH）：多囊卵巢综合征患者的血清 AMH 多为正常人群的 2 ~ 4 倍。

2．其他代谢性指标　主要为糖脂代谢异常，部分空腹血糖、空腹胰岛素和三酰甘油升高。口服葡萄糖耐量试验（oral glucose tolerance test，OGTT）及葡萄糖负荷后血清胰岛素异常。

（四）超声表现

1．二维超声（图 3-1-7）　子宫常稍小或大小正常，内膜较薄，与正常月经周期的内膜改变不相符。双侧卵巢均匀性增大，多呈球形，双侧对称，边界清晰，回声增强，包膜光滑、明显增厚，且包膜下存在大量大小不等的无回声小囊性结构，单侧卵巢常超过 12 个，直径一般为 0.2 ~ 0.9 cm，呈"车轮状"排列，形成低回声带，与高回声的包膜形成鲜明对比，偶见小卵泡分散在卵巢皮质内。髓质部分因充血水肿和髓质细胞增生而表现为回声增强。

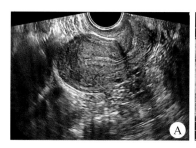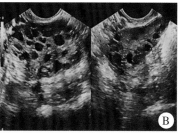

图 3-1-7　多囊卵巢综合征声像图

A．二维超声显示子宫稍小；B．二维超声显示双侧卵巢增大，内部各可见 > 12 个窦卵泡

CDFI：卵巢周边及内部血流信号较丰富，频谱阻力指数较正常卵泡低。卵巢髓质内常可见一条贯穿卵巢的纵行血流，可探及中等阻力血流频谱。

2．三维超声　双侧卵巢体积增大，卵巢内卵泡数量增多，可定量测量卵巢、卵泡及髓质容积。

（五）治疗方法

1．调整生活方式　肥胖型多囊卵巢综合征患者，应控制饮食、增加运动以降低体重和缩小腰围，增加胰岛素敏感性，降低胰岛素和睾酮水平，有助于恢复排卵和生育力。

2．药物治疗　目标为调节月经周期、降低血清雄激素、改善胰岛素抵抗和诱发排卵。

3．手术治疗　可选择腹腔镜下卵巢打孔术（laparoscopic ovarian drilling，LOD），必要时行双侧卵巢楔形切除术，但此类方法术后易发生粘连，临床已不常用。超声引导下未成熟卵泡穿刺（ultrasound-guided immature follicle puncture，IMFP）是一种新型的手术方法，可有助于改善患者的内分泌状态，促进卵巢排卵，并且具有恢复时间快、无需麻醉和低成本的优点。

4．助孕治疗　合并不孕的患者可选择促排卵治疗，常用药物有克罗米芬、来曲唑、尿促性素等，药物促排治疗 2 ~ 3 个周期未孕者可考虑选择辅助生殖技术助孕治疗。

七、卵巢过度刺激综合征

（一）病因及病理生理

卵巢过度刺激综合征（ovarian hyperstimulation syndrome，OHSS）是一种医源性疾病，由于卵巢对外源性激素等药物产生过度反应或药物用量较大时，出现以双侧卵巢多发囊肿、卵巢增大、毛细血管通透性增加以及第三腔隙积液为主的病理生理过程，严重时甚至危及生命。该病在控制性超促排卵中的总体发生率约为 20%，重度 OHSS 发生率为 1% ~ 10%，妊娠周期的 OHSS 发生率高于非妊娠周期，程度也较重。

OHSS 发病机制复杂，血管内皮生长因子是介导 OHSS 发生的关键炎症因子，其经典病理生理改变为在各类炎症因子作用下毛细血管内皮发生损伤、血管内皮收缩、细胞连接分离、出现裂隙，导致毛细血管渗透性增加，从而使血管内液体渗漏至血管外，进入组织间隙而出现腹水、胸腔积液、外阴水肿，同时合并有效循环血量下降，出现少尿、电解质紊乱，严重者出现肝肾功能受损、血栓形成及低血容量休克。

（二）临床表现

本病主要见于不孕症患者在助孕过程中过量应用促排卵药物，也可见于多胎妊娠、葡萄胎和绒毛膜癌患者。可分为早发型 OHSS（hCG 注射后 3 ~ 9 天）和迟发型 OHSS（一般发生在妊娠后），临床上常表现为恶心、呕吐、纳差、腹胀、全身或胸腔积液、腹水、体重增加、少尿、水电解质失衡、肾衰竭，严重者出现无尿或不能进食。双侧卵巢增大且质脆，并发卵巢蒂扭转时可出现剧烈腹痛，随病情发展可导致单一或多器官功能衰竭，以及血栓形成、脱落甚至栓塞。

（三）实验室检查

1. 患者血液呈高凝状态，出现电解质紊乱、氮质血症、肝肾功能障碍。合并妊娠者，血清 hCG 高于未孕者。

2. 卵巢储备标志物可帮助预测 OHSS 的发生率。有研究表明 AMH 水平 > 10 ng/ml 的女性 OHSS 的发生率更高。另外，研究表明窦卵泡计数（AFC）> 24 个的女性发生 OHSS 的风险为 AFC < 24 个女性的 3 ~ 4 倍。

（四）超声表现

双侧卵巢明显增大，内含大量大小不等的卵泡和黄素囊肿，呈多房囊样改变。囊壁菲薄，囊腔多为液性无回声区，大小一般为 2 ~ 6 cm，囊腔形态因相互挤压而不规则，少数囊肿内可见极低回声分布在囊壁下方。中重度病例可见盆腔积液、腹水以及胸腔积液（图 3-1-8A）。

CDFI：卵巢内多房状分隔光带上可探及条状、分支状血流信号，血流阻力指数为中 - 低阻型。取卵术后部分囊泡可呈黄体声像图改变，表现为周边半环状或环状彩色血流信号（图 3-1-8B）。

超声测量卵巢的大小以及腹水量有助于临床分型，结合超声表现，OHSS 可分为轻、中、重度。

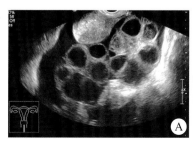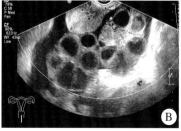

图 3-1-8　卵巢过度刺激综合征声像图

A. 二维超声显示双侧卵巢增大，内部可见多个液性暗区，合并腹水声像；B. CDFI 示卵巢实质及液性暗区周边可探及条状彩色血流信号

1．轻度 卵巢增大，直径可达 5 cm，卵泡多于 10 个。下腹不适、沉重感或轻微的下腹痛、疲乏。

2．中度 卵巢增大明显，直径在 5 ~ 10 cm，腹水少于 1.5 L。明显下腹胀痛、恶心、呕吐。

3．重度 腹水明显增加、卵巢直径 ≥ 10 cm。腹胀痛加剧，个别患者可因卵巢扭转而出现急腹症。因大量腹水或胸腔积液致呼吸困难，不能平卧。

（五）治疗方法

1．预防措施

（1）辅助生殖可采取个体化卵巢刺激方案：①降低促性腺激素的使用剂量，尤其是年轻、瘦小、PCOS 高危人群；②采用拮抗剂方案、微刺激方案代替长方案进行促排卵；③采用 GnRH-a 代替或减少 hCG 进行扳机。

（2）促排卵过程中使用有预防和改善作用的药物：如溴隐亭、二甲双胍、阿司匹林、钙剂、糖皮质激素、白蛋白、羟乙基淀粉等。

（3）必要时实行全胚冷冻，待卵巢功能改善后再行冻胚移植。

2．治疗措施 OHSS 是一种自限性疾病，多发生于注射 hCG 后 3 ~ 7 天。如未妊娠，其病程约 14 天，如妊娠，将继续持续一段时间，且病情可能加重。治疗原则以支持治疗为主，控制自身血管炎症反应，抑制血管内皮损伤，改善症状，避免发生严重并发症。

（1）轻度：一般不需特殊处理，鼓励患者多进水，大多数患者可在 1 周内恢复。

（2）中度：指导患者自我检测，包括卧床休息，摄入足够液体，监测腹围、尿量及体重，部分患者可住院观察。

（3）重度：应住院治疗，治疗目的在于保持足够血容量，纠正血液浓缩，维持正常尿量，最大程度地改善症状，避免严重并发症发生，如休克、血栓栓塞、水电解质平衡紊乱、肝肾功能异常等。

1）严密监护各项生命体征变化。

2）对症治疗：①休息，进高蛋白质饮食：早期少量多次饮水，及时补充生理盐水、葡萄糖，以增加尿量。②扩容：首选人体白蛋白静脉滴注，有助于保持血浆胶体渗透压和有效血容量。③减少液体向胸腹腔渗漏：可口服泼尼松片。④预防血栓形成：鼓励患者翻身、活动四肢、按摩双腿、服用肠溶阿司匹林片。严重者需要抗凝治疗。⑤腹水的处理：有指征时，可行腹腔引流。⑥胸腔积液的处理：较少见，如有胸腔积液常为右侧，有时胸腔积液、腹水同时表现。

3）OHSS 出现卵巢破裂、内出血严重时，应手术治疗。出现扭转时，可抬高臀部、改变体位，多可自行缓解。必要时手术治疗。

①支持治疗：高蛋白质饮食，补充多种维生素，摄入足够液体和能量，注意保持水电解质的平衡。若病程延长，可使用脂肪乳、氨基酸、葡萄糖和维生素进行

治疗。

②手术治疗：卵巢不全扭转多可自行复位，扭转时间过长时可引起血栓形成或坏死，需行患侧附件切除术。

③其他治疗：扩容治疗、抗凝治疗、预防血栓、护肝护肾等。

八、浆液性囊腺瘤

（一）病因及病理生理

浆液性囊腺瘤（serous cystadenoma）是常见的卵巢良性肿瘤之一，来源于卵巢生发上皮和类输卵管上皮，约占卵巢良性肿瘤的 25%。单侧多见，双侧发病率约为 15%。囊肿表面光滑，单房或多房，以单房多见，囊内常为无色或淡黄色稀薄液体。卵巢浆液性囊腺瘤可分为单纯囊性、乳头状及腺型纤维瘤三种类型，有时不同类型可同时存在。囊壁内少数乳头状凸起中可见砂粒样钙化小体。

（二）临床表现

浆液性囊腺瘤多发生于 40 ～ 60 岁妇女，早期多无特殊症状，偶在妇科检查时发现。体积较大时可扪及下腹部肿块，伴有腹痛、腹胀。随病情进展，肿瘤巨大时可出现腹部膨隆并产生压迫症状，可引起排尿、排便障碍等，晚期出现腹水和下肢水肿。

（三）实验室检查

无特异性血清学检查指标，临床常通过检测一些肿瘤标志物进行附件包块良恶性质的鉴别诊断。

1. 血清 CA125　常在上皮性卵巢癌和子宫内膜异位症患者中升高，在少部分卵巢良性肿瘤患者中轻微升高，一般不超过 200 U/ml。

2. HE4　在上皮性卵巢癌患者中升高，在卵巢良性疾病中多正常。

（四）超声表现

1. 二维超声

（1）单纯性浆液性囊腺瘤：囊肿呈圆形或椭圆形无回声区，多为单房，大小中等，直径多为 5 ～ 10 cm。囊壁纤薄、光滑，包膜完整，轮廓清晰，囊肿后壁及后方回声增强。多房者内可见纤细的分隔光带（图 3-1-9A ～ C）。

（2）乳头状浆液性囊腺瘤：囊肿呈圆形或椭圆形无回声区，单房或多房。囊壁尚光滑，内壁不平，较多小疣状增生使内壁呈毛刷样，较大者可见结节状或乳头状光团突向囊内。内部乳头状突起之间常有砂粒样钙化小体，呈粗大强光点（图 3-1-9 D）。

2．CDFI　肿瘤囊壁、囊内间隔及乳头处可见点状血流信号，PW 可探及低速中等阻力型动脉频谱。

3．三维超声　肿瘤边界清晰，呈圆形或椭圆形。乳头状突起与囊壁相连，基底较窄。三维超声可清晰显示分隔及突起的位置、数量及大小，并可观察到突起的表面较光滑。三维能量多普勒显像于实性突起内可见细小不规则血流信号。

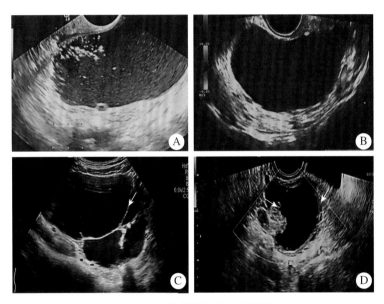

图 3-1-9　浆液性囊腺瘤声像图

A．二维超声显示囊肿边界清楚，内可见点状强回声光点，后壁回声增强；B．二维超声显示附件区一无回声暗区，边界清楚，内透声好；C．二维超声显示附件区见一囊性包块回声，内回声欠均匀，内可见条形分隔光带，CDFI 示囊壁及分隔上可探及点状血流信号；D．二维超声显示囊肿囊壁尚光滑，内可见一稍高回声结节突向囊内，CDFI 示囊壁及结节内可探及点状血流信号

（五）治疗方法

卵巢浆液性囊腺瘤主要治疗方式为手术治疗，根据患者年龄、生育要求及对侧卵巢情况决定手术范围。年轻、单侧发病者行患侧卵巢肿瘤剔除或切除术，绝经后妇女可行子宫及双侧附件切除术。术中应剖视肿瘤，必要时做冰冻切片组织学检查。术中尽可能防止肿瘤破裂，避免肿瘤细胞种植于腹腔。部分符合指征的巨大良性囊性肿瘤可穿刺放液，待体积缩小后取出，但穿刺前须保护穿刺周围组织，以防被囊液污染，放液速度应缓慢，以免腹压骤降发生休克。

九、黏液性囊腺瘤

（一）病因及病理生理

卵巢黏液性囊腺瘤（mucinous cystadenoma）好发于 30 ～ 50 岁妇女，约占卵巢良性肿瘤的 20%，其发生可能来源于中肾旁管。多为单侧发病，5% ～ 10% 为双侧。囊肿大小不一，较小者仅 1 ～ 2 cm，较大者可达 15 ～ 30 cm。肿瘤常见为多房性，房腔大小不等，内含黏液状或胶冻状液体。囊肿边缘光滑，轮廓清晰，囊壁呈均匀厚壁型，囊性无回声区内可见散在细小光点及分隔光带回声，少数肿瘤可在囊壁上见乳头状光团突向囊内或向壁外生长。如囊内壁有较多乳头状突起且包膜增厚者，考虑为交界性黏液性囊腺瘤的可能大。如肿瘤穿破囊壁可引起腹膜种植，在腹腔内产生大量黏液，称腹膜假性黏液瘤。腹膜假性黏液瘤也常累及阑尾，发生阑尾黏液囊肿。

（二）临床表现

肿瘤较小时可无症状，可在妇科检查时偶然发现。肿瘤增大时，可表现为腹胀、腹痛、腹部扪及肿块或出现压迫症状。约 1/4 患者伴卵巢间质黄素化，出现不规则阴道流血或经后出血等症状。肿瘤较大充满盆腔、腹腔时，可出现尿频、便秘等压迫症状。肿瘤发生蒂扭转或破裂时，可出现腹痛、恶心、呕吐、休克等。

（三）实验室检查

无特异性血清学检查指标。肿瘤标志物 CA125、HE4、CA199 一般无明显升高。临床常通过肿瘤标志物进行附件包块的鉴别诊断：①血清 CA125：在黏液性囊腺瘤患者中一般无明显升高；②血清 HE4：在黏液性囊腺瘤患者中一般无明显升高；③血清 CA199：主要用于库肯伯格瘤（Krukenberg tumor）检测，在卵巢黏液性癌患者中可升高，黏液性囊腺瘤患者一般不升高。

（四）超声表现

1. 二维超声　单侧卵巢内可见类圆形多房囊性肿物，形态欠规则，肿瘤体积一般较大，直径常超过 10 cm，甚至占满整个盆腹腔，体积小时囊内可无分隔。囊壁均匀、完整且增厚（＞ 5 mm），边缘光滑，囊腔大小不一，囊腔内见分隔光带及散在漂浮光点回声，间隔薄而光滑，囊壁亦可见乳头状回声突向囊腔或壁外（图 3-1-10A）。囊内透声差，呈密集点状回声，有时可见强回声钙化斑，易被误认为巧克力囊肿。囊壁乳头状回声增多、包膜增厚提示交界性黏液性囊腺瘤发生可能。囊壁破裂时，盆腔可见游离液性暗区，其内透声差。

CDFI 和 PW：CDFI 显示囊肿内无回声或低回声区内无血流信号，囊壁、囊内分隔及乳头状突起内可探及细条状血流信号；PW 可探及中等阻力动脉频谱（图

3-1-10B、C、D）。

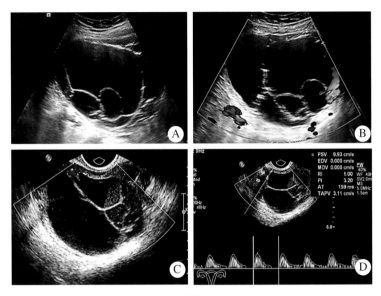

图 3-1-10　黏液性囊腺瘤声像图

A．腹部二维超声显示盆腔内一椭圆形多房囊性包块，边缘清晰，其内可见纤细分隔光带回声；B．腹部 CDFI 显示囊肿囊壁上可见条状血流信号；C．经阴道 CDFI 显示囊壁上可见点状血流信号；D．PW 测及囊壁动脉血流频谱

2．三维超声　三维超声成像可见宫旁附件区囊性包块，内部呈现多个囊腔，大小不等，囊腔间隔薄而光滑。囊壁厚，表面光滑，边缘清晰，少数肿瘤囊壁上可见乳头状团状回声突向囊内。三维彩色能量成像可见囊壁表面血管分布相对较密，呈清晰的血管网状，血管分支少，囊内分隔及乳头内血流信号呈点条状（图 3-1-11）。

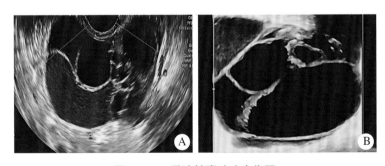

图 3-1-11　黏液性囊腺瘤声像图

A．二维超声显示囊壁厚，边缘清晰，内部呈现多个囊腔，囊腔间隔光滑，内可见液性暗区，内透声欠佳；B．三维超声显示囊壁及囊内间隔较厚，边缘清晰

3．超声造影表现　肿块包膜最先灌注，囊壁呈环状、半环状均匀性增强，囊壁内外缘的显示较二维超声更为清晰、光整，厚薄一致，并呈持续性增强，囊内无造影剂灌注。包块内有分隔时，分隔呈现与囊壁同步或缓慢增强，强度或高或低，厚

薄均匀。囊壁有乳头状突起或小结节时，呈现与囊壁及分隔基本同步、强度接近的增强模式。超声造影显示乳头状结构有增强可视为特殊的肿瘤内分支、肿瘤末梢血管灌注和肿瘤生长的标志，但不能据此鉴别肿瘤的良恶性。

（五）治疗方法

以手术治疗为主，治疗方法基本同浆液性囊腺瘤，但因黏液性囊腺瘤囊液较为黏稠，穿刺抽液可能存在一定困难。

十、浆液性囊腺癌

（一）病因及病理生理

浆液性囊腺癌（serous cystadenocarcinoma）多数由浆液性囊腺瘤恶变而来，是女性最常见的卵巢恶性肿瘤，占卵巢恶性肿瘤的 40% ～ 50%。好发于 40 ～ 60 岁，约 2/3 为双侧性，多呈半实半囊状，内含较多易碎质脆的乳头，约 50% 以上肿瘤内含砂粒体。早期即可发生广泛的腹腔转移，大多种植于腹盆腔脏器的浆膜层，部分病例伴淋巴结转移。该病预后差，据报道 5 年生存率仅为 20% ～ 30%。

交界性浆液性囊腺瘤介于良、恶性之间，外观与乳头状囊腺瘤或囊腺癌不易区分。在组织形态上有一些恶性特点，但无间质浸润，85% 有少 - 中量砂粒体。

（二）临床表现

浆液性囊腺癌早期多无特殊症状，患者多表现为下腹部包块，随病情发展而出现腹痛、腹胀症状，晚期浆液性囊腺癌可浸润子宫和肠管。常合并腹膜种植，出现腹膜转移症状，如下肢水肿及腹水等。

（三）实验室检查

1. 血清 CA125　80% 患者的血清 CA125 升高，但近半数病例早期 CA125 并不升高，特异性较低，因此该指标不能单独用于早期诊断，更多用于病情监测和疗效评估。

2. 血清 HE4　在卵巢浆液性囊腺癌中 HE4 水平升高，敏感性和特异性较 CA125 高。

3. 基因检测　有助于对已知卵巢癌家族史患者的遗传性 BRCA 突变进行监测，如液体活检基因分析检测早期卵巢癌。

（四）超声表现

囊壁不均匀增厚，分隔光带较厚且不均匀，可见乳头状高回声团突入囊内或侵犯壁外。肿块发生出血或有坏死脱落物时，在无回声区可见光点或光团，并随体位改变而移动。

晚期囊腺癌可向子宫和肠管浸润或发生腹膜广泛转移，发生腹水，形成粘连性肠管强回声团，大多固定于腹后壁，粘连性肠管强回声之间为不规则的无回声区。

CDFI：肿瘤的实性部分、增厚的囊壁及囊内分隔上可见高速低阻型动脉血流频谱（图 3-1-12）。

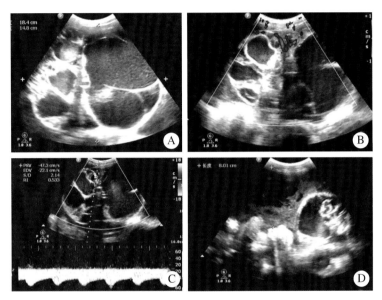

图 3-1-12 浆液性囊腺癌声像图

A．盆腔内见一不规则形囊性为主的混合回声团，边界不清，内可见多发粗细不均的分隔光带，囊内透声欠佳；B．CDFI 示肿物囊壁、分隔光带及乳头内条状血流信号；C．PW 测及肿物内低 - 中等阻力动脉血流；D．可探及大量腹水声像

（五）治疗方法

初次治疗原则是以手术为主，化疗为辅，强调综合治疗。对于 FIGO Ⅱ 期及以上的高级别浆液性卵巢癌或携带有 BRCA 突变的其他病理学类型卵巢癌患者，均需在初始治疗结束且获得临床缓解后，开始维持治疗，以期最大程度地延长无进展生存期、提高临床治愈率。

1．手术治疗 治疗卵巢癌的主要手段。早期患者应行全面手术分期。对于年轻、希望保留生育功能的早期患者，在符合保留生育指征时，可考虑在全面手术分期的基础上行患侧附件切除或双侧附件切除。对于经评估无法达到满意减瘤术的 Ⅲ C、Ⅳ 期患者，在获得明确的细胞学或组织学检查后行 3 ～ 4 个疗程新辅助化疗，再行中间型减瘤术。

2．化学药物治疗 除经过全面分期手术的 Ⅰ A 期和 Ⅰ B 期或低级别浆液性癌不需化疗外，其他浆液性卵巢癌均需化疗。多采用以铂类为基础的联合化疗，其中铂类联合紫杉醇为"金标准"一线化疗方案。

3．靶向治疗　目前，用于初始卵巢癌患者维持治疗的靶向药物主要是贝伐珠单抗与多腺苷二磷酸核糖聚合酶抑制剂，贝伐珠单抗还可用于初次化疗的联合用药。

十一、黏液性囊腺癌

（一）病因及病理生理

黏液性囊腺癌（mucinous cystadenocarcinoma）占卵巢恶性肿瘤的 3% ～ 10%，大部分患者年龄在 40 ～ 60 岁，单侧发病常见，多为黏液性囊腺瘤发展而来。黏液性囊腺癌可直接蔓延至盆腔组织，最早累及阔韧带、输卵管和子宫，晚期可浸润膀胱和直肠，也可直接种植腹膜。淋巴系统转移首先发生在腹膜后淋巴结，晚期可转移至腹股沟、纵隔和锁骨上淋巴结，还可通过血行转移至肝、肺、骨骼等处。预后较浆液性囊腺癌好，5 年生存率为 40% ～ 50%。

【病理表现】

1．大体观　囊肿体积较大，为多房性，囊内间隔增多，结构复杂。间隔处可有实性结节，囊壁及间隔厚薄不均，可有乳头状增生。切面呈海绵状或蜂窝状，呈囊性多房性，伴有灰白色、半透明实性区域或排列紧密而质地松脆的乳头状肿物。有时可见乳头状癌组织穿透囊壁而突出囊壁表面。

2．镜下观　镜下可见明显的间质浸润。由于腺癌细胞分化不良，产生黏液的功能也差，故卵巢黏液腺癌较少合并腹膜黏液瘤。

（二）临床表现

约 14% 的患者可无明显症状。患者表现为腹部肿块、腹胀及下腹疼痛，月经失调，常伴腹水。黏液性囊腺癌可直接浸润累及输卵管、子宫及盆腔器官等，晚期出现淋巴结及血行转移。

（三）实验室检查

卵巢黏液性癌缺乏特异的肿瘤标志物。卵巢黏液性癌患者 CA199 可升高，但特异性不高。在成人中，分泌 CEA 的恶性肿瘤（尤其是与胃肠道或卵巢相关的黏液性癌）可能使 CEA 升高。在卵巢浆液性癌、子宫内膜样癌和透明细胞癌患者的 CA125 和 HE4 明显升高，但卵巢黏液性癌患者的水平一般不高。

（四）超声表现

二维超声显示附件区一囊性为主的囊实性包块，呈类圆形或分叶状，囊壁较厚且不规则，内壁可见乳头状突起，囊液常呈无回声，内透声不佳，囊腔内常充满密集点状回声。多合并腹水（图 3-1-13A、C）。

CDFI：附件区低回声包块周边、囊壁乳头状突起及分隔上可探及较丰富的条状血流信号，频谱多呈低阻型（图 3-1-13B、D）。

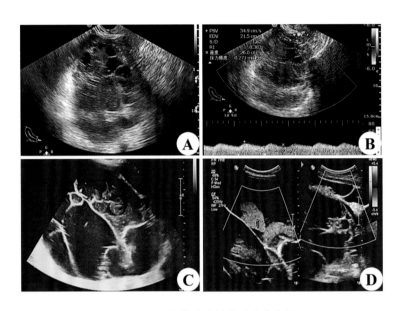

图 3-1-13   卵巢黏液性囊腺癌声像图

A．二维超声显示附件区一混合回声团，边界不清，内回声不均匀，内可见多个不规则液性暗区；B．PW 测及低阻动脉血流（RI：0.38）；C．二维超声显示肿块内可见多条粗细不等分隔光带及不规则低回声团；D．CDFI 示肿块内低回声团及囊内分隔可探及小条状血流信号

（五）治疗方法

手术治疗是黏液性囊腺癌的主要治疗手段。此外，除经过全面分期手术的ⅠA期和ⅠB期不需化疗外，其他黏液性囊腺癌大多需化疗。

分子靶向治疗作为卵巢癌的辅助治疗手段，已呈现出一定的临床疗效，如血管内皮生长因子（VEGF）抑制剂贝伐珠单抗等，其临床推荐使用方案是 7.5 ~ 15 mg/kg，疗程间隔 3 周，可与标准化疗方案联合应用。

十二、成熟囊性畸胎瘤

（一）病因及病理生理

成熟囊性畸胎瘤（mature cystic teratoma）又称卵巢囊性畸胎瘤（cycstic teratoma of ovary）或卵巢皮样囊肿（dermoid cyst），为卵巢生殖细胞瘤中最多见的良性肿瘤，占卵巢畸胎瘤的 95% 以上。肿瘤可发生在各年龄段，以 21 ～ 40 岁年轻妇女最多见。一般为单侧，双侧占 8% ～ 24%。瘤体大小一般在 5 ～ 10 cm，多为 1 个囊腔，少数为多囊，囊壁一般较厚，常伴结节样突起，结节中常可见到多种成熟的组织成分（如脂肪、平滑肌、毛囊、皮脂腺和汗腺的皮肤组织，部分含牙齿或神经组织）。卵巢皮样囊肿患者预后良好，少数可由鳞状上皮成分恶变为鳞癌，其恶变率一般为 5%，多见于绝经后期妇女。

（二）临床表现

一般无特殊临床症状。部分患者可表现为腹部包块、下腹持续隐痛，肿瘤体积较大者可有腹胀感，轻度腹胀或其他压迫症状（如便秘和尿频等）。如发生肿瘤扭转可引起急性剧烈腹痛。少数患者可伴有月经紊乱或不孕。

（三）实验室检查

畸胎瘤属于卵巢生殖细胞肿瘤，患者可有 AFP 升高，部分患者 AFP 可 > 1000 μg/L，经治疗后 AFP 可恢复正常水平。AFP 对复发和转移有一定预测作用。

（四）超声表现

成熟囊性畸胎瘤属于卵巢生殖细胞肿瘤，病理组织的多样性使其声像图表现多样复杂，其声像图类型可分为囊性型、混合型和实性型。除一般卵巢囊肿特征外，较具特异性的征象有：

1．脂液分层征　肿块浅层为均匀点状中强水平回声，代表比重较低的皮脂和少许毛发，深层为含水的无回声，肿块内高、低回声区之间有一水平分层界面。在高回声水平分界线上方为脂质成分，具有密集细小光点，分界线下方为液性无回声区。体位改变时，该声像图显示的这种脂液分层位置关系不变（图 3-1-14 A）。

2．面团征　肿块无回声区内含高回声团，呈圆形或椭圆形，边缘清晰，浮于囊肿内或附于囊壁一侧，多为毛发与脂类形成的团块（图 3-1-14 B、C）。

3．瀑布征或垂柳征　囊肿中的毛发与脂类物呈松散结合未形成团块时，超声显像表现为表面回声高，后方回声逐渐减低呈瀑布状或垂柳状（图 3-1-14D）。

4．星花征　黏稠的油脂物呈均质密集细小点状强回声，浮游于无回声区，推动和加压时弥散分布的光点可随之移动（图 3-1-14 E）。

5．壁立结节征　囊肿内壁上可见隆起的强回声结节，似乳头状，可为单个或多个，后方可伴声影，结节的组织结构可为脂质、牙齿或骨组织（图 3-1-14 F）。

6．多囊征　囊肿的无回声区可见到小（子）囊，即囊中囊（图 3-1-14 G）。

7．杂乱结构征　复杂成熟囊性畸胎瘤内会有牙齿、骨组织、钙化及油脂样物质。在液性暗区内有明显增强的光点、光团、光斑、并伴有声衰减或声影，图像比较杂乱，但肿瘤仍有完整的包膜回声（图 3-1-14 H）。

8．线条征　肿瘤无回声区可见多条短线状强回声，平行排列，浮于其中，可随体位移动（图 3-1-14I）。

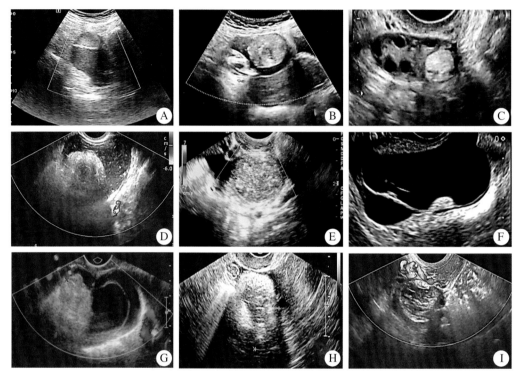

图 3-1-14　卵巢成熟囊性畸胎瘤声像图

A．脂液分层征；B、C．面团征；D．瀑布征；E．星花征；F．壁立结节征；G．多囊征；H．杂乱结构征；I．线条征

当肿瘤内完全为毛发所充满，且油脂物甚少时，呈鸟巢状。声像图表现为仅肿瘤前表面为增强回声或呈弧形强光带，后方伴声影，肿瘤后壁及轮廓不清，此种征象超声探测时易漏诊，应结合临床触诊，仔细观察，与肠气鉴别，明确诊断。极少数囊性畸胎瘤发生恶变时，肿瘤体积显著增大，囊壁不规则增厚，内部实质性成分增多，出现腹水。

超声造影：囊壁灌注呈缓慢、不连续、节段性增强，内壁略毛糙，囊内脂肪组织、毛发等所形成的强回声及类实性中等回声区均无增强。另外，成熟囊性畸胎瘤伴甲状腺成分或神经胶质成分时，内部实质区可见造影剂暗淡充盈，充盈晚于子宫肌层，消退早于子宫肌层。

（五）治疗方法

成熟囊性畸胎瘤为良性肿瘤，如肿瘤较小且无临床症状、无生育要求患者可观察随访。肿瘤较大、影响卵巢储备功能者，应行卵巢肿瘤剔除术或患侧附件切除术。

十三、未成熟畸胎瘤

(一) 病因及病理生理

未成熟畸胎瘤属于恶性肿瘤，肿瘤的恶性程度根据未成熟组织所占比例、分化程度及神经上皮含量而定。该病较为罕见，占卵巢畸胎瘤的 1% ~ 3%。常为单侧，好发于年轻女性，绝经后妇女几乎不发生。肿瘤大小不等，表面光滑或呈分叶状，多为实性，可有囊性区域。肿瘤内部通常由三个胚层分化而来的成熟和未成熟组织混合组成。常见未成熟的神经组织（如原始神经上皮和室管膜结构等）、各种胚胎性组织（如胚胎性软骨和间充质等组织），以及部分来自各胚层的成熟组织混杂其中。未成熟畸胎瘤生长迅速，预后较差，且该肿瘤复发和转移率均高，复发后再次手术可见未成熟肿瘤组织向成熟转化（即恶性程度逆转现象）。

(二) 临床表现

早期肿瘤体积较小时患者可无明显临床症状，晚期或瘤体较大时可产生压迫、浸润及转移，临床表现与其他恶性卵巢肿瘤相似。

(三) 实验室检查

血清学指标 AFP、CA 125 及 CA199 有助于疾病的诊断、检测及预后，但均不属于特异性肿瘤标志物。合并腹水的患者，可采用腹水细胞学查找肿瘤细胞，有助于明确诊断。

(四) 超声表现

二维超声表现为较大的囊实性或实性肿块，其声像图因所含未成熟胚胎组织的占比差异而出现不同表现，大致表现为形态不规则的混合回声团，囊壁厚，内部可有粗大分隔或乳头状实性不规则软组织团块，内部回声结构杂乱，部分也可见稍高回声团（图 3-1-15A）。常合并腹水。

CDFI 和 PW：CDFI 瘤内实性区可显示或多或少的血流信号；PW 可测及低阻型血流频谱，可与成熟畸胎瘤相鉴别，后者瘤内无血流信号（图 3-1-15A、B）。

(五) 治疗方法

未成熟畸胎瘤属于卵巢恶性肿瘤，手术是其主要治疗方法，也可辅以化疗及放疗。对无生育要求患者进行全面分期手术；年轻希望保留生育功能者，建议行保留生育功能手术；儿童青少年可不用全面分期手术；复发者主张积极手术。

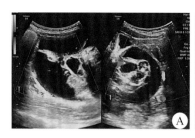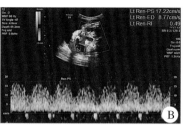

图 3-1-15　未成熟畸胎瘤声像图

A．二维超声显示腹腔一混合回声团，边界尚清，内回声不均匀，可见不规则液性暗区及多个强回声光团，部分可见较厚分隔；CDFI 示实性团块周边及内部可探及较丰富血流信号。B．PW 测及低阻型动脉血流

十四、鉴别诊断要点及诊断思维

（一）鉴别诊断要点

1．卵巢细微变化者可行经阴道超声检查，使其回声特征与血流显示更清晰；卵巢位置过高或肿物较大者应行经腹部超声检查。

2．超声鉴别卵巢良恶性肿瘤，除根据肿物形态、回声、囊壁的厚度外，还应仔细观察肿物内部及周边血流特点及其阻力指数。

3．附件占位病变，应仔细观察其血流频谱特征，恶性肿瘤内多可探及低阻型动脉血流信号。

4．卵巢肿瘤早期可无任何症状，出现症状就诊时往往已到中晚期，故高危人群应定期进行妇科检查。拟诊为卵巢非赘生性囊肿者应提示患者定期复查。

（二）病例及鉴别诊断思维

病例 1（巧克力囊肿）

患者为 41 岁女性，主诉"发现腹部肿块 2 个多月，经量增多 1 个月"。

现病史：患者自诉 2 个多月前平躺时扪及腹部有一肿块，无压痛，1 个多月前出现经量增多，经期延长，血红蛋白 75 g/L，CA125：77.14 U/ml，伴随尿频、尿急症状。

既往史：既往因"异位妊娠"在外院行"经腹患侧输卵管切除术"（具体不详），其余无特殊。

月经史：既往月经规律，月经量中等，颜色正常，有痛经史。

婚育史：已婚未育。

专科情况：宫体后位，如孕 3 个月大小，质地中等、活动度一般、无压痛；左侧附件区可扪及一大小约 14 cm×10 cm 的包块，边界清楚、活动度差、无压痛，右侧附件区探查欠清。

超声检查： 二维超声显示子宫后位，体积增大，大小约 11.1 cm×8.0 cm×9.8 cm，宫壁光点增粗、分布欠均匀，子宫壁显示数个类椭圆形低回声团，其中较大者位于前壁，大小约 6.2 cm×6.0 cm×3.2 cm，边界清晰，内部回声欠均匀。内膜线清晰，厚约 1.2 cm。宫腔内未见异常声像。宫颈未见明显异常回声。右侧卵巢未见明显异常声像改变。左侧卵巢未显示，子宫左后方可见一大小约 11.1 cm×8.8 cm×7.9 cm 囊性包块，囊壁欠光整，囊内充满光点（图 3-1-16A）。

CDFI： 子宫壁低回声团周边及内部可见小条状彩色血流信号，子宫左后方囊性包块囊壁及光带上可见点状彩色血流信号，其内未见明显彩色血流信号（图 3-1-16B）。

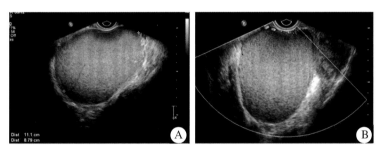

图 3-1-16　患者卵巢超声声像图（卵巢子宫内膜异位囊肿）

A．二维超声显示子宫左后方囊性包块，边界清晰，囊内见细密点状回声；B．CDFI 示囊性包块囊壁点状彩色血流信号

手术方式： 腹腔镜下盆腔子宫内膜异位病灶清除 + 子宫肌瘤剥除 + 左侧附件切除 + 盆腔粘连松解术。

术中所见： 左侧卵巢一大小约 13 cm×10 cm 的囊肿，与子宫后壁、左侧阔韧带后叶及左侧盆壁腹膜致密粘连，超声刀分离粘连。子宫前壁见一瘤结节突出，后壁饱满，表面见数个暗褐色颗粒样结节及水泡样组织，双侧输卵管及右侧卵巢外观未见异常。

剖视标本： 子宫肌壁间瘤结节直径约 6 cm，质软。左侧卵巢囊肿内为咖啡色样液体，囊壁光整，左侧输卵管未见异常。术中病理：（左卵巢）结合大体所见符合内膜异位囊肿，子宫平滑肌瘤，区域富于细胞。

病理结果：（左卵巢）子宫内膜异位囊肿（图 3-1-17）；子宫平滑肌瘤。

诊疗思维：

1. **临床表现**　患者因扪及腹部包块进而在检查过程中发现附件区肿物，伴随症状有经量增多 1 个月。实验室检查未见特异性征象。临床表现未指向特定疾病。

2. **肿块来源的判定**　超声提示子宫有数个低回声块影，其中一个直径达 6 cm，考虑子宫肌瘤可能性大。左侧附件区可见一大小约 13 cm×10 cm 的肿块，同时左侧

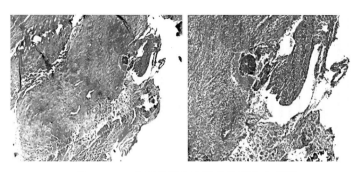

图 3-1-17　左卵巢子宫内膜异位囊肿病理图

卵巢未见显示，此为卵巢来源的可能性相对较大，需与卵巢囊腺瘤、卵巢子宫内膜异位囊肿、畸胎瘤、Krukenberg 瘤等相鉴别。

3．肿物良恶性的判断　可从患者的临床表现、实验室检查、肿物的超声表现等方面对其进行判断。患者因发现盆腔肿物入院，入院后相关的肿瘤标志物检测未提示明显异常，既往无恶性肿瘤病史，因此为卵巢恶性肿瘤的可能性相对较小，超声进一步提示符合卵巢子宫内膜异位囊肿声像（表 3-1-1）。

表 3-1-1　附件包块鉴别诊断

	巧克力囊肿	囊腺瘤	畸胎瘤
临床表现	月经不调，痛经伴进行性加重	无明显临床症状	无明显临床症状
大小	中等或偏大	大或巨大	中等
内部回声	内充满细密光点回声	无回声内有细小回声	强回声、低回声或混合回声
囊壁厚度	厚薄不均	较厚	较厚
CDFI	囊内无血流信号，囊壁或可见血流信号	囊壁及囊内分隔上可见血流信号	无明显血流信号

对比病例 1：畸胎瘤

患者为 22 岁女性，发现盆腔包块 9 天。此例患者为育龄期女性，既往月经周期无异常，检查发现多个盆腔肿物，既往史、个人史无特殊，实验室检查未见明显异常。超声下见肿物以囊性回声为主，内回声不均匀，可见团块状高回声，内未见明显分隔，可见"面团征""瀑布征"，CDFI 示周围及内部未见明显彩色血流信号，考虑为畸胎瘤可能性较大（图 3-1-18）。

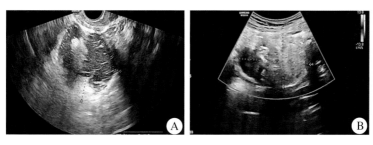

图 3-1-18　对比病例 1 卵巢超声声像图（囊性畸胎瘤）

A．二维超声显示囊性包块内可见团块状高回声及强光带，呈"面团征""瀑布征"改变；B．CDFI
示病灶内部未探及明显彩色血流信号

对比病例 2：黏液性囊腺瘤

患者为 38 岁女性，体检发现盆腔包块。患者系育龄期妇女，月经周期规律，无
痛经史。妇科检查示子宫形态、大小正常，质地中等，活动度好、无压痛。左侧附
件区可扪及一大小约 9 cm×8 cm 的包块，活动度可，边界清楚，右侧附件区未扪及
异常。二维超声可见盆腔内混合回声包块与左侧卵巢紧贴，内透声欠佳，囊壁可见
不规则实性高回声结节向囊腔突起，CDFI 示高回声结节内见星点状血流信号，探及
静脉频谱。此例患者与病例中的附件包块的大小及回声相近，但病例中囊性包块内
无实性部分，而此例卵巢黏液性囊腺瘤内可见纤细分隔，囊壁亦可见乳头状回声突
入囊腔，并可探及血流信号（图 3-1-19）。

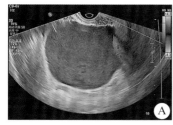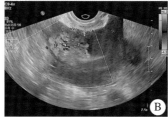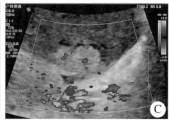

图 3-1-19　对比病例 2 卵巢超声声像图（黏液性囊腺瘤）

A．CDFI 示以囊性为主的混合回声包块，内充满细密光点，内未探及明显异常彩色血流信号；B、C．
CDFI 示囊壁可见不规则高回声结节向囊腔突起，内可探及星点状血流信号

病例 2（成熟型囊性畸胎瘤）

患者为 60 岁女性，主诉"发现盆腔包块 1 周多，便秘 2 年多"。

现病史：患者已绝经 10 年多，2 年多前开始便秘，无血便。外院超声检查提
示：子宫后方偏左侧见一稍高回声包块，大小约 7.9 cm×4.3 cm，边界较清，规整，
内回声不均匀，周边及内部未见明显彩色血流信号。

既往史及个人史：无特殊。

月经史：已绝经 10 年多。

专科情况：外阴发育正常，阴道通畅，可见少许白色分泌物，无明显异味，宫颈正常大小、光滑，无接触性出血，无举痛，子宫前位，子宫后方可扪及一大小约8 cm×5 cm肿物，质硬，活动度可，无压痛、反跳痛，双侧附件区及盆腔未扪及明显异常。

超声检查：子宫前位，子宫缩小，宫壁光点分布均匀，未见实性团块回声。宫腔线欠清，内膜呈线状，宫腔内未见异常声像。宫颈内部未见异常回声。右侧卵巢大小为1.5 cm×0.8 cm。左侧卵巢显示不清，左侧附件区可见一个椭圆形混合回声团，大小约8.6 cm×5.7 cm，边界清晰，内部回声不均匀，内可见均质密集细小点状强回声（图3-1-20）。

CDFI：左侧附件区混合回声团周边及内部未见明显彩色血流信号。

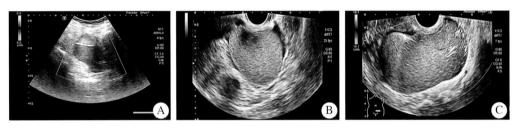

图3-1-20　患者卵巢超声声像图（成熟囊性畸胎瘤）
经腹部联合经阴道扫查，均可见患者左侧附件区混合回声团，其内可见均质密集细小点状强回声，加压时点状回声可移动

手术方式：腹式全子宫切除＋双侧附件切除＋盆腔粘连松解术。

术中所见：子宫前位，萎缩，表面光滑，左侧附件区可见一大小8 cm×8 cm×7 cm包块，可见少许粘连带，右侧附件区未见明显异常。术中冰冻病理提示：左侧卵巢成熟囊性畸胎瘤，腹腔冲洗液未见明显肿瘤细胞。

病理结果：（左附件）卵巢成熟囊性畸胎瘤（图3-1-21），同侧输卵管黏膜慢性炎。

诊疗思维：

1. 肿物来源的判定　患者为中老年女性，无子宫病变相关临床表现（如异常阴道流血流液），超声提示子宫未见明显异常，可以基本排除肿物为子宫来源的可能。患者左侧附件区可见一个椭圆形混合回声团，边界清晰，内部回声不均匀，左侧卵巢显示不清，考虑病灶为卵巢来源的可能性大。

2. 卵巢肿物性质的判定　根据患者的个人史、家族史、实验室检查（如CA125），一定程度上可以辅助卵巢肿物良恶性的判定。此例中，患者检查发现盆腔肿物，既往史、个人史无特殊，实验室检查未见明显异常。二维超声检查见肿物以囊性回声为主，内回声不均匀，内未见明显分隔，无腹水、恶性病灶转移征象，CDFI示周围及内部未见明显的血流信号，由此可初步判定肿物为良性的可能性较大。

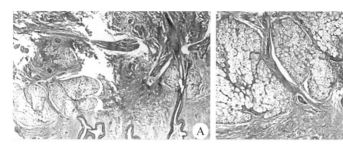

图 3-1-21 患者左侧卵巢成熟囊性畸胎瘤病理图

A．左侧卵巢成熟囊性畸胎瘤（HE×40）；B．左侧卵巢成熟型畸胎瘤（HE×100）

3．疾病的鉴别诊断 根据肿物超声声像表现，需鉴别的病变主要包括卵巢子宫内膜异位囊肿、黏液性囊腺瘤、盆腔脓肿等，需结合患者一般信息、临床表现及实验室检查充分研判。

对比病例 1：卵巢子宫内膜异位囊肿

患者为 32 岁女性，主诉"卵巢囊肿"，平时月经规律，有痛经史。仅从超声声像图来看此例患者与病例中的附件包块的回声相近，均可见肿物内不均匀回声（图3-1-22）。但卵巢内膜异位囊肿常发生于育龄妇女，而病例中患者为绝经多年的中年妇女，发生卵巢子宫内膜异位症的可能性较低。

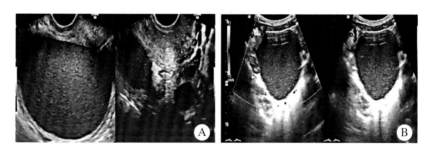

图 3-1-22 对比病例 1 卵巢超声声像图（卵巢子宫内膜异位囊肿）

A．二维超声显示右侧附件区一囊性包块回声，边界清楚，内充满密集点状回声；B．CDFI 示包块内部未探及明显血流信号

对比病例 2：盆腔脓肿

患者为 32 岁女性，主诉"腹痛查因"，实验室检查提示中性粒细胞升高，超声检查可见盆腔内边界不清的混合回声团，其内可见不规则的低回声区，CDFI 示团块周边可见较为丰富的血流信号。结合实验室检查，考虑为炎性肿块的可能性较大。超声上炎性肿块的声像表现为盆腔或附件区的混合回声团，肿块内部组织可坏死液化（图 3-1-23）。

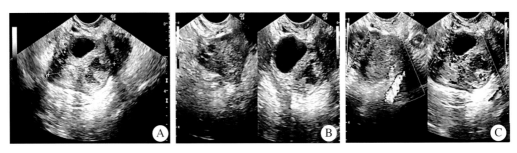

图 3-1-23　对比病例 2 卵巢超声声像图（盆腔脓肿）

A、B．二维超声显示子宫后方可见一不规则混合回声团，边界欠清，内回声不均匀；C．CDFI 示混合回声团周边及内部可探及较丰富条状血流信号，团块内部液性暗区处未探及明显血流信号

对比病例 3：黏液性囊腺瘤

患者为 45 岁女性，主诉"绝经 1 年多，发现盆腔包块 10 多天"，伴腹胀，无腹痛、阴道流血流液。专科检查提示右侧附件区可扪及一质硬包块，大小约 17 cm × 15 cm，边界清楚，无压痛。该病例中肿物体积巨大，超声声像图提示以囊性为主，内见多发高回声分隔，边界清晰，后方回声增强，具有囊腺瘤的相关特点，与畸胎瘤较易鉴别（图 3-1-24）。

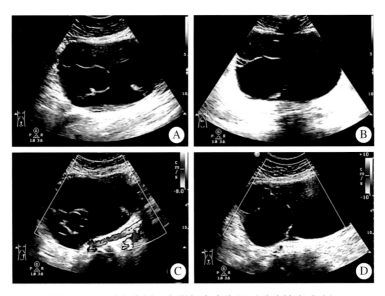

图 3-1-24　对比病例 3 卵巢超声声像图（黏液性囊腺瘤）

A、B．二维超声显示腹腔可见一巨大囊性包块，囊性包块内可见多发高回声分隔，边界尚清晰，后方回声增强；C、D．CDFI 示囊壁及分隔上可探及小条状血流信号

对比病例 4： 未成熟畸胎瘤

患者为 25 岁女性，主诉"下腹坠胀不适 1 个月"，实验室检查提示 CA125：116.9 U/ml，CA199：45.69 U/ml，外院 CT 检查结果提示卵巢生殖细胞来源肿瘤，畸胎瘤（未成熟？）可能。超声检查提示畸胎瘤可能。成熟囊性畸胎瘤与未成熟畸胎瘤在常规二维声像图表现方面差异不大，其鉴别要点主要在于患病人群年龄及肿物内血供情况，肿瘤短期内迅速增大者，如年轻妇女肿瘤内部实性低回声，不均质成分增多，且实性区内有血流信号频谱，则应考虑恶性畸胎瘤的可能（图 3-1-25）。

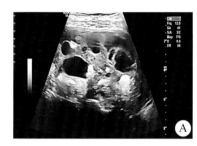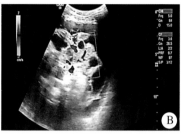

图 3-1-25　对比病例 4 卵巢超声声像图（未成熟畸胎瘤声像图）

A．二维超声显示子宫右上方可见一个类圆形混合回声团，边界尚清晰，内部回声不均匀，内见多个分隔光带及高回声团；B．CDFI 示混合回声团周边及内部可探及小条状血流信号

卵巢囊性病变诊疗思维导图见图 3-1-26。

（三）鉴别诊断思维流程（图 3-1-26）

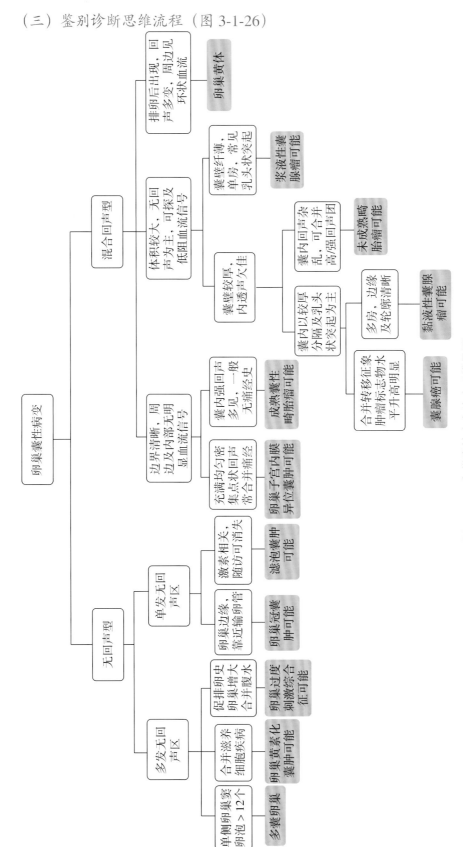

图 3-1-26   卵巢囊性病变诊疗思维导图

第二节　实质性病变

一、卵巢纤维瘤

（一）病因及病理生理

卵巢纤维瘤（fibroma）是最常见的卵巢性索 - 间质肿瘤，起源于卵巢表面的体腔上皮和其下的卵巢间质，属于卵巢良性肿瘤。多发于围绝经期妇女，发病率占卵巢肿瘤的 2% ～ 4%。单侧多见，双侧发病者约占 10%，肿瘤大小不定。卵巢纤维瘤是由幼稚或成熟的成纤维细胞及疏松的纤维结缔组织两种成分所组成。当肿块富含成熟的成纤维细胞且间质较少时，质地较硬，临床上常因肿块质硬且与子宫体分界不甚清楚而误诊为浆膜下子宫肌瘤。当肿块内含幼稚成纤维细胞较多而成熟成纤维细胞较少时，肿块质地较软，临床易误诊为卵巢肿瘤。当肿瘤生长到一定程度时多合并腹水，一方面增大的肿瘤可压迫卵巢门部的淋巴管和血管，使血管受阻、脉管内静水压增高，液体由管内渗出到腹腔内；另一方面，肿瘤持续地对腹膜产生机械性刺激，使腹膜渗出亢进亦可形成腹水。

卵巢纤维瘤的大体观多呈圆形、椭圆形、肾形或有分叶的结节状，表面较光滑，实性、质硬，有完整包膜，切面多呈灰白色、白色或粉白色编织状，可有囊变、玻璃样变、钙化或坏死。镜下观主要由束状或编织状排列的梭形纤维母细胞及纤维细胞构成，细胞呈梭形或椭圆形，透明样变性后，呈大片嗜红色均质结构。肿瘤内血管较稀少。根据纤维细胞及胶原纤维的比例不同，可分为细胞型和纤维型。免疫组织化学检测表现为 Vimentin 阳性。

（二）临床表现

1. 月经紊乱　30% ～ 54% 的卵巢纤维瘤患者无临床症状，在体检或其他腹部手术时偶被发现。部分患者合并有内分泌功能异常，临床上可出现月经紊乱、绝经后阴道不规则出血、闭经、不孕等症状。

2. 盆腔包块　卵巢纤维瘤形态悬殊，多数为中等大小，平均直径约 10 cm。瘤体光滑、质硬是重要的临床特点。

3. 胸腔积液、腹水　约 15% 的卵巢纤维瘤合并胸腔积液、腹水，称为梅格斯综合征（Meigs syndrome）。肿瘤切除后，胸腔积液、腹水可在 2 周时间内迅速消退且不再复发。卵巢纤维瘤合并腹水者常见于肿瘤较大、瘤体间质有水肿的患者。临床上可表现为腹胀、腹部膨隆、胸闷、气短、排尿困难等症状。

4. 腹痛 卵巢纤维瘤为实性瘤体，质地硬，质量较重，近半数患者临床上有腹痛症状。病灶也可随患者体位变化而发生扭转。

（三）实验室检查

检查肿瘤标志物如血清 CA125、HE4 等可对包块进行鉴别诊断。对于月经紊乱的纤维瘤患者，可进行性激素检查了解肿瘤是否有内分泌功能。对于合并腹水、胸腔积液者，可进行肝功能、肾功能等检查进行鉴别诊断。

（四）超声表现

二维超声示单侧卵巢内可见一个圆形或椭圆形实性低回声肿块，边界及轮廓清晰，无包膜回声，内部回声均匀或不均匀，其回声因成分占比差异而有所不同，主要包括均质低回声型、低回声衰减型、强回声不均匀型、变性型（囊性变、坏死液化或钙化）及不均匀低回声型等。肿块后方回声衰减，衰减明显可致边界显示不清（图 3-2-1A）。

CDFI：肿块近场可探及少许血流信号及中等阻力动脉频谱，肿块远场因声衰减常无血流信号显示（图 3-2-1B）。

超声造影：超声造影可显示瘤体内造影剂呈中低强度的均匀性增强，开始增强时间晚于子宫肌层，多呈周围向中央的向心性增强，消退则早于子宫肌层，并见包膜呈环状、半环状增强。瘤体内一般不出现异常的粗大血管。部分瘤体内部可见无造影剂灌注区。时间 - 强度曲线定量分析显示，始增时间与宫体接近或晚于宫体，曲线上升支缓慢，峰值强度多低于子宫肌层，消退后呈持续低增强。

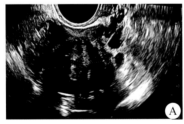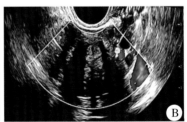

图 3-2-1 卵巢纤维瘤声像图

A. 二维超声显示附件区一混合回声团，边界尚清，内回声不均匀，后方回声衰减；B. CDFI 示团块近场可探及少许点状血流信号

（五）治疗方法

因卵巢纤维瘤体积增大可引发腹水等征象，其治疗主要以手术为主。单侧肿瘤应行卵巢肿瘤剔除术或患侧附件切除术，双侧肿瘤者应行双侧卵巢肿瘤剔除术。绝经后妇女可考虑行全子宫及双侧附件切除术。

二、卵巢 Brenner 瘤

（一）病因及病理生理

卵巢 Brenner 瘤（勃勒纳氏瘤）为卵巢上皮性肿瘤，又称卵巢纤维上皮瘤，占卵巢肿瘤的 2% ~ 3%。肿瘤大小不一，其组织来源目前认为是由特殊的上皮细胞同致密的纤维结缔组织所组成，患病人群年龄跨度较大，半数患者在 50 岁以上。可分为良性、交界性和恶性三种类型，其中良性占大部分。良性 Brenner 瘤基本组织成分为上皮细胞巢和纤维组织，多为单侧，肿瘤呈实质性，常与囊性卵巢肿瘤如黏液性囊腺瘤、子宫内膜样肿瘤等同时发生，为附着在壁上的硬结节，与周围分界清楚，切面呈纤维瘤样，有砂粒状钙化。其大体表现多为实性结节型肿块，无明确的包膜，呈灰白色或略为黄色，可有囊腔形成，常含黏液。镜下表现为在丰富的纤维间质内有圆形、界线清楚的上皮细胞巢，间质可见灶性玻璃样变和钙化。恶性 Brenner 瘤中未见典型良性 - 增生性 - 恶性病变的移行过程。

（二）临床表现

1. 良性 Brenner 瘤　大多数无症状，约半数在其他肿瘤诊断或手术时发现。

2. 交界性 Brenner 瘤　单侧多发，症状可有阴道流血。

3. 恶性 Brenner 瘤　单侧或双侧发生，体积较大，常见症状为阴道流血、腹胀、腹痛等，偶有腹水。

（三）实验室检查

目前卵巢恶性 Brenner 瘤尚无特异性标志物。血清 CA125 仍是判断包括卵巢 Brenner 瘤在内的卵巢上皮性肿瘤良恶性的首选参考指标，在一定条件下用于预测治疗效果及判断预后。

（四）超声表现

卵巢 Brenner 瘤典型的二维超声表现为卵巢内的实性肿块，瘤体内部回声常因明显衰减而显示不清，整个瘤体表现为扇形深重声影，呈"蛋壳征"。当肿瘤与其他囊性卵巢肿瘤并存时，声像图较复杂，可以在囊肿内或囊壁上找到瘤体。部分瘤体内部为密集均匀稍低回声，由于透声性可，后方回声轻度增强，类似囊性肿物，与巧克力囊肿的云雾状高回声相似，但没有囊壁结构，内部回声在调大增益后可见轻度栅栏状衰减（图 3-2-2A、B）。

CDFI：肿瘤内部可见散在分布的较微弱的血流信号，可探及低速、中等阻力血流频谱（图 3-2-2C、D）。

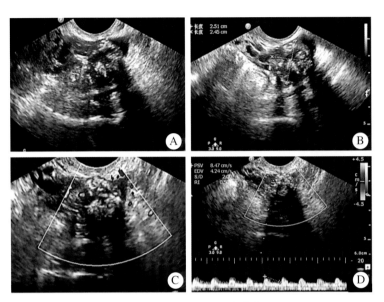

图 3-2-2　卵巢 Brenner 瘤声像图

A、B. 二维超声显示附件区一混合回声团，边界欠清，内可见强回声光点，后方回声衰减；C、D. CDFI 示团块周边及内部可探及点状血流信号

（五）治疗方法

根据肿瘤性质、分期、患者年龄、生育要求等决定治疗方法。手术是 Brenner 瘤的主要治疗方法，对于良性和交界性 Brenner 瘤，年轻患者可行肿瘤剥除或单侧附件切除术，绝经后患者可行附件切除加子宫切除术。对于恶性 Brenner 瘤，早期患者行卵巢癌分期手术，晚期患者行肿瘤细胞减灭术。铂类联合紫杉醇方案的术后化疗在恶性 Brenner 瘤中显示出了一定的生存优势，大多数患者对化疗敏感，但复发率较高。

三、卵泡膜细胞瘤

（一）病因及病理生理

卵泡膜细胞瘤（thecoma）是一种来源于原始性腺中的性索及间质组织的卵巢性索 - 间质肿瘤，占卵巢肿瘤的 5%～9%，多为良性，2%～5% 为恶性。多为单侧发生，常与卵巢颗粒细胞瘤合并存在，是具有内分泌功能的卵巢实性肿瘤，能分泌雌激素，常合并子宫内膜病理性增生。病理大体观表现为圆形或椭圆形，表面被覆有光泽、薄的纤维包膜，切面实性灰白色。镜下观可见瘤细胞呈短梭形，胞浆富含脂质呈空泡状，细胞交错排列呈漩涡状，被结缔组织分隔。

（二）临床表现

卵泡膜细胞瘤多见于绝经前后妇女，青春期很少见。临床多为偶然发现盆腔包块。卵泡膜细胞瘤能分泌雌激素，引起相应临床症状，如生育期月经失调、绝经后阴道出血等。含间质成分时症状更为明显，也可分泌雄激素（常见于黄素化的卵泡膜细胞瘤）而产生男性化症状，部分患者因卵巢肿瘤蒂扭转突发下腹痛就诊，也有的无内分泌症状。肿瘤增大时，伴胸腔积液和腹水，称"梅格斯综合征"。有报道指出，卵泡膜细胞瘤患者可有对侧卵巢间质增生，可伴子宫内膜癌而出现相应的临床表现。

（三）实验室检查

卵泡膜细胞瘤瘤体较大时，可出现腹水及 CA125 升高。卵泡膜细胞瘤本身并不产生 CA125，而是增大的肿瘤刺激引发 CA125 升高。对于有激素异常症状（如雌激素或雄激素过多）的患者，应进行适当的激素检查（如抑制素、雌激素、雄激素、AMH）。

（四）超声表现

卵巢内可见圆形或椭圆形肿块，多为单侧，边界清楚，以实性为主，内部呈低回声，回声欠均匀，合并囊性变时可见液性暗区（图 3-2-3A、B）。出血坏死时，液性暗区中见少许光点。含纤维组织多的肿物后方回声衰减明显，含卵泡膜细胞多、纤维组织少的肿物后方可无明显变化。合并胸腔积液、腹水时可见胸腔积液、腹水暗区。

部分富含脂质的卵泡膜细胞瘤表现为内部均匀点状回声，甚至无回声。少数卵泡膜细胞瘤超声表现为以囊性为主的囊实性肿块。

CDFI：肿瘤内部可探及散在分布的较少星点状血流信号，常可测及低速中等阻力血流信号（图 3-2-3C）。

超声造影：同本节卵巢纤维瘤超声造影表现（图 3-2-3D）。

（五）治疗方法

治疗方案同良性的卵巢性索 - 间质肿瘤，主要通过手术进行治疗。可行卵巢肿瘤或患侧附件切除，绝经后女性可行全子宫切除加双附件切除。

四、颗粒细胞瘤

（一）病因及病理生理

颗粒细胞瘤（granular cell tumor）来源于卵巢间质和性索组织，占所有性索

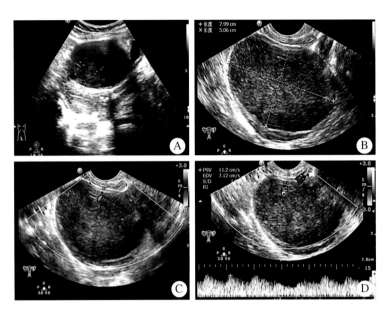

图 3-2-3 卵泡膜细胞瘤声像图

A、B. 二维超声显示附件区一低回声团，边界尚清，内可见密集点状回声；C. CDFI 示团块周边及内部可探及点状血流信号；D. PW 测及肿块内中 - 低阻动脉血流信号

间质肿瘤的 70%、所有卵巢肿瘤的 5% ~ 8%。可分为成人型颗粒细胞瘤（adult granulosa cell tumor，AGCT）和幼年型颗粒细胞瘤（juvenile granulosa cell tumor，JGCT）。其中成人型颗粒细胞瘤占 95%，为低度恶性肿瘤，可发生于任何年龄，发病高峰为 45 ~ 55 岁。肿瘤能分泌雌激素，青春期前患者可出现性早熟，生育年龄患者出现月经紊乱，绝经后期患者则有不规则阴道出血，常合并子宫内膜增生，甚至发生癌变。肿瘤大多为单侧发病，切面观呈圆形或椭圆形，呈分叶状，表面光滑，内为实性或部分囊性。肿瘤组织脆而软，伴出血坏死灶。镜下颗粒细胞环绕成小圆形囊腔，呈菊花样排列，中心含嗜酸性物质及核碎片（Call-Exner 小体）。瘤细胞呈小多边形，偶呈圆形或圆柱形，细胞质嗜淡伊红或中性，细胞膜界限不清，核圆，核膜清楚。预后较好，5 年生存率达 80% 以上，但有晚期复发倾向。幼年型颗粒细胞瘤罕见，仅占 5%，恶性度极高，主要发生在青少年，98% 为单侧。镜下呈卵泡样，缺乏核纵沟，细胞质丰富，核分裂更活跃，极少含 Call-Exner 小体，10% ~ 15% 呈重度异型性。

（二）临床表现

由于肿瘤具有雌激素活性，当肿瘤分泌雌激素时，临床上表现为女性化征候群。青春期可出现性早熟，生育期妇女可出现月经过多，或绝经妇女可出现绝经后阴道流血，甚至月经周期重现。常合并子宫内膜病理性增生，甚至发生子宫内膜癌变。

（三）实验室检查

血清抗苗勒管激素（AMH）和抑制素 B 可作为卵巢颗粒细胞瘤诊断标志物，同时联合 AMH 和抑制素 B 可提高对复发性疾病的检测。中性粒细胞 / 淋巴细胞比率（neutrophil to lymphocyte ratio，NLR）是一种新型诊断标记物，颗粒细胞瘤患者 NLR 水平一般高于健康者。

（四）超声表现

二维超声显示卵巢内可见卵圆形或圆形的实性混合回声团，大小一般介于 3 ～ 12 cm，包膜完整，形态规则或呈分叶状，与周围边界较清楚；肿瘤实性组织内部回声不均（多为坏死引起）。部分肿瘤呈囊实性，内呈混合回声或低回声，实性部分较多，囊性部分通常可见多个小房状结构，呈典型的"瑞士奶酪"征象。肿块内往往见出血成分。

CDFI：肿块内部可探及较丰富血流信号（图 3-2-4、图 3-2-5）。

（五）治疗方法

治疗方案主要为手术联合化疗。手术包括保留生育功能手术、全面分期和肿瘤细胞减灭术。年轻的颗粒细胞瘤患者实施保留生育功能手术，需综合考虑病理学类型和期别，Ⅰ期患者可选择保留生育功能的单纯卵巢 - 输卵管切除术。早期颗粒细胞瘤通常无须行腹膜后淋巴结清扫术。

术后化疗：①ⅠA 和ⅠB 期，G1 分化，全面分期术后，无须辅助化疗；②ⅠA

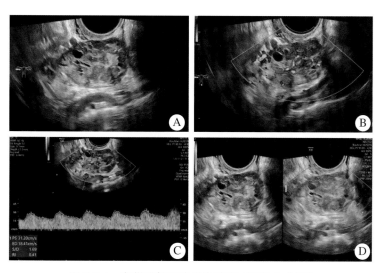

图 3-2-4　卵巢颗粒细胞瘤声像图（实性为主型）

A．二维超声显示右侧附件区见一混合回声团，边界尚清，内可见多个无回声暗区，呈"奶酪"状；B．CDFI 示肿块周边及内部可探及条状血流信号；C．PW 测及肿块内部血流阻力 RI：0.41；D．弹性成像显示肿块内部硬度不均

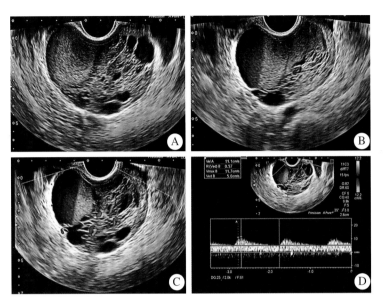

图 3-2-5　卵巢颗粒细胞瘤声像图（囊实性型）

A、B. 二维超声显示附件区可见一混合回声团，边界尚清，内回声不均匀，内可见多个无回声暗区；C. CDFI 示肿块内可探及条状血流信号；D. PW 测及肿块内部血流阻力 RI：0.57

和 I B 期，G2 分化，可观察或酌情给予 3 ~ 6 个疗程化疗；③其他 I 期，全面分期术后，化疗 3 ~ 6 疗程；④ II ~ IV 期：接受满意肿瘤细胞减灭术的患者共化疗 6 疗程或在血清肿瘤标志物正常后至少化疗 2 个疗程；⑤早期恶性性索 - 间质肿瘤是否需要辅助治疗存在争议。 I A 期颗粒细胞瘤可不需化疗， I C 期幼年型颗粒细胞瘤和 I C2 期成年型颗粒细胞瘤需行术后化疗；⑥化疗方案首选 TC 方案（卡铂 + 紫杉醇），备选有 EP 方案、BEP 方案。

五、无性细胞瘤

（一）病因及病理生理

无性细胞瘤（dysgerminoma）又称种子细胞瘤、生殖细胞瘤，属于卵巢恶性生殖细胞肿瘤，占卵巢原发性恶性肿瘤的 5%，占所有卵巢肿瘤的 2% 左右，占卵巢恶性生殖细胞肿瘤的 32.8%。约 75% 的无性细胞瘤发生于青少年和年轻成人，发病年龄多在 30 岁以下。无性细胞瘤组织异型性程度多变，约 1/3 呈侵袭性。病理大体观呈分叶状肿块，质硬、奶油色或浅棕色。镜下肿瘤由未分化的生殖细胞组成，呈大泡状，胞质清亮，细胞界限清楚，细胞核居中。基质被小淋巴细胞簇浸润，常含肉芽肿。

（二）临床表现

无性细胞瘤早期无明显症状，患者往往是发现盆腔包块就诊。因肿瘤生长迅速，患者可因肿块破裂伴腹腔积血或肿块扭转致腹部膨胀和疼痛就诊。若肿瘤具有雌激素活性，患者可出现异常子宫出血等症状。晚期可有恶病质表现。

（三）实验室检查

无性细胞瘤含合胞体滋养层巨细胞，后者可产生胎盘碱性磷酸酶（ALP）和乳酸脱氢酶（LDH），属于非特异性指标。此外 3% ～ 5% 的无性细胞瘤可产生 hCG。无性细胞瘤一般不产生甲胎蛋白（alpha-fetoprotein，AFP），但有病例报道患者血清 AFP 可出现临界性升高（＜ 16 ng/ml），最常发生于存在含卵黄囊成分的混合性生殖细胞肿瘤时。八聚体结合转录因子 4（octamer-binding transcription factor 4，OCT4）参与胚胎发育过程中多能性的调节，相关研究表明，OCT4 在无性细胞瘤中表达，有助于检测卵巢外部转移性无性细胞瘤的小病灶，也有助于区分无性细胞瘤与其他卵巢原发性和转移性肿瘤。

（四）超声表现

二维超声显示附件区圆形、椭圆形或分叶状混合回声团，可为实性或囊实性，常见单侧，肿瘤通常较大，直径可达 10 cm 以上，有包膜，肿块边界尚清晰，内部为实性不均质稍低回声，后方无明显声衰减。瘤体中部可见树枝状稍高回声分隔，将实性肿瘤组织分隔成小叶状低回声区（图 3-2-6A）。常可显示因出血坏死形成的不规则液性暗区及条索状回声。可合并腹水声像。

CDFI 示稍高回声分隔上可探及血流信号（图 3-2-6B），PW 测及血流阻力呈高速低阻（图 3-2-6C）。

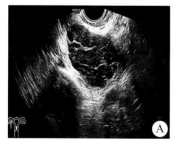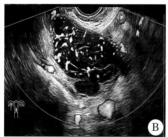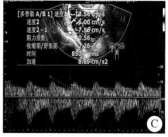

图 3-2-6　无性细胞瘤声像图

A．盆腔内见一椭圆形实性肿物，边界清晰，回声中等、不均匀，中央似有叶脉状高回声带；B．CDFI 示实性肿物内的高回声带上见较丰富血流信号；C．PW 测及血流阻力指数（RI：0.56）

（五）治疗方法

对有生育要求的任何期别无性细胞瘤患者均可行保留生育功能的全面分期术，保留无肿瘤浸润的子宫和对侧卵巢或部分卵巢组织，对明确的早期儿童 / 青少年无性细胞瘤可不切除腹膜后淋巴结，对于肉眼检查无异常的对侧卵巢，不需进行卵巢活检。无生育要求的无性细胞瘤患者可行全面分期术或肿瘤细胞减灭术。对Ⅰ期无性细胞瘤，在全面分期手术后可随访观察，不需化疗。对其他期别的无性细胞瘤患者在分期手术或满意的肿瘤细胞减灭术后，应接受 3 ~ 4 个疗程化疗，或在血清肿瘤标志物检测正常后再化疗 2 个疗程。化疗可选 BEP 方案或 EP 方案。Ⅰ期推荐 3 个周期，Ⅱ期及以上推荐 4 个周期。

六、内胚窦瘤

（一）病因及病理生理

内胚窦瘤（endodermal sinus tumor）又名恶性卵黄囊瘤，起源于卵巢生殖细胞，属生殖细胞恶性肿瘤。因其病理结构与大鼠卵黄囊内胚窦的结构相似且来源于原始卵黄囊而得名。约占卵巢生殖细胞恶性肿瘤的 20%，占所有卵巢恶性肿瘤的 1%，是发生率仅次于卵巢无性细胞瘤的第二大卵巢生殖细胞恶性肿瘤，其恶性程度较高，易早期转移，首先累及腹主动脉及髂总淋巴结。肿瘤向周围组织浸润，血行转移。一般可合并血性腹水，预后较差。主要发生在儿童及青年妇女，约 1/3 的卵巢卵黄囊瘤患者在月经初潮前被诊断。肿瘤多为单侧，大体观呈圆形或卵圆形，体积较大、包膜完整、质脆，易发生破裂，其切面为实性，合并多发小囊，囊内含胶状囊液，容易合并明显出血坏死，呈灰红、红褐色。镜下观可见空泡网状结构和内皮窦样结构。卵巢内胚窦瘤常混合其他类型的生殖细胞肿瘤成分，以混合无性细胞瘤、未成熟畸胎瘤组织者多见。

（二）临床表现

慢性腹、盆腔痛是内胚窦瘤最主要的首发症状（约占 75%），10% 的内胚窦瘤患者是因为囊内出血、扭转、破裂等急腹症被发现，无症状的盆腔包块约占 10%。内胚窦瘤生长快，易发生包膜破裂及腹腔内种植，常见症状包括腹部包块、腹胀、腹痛及腹水。肿瘤恶性程度高，病情进展快，卵巢内胚窦瘤发生转移率高。

（三）实验室检查

内胚窦瘤可分泌甲胎蛋白（AFP），患者血清 AFP 异常升高，AFP 可准确预测混合型生殖细胞肿瘤中是否含有卵黄囊成分。AFP 可用于卵黄囊瘤治疗后的随访，其水平变化与卵黄囊瘤治疗效果及复发呈正相关。此外，乳酸脱氢酶（LDH）的水平也可能升高，SALL4 和 glypican-3 呈阳性。

（四）超声表现

肿块表现为以实性为主的不规则囊实性结构，瘤体一般较大，实性部分为较均质的等回声或稍低回声，内见大小不一、边界清晰的囊腔散在分布（图 3-2-7A）。囊性部分边缘不规则，内部有回声点，呈细小密集状，其分布受体位影响。实性部分为细小的、分布均匀的等回声，内部可见小的不规则囊腔。可合并盆腔积液、腹水。

CDFI：肿块实性部分可见较丰富血流信号，PW 可探及高速低阻动脉频谱（图 3-2-7B）。

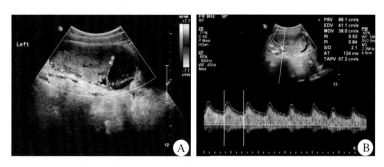

图 3-2-7　左侧卵巢内胚窦瘤声像图（患者 AFP > 10 000 ng/ml）

A．超声示肿块内实质性部分回声相对均匀，并见大小不等的囊腔分布；B．CDFI 示肿块实性部分可探及较丰富低阻血流

（五）治疗方法

治疗原则同恶性生殖细胞肿瘤。

七、卵巢透明细胞癌

（一）病因及病理生理

卵巢透明细胞癌（clear cell carcinoma）是一种罕见的上皮性卵巢癌组织型，属生发上皮源性肿瘤，占所有卵巢恶性肿瘤的 5% ~ 10%，多发生于老年女性。子宫内膜异位症是卵巢透明细胞癌发展的主要危险因素。卵巢透明细胞癌病灶一般较大，多为单侧，双侧发病较少，以单房、囊实性改变多见，表面尚光滑，常合并子宫内膜异位症。大体观肿瘤呈囊实相间，实性部分多呈灰色、鱼肉状，囊性部分囊壁可见黄色乳头状凸起。镜下观，癌组织由透明细胞、嗜酸性细胞和鞋钉样细胞组成，细胞异型性明显。

（二）临床表现

本病早期常无症状，查体可发现盆腔或腹部包块。晚期可有腹胀、食欲下降等症状，部分患者可出现副肿瘤综合征或高钙血症导致的 Q-T 间期缩短及心律失常。据相关研究表明，卵巢透明细胞癌患者血栓栓塞并发症的发生率较高，如深静脉血栓和肺栓塞；随病情进展患者的临床表现可呈恶病质。

（三）实验室检查

卵巢透明细胞癌患者中常有 CA125 升高，但升高水平低于其他组织学类型的卵巢上皮性肿瘤。约 54% 的卵巢透明细胞癌患者有血清 CA199 水平升高。有研究表明，肝细胞核因子 -1β（hepatocyte nuclear factor-1β，HNF-1β）是卵巢透明细胞癌的良好标志物。此外，分子生物学和遗传学研究表明，卵巢透明细胞癌对 ARID1A 和 PIK3CA 突变呈阳性。

（四）超声表现

1. 囊实混合型   此型较为多见，表现为形态规则或不规则囊实性病变，边界尚清，内壁不光滑，为不规则增厚的内壁或囊性区，内可见团块样、菜花状或乳头样实性凸起，实性部分占比不等，囊性部分大多透声差，呈密集点状低回声。CDFI 示实性部分内部及囊壁可见较丰富的血流信号（图 3-2-8）。

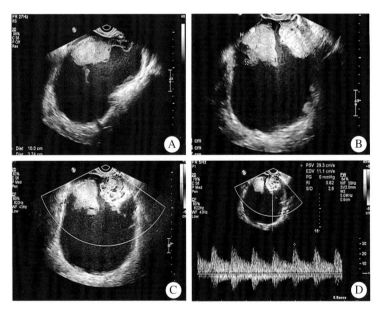

图 3-2-8 卵巢透明细胞癌声像图（囊实混合型）

A、B. 二维超声显示附件区可见一不规则囊实性团块回声，边界尚清，内壁不光滑，内可见不规则实性结节向囊内凸起，边界尚清；C. CDFI 示囊壁及囊内结节内可探及点状血流信号；D. PW 测及囊内结节内血流阻力 RI：0.62

2. 实性为主型   病灶为以低回声为主的实性占位，形态规则或不规则，内部回声不均。CDFI 示病灶内部可探及丰富的血流信号（图 3-2-9）。

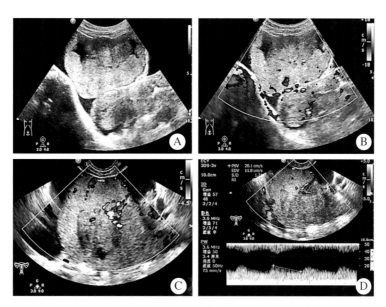

图 3-2-9　卵巢透明细胞癌声像图（实性为主型）

A．经腹二维超声显示子宫前方可见一实性团块回声，边界尚清，内回声不均匀，内可见多个不规则液性暗区；B、C．CDFI 示肿块内可探及丰富血流信号；D．PW 测及肿块内血流阻力 RI：0.41

3．囊性为主型　以液性无回声为主的混合回声病灶，可见包膜，病灶内可见范围较小的低回声团。CDFI 示其内部有或无血流信号，多房囊性病灶少见。

（五）治疗方法

手术联合辅助化疗为主要治疗方式。手术原则为系统分期手术或卵巢肿瘤细胞减灭术，不推荐保留生育功能。其中分期手术治疗包括全子宫切除术、盆腔和主动脉周围淋巴结切除术、网膜切除术和腹膜活检。所有期别的患者均需接受化疗。Ⅰ期患者静脉化疗 3 ~ 6 个疗程，Ⅱ期以上患者至少 6 个疗程。化疗方案与其他上皮性卵巢癌相同，卵巢透明细胞癌对化疗不敏感。对于有 BRCA 基因突变或 HRD 基因突变的透明细胞癌患者，也可以用奥拉帕尼抑制剂（PARPi）维持治疗。

八、卵巢转移性肿瘤

（一）病因及病理生理

卵巢转移性肿瘤（metastatic tumor）是指肿瘤是由其他器官系统的恶性肿瘤转移至卵巢，占卵巢肿瘤的 5% ~ 10%。其原发灶可来源于体内任何部位肿瘤，据统计由胃肠道癌肿转移而来的约占 67%，其次为生殖道癌肿转移，而乳腺癌转移至卵巢的仅占 2.6%。80% 以上转移性卵巢瘤为双侧性，呈肾形或椭圆形，表面光滑或结节状，盆腔内无粘连，切面实性，但有普遍出血坏死小区和囊性变。卵巢库肯伯格瘤（Krukenberg tumor）是其中较为常见的一种转移性腺瘤，来源于胃肠道，其中含特殊的黏液细胞——印戒细胞。库肯伯格瘤常为双侧发病，实性，质硬，表面光滑，平均直径为 10 ~ 15 cm，多与其他器官无粘连。切面为胶质样，呈黄色，可有出血坏死，镜下见有分泌黏液的印戒样细胞，多伴有腹水。此外，子宫内膜癌可以转移至卵巢，有时难与卵巢的子宫内膜样癌鉴别。乳腺癌亦可转移至卵巢，为多发性，早期临床常无明显症状。肝、胆、肺、肾、甲状腺的肿瘤及黑色素瘤亦可转移至卵巢。

（二）临床表现

卵巢转移性肿瘤多见于双侧卵巢，表现为卵巢内多发肾形结节。卵巢转移性肿瘤与原发性卵巢癌有相似的病理组织及组成，原发恶性肿瘤通过卵巢种植、血性转移、淋巴转移等途径蔓延至卵巢组织。原发于胃肠道的卵巢转移瘤称卵巢库肯伯格瘤，该病早期多无症状，发现时常为晚期，可出现腹胀、腹部包块及腹水。由于患者体内原发和继发两种肿瘤同时存在，两者的症状可以独立出现，亦可相互干扰，诊断中需注意综合分析。

（三）实验室检查

可有原发肿瘤的相应肿瘤标志物升高，如在库肯伯格瘤患者中，可有胃肠道肿瘤血清肿瘤标志物 CA199、CEA、CA724 升高，而原发性卵巢上皮性肿瘤的血清肿瘤标志物 CA125 不升高或升高不明显。研究表明，溶酶体蛋白跨膜 4β（LAPTM4β）的表达与转移性卵巢肿瘤患者的预后呈负相关，该基因的过度表达可以是卵巢转移性肿瘤的独立预后标志物。

（四）超声表现

附件区可见不规则形实性混合回声团，呈肾形或分叶状，轮廓清晰，无明显包膜，边缘略不规则。肿块内部呈弥漫性分布的强弱不等或较均匀的实性回声，内可合并边界清晰的圆形无回声区，大小不等，呈散在分布，后方回声有时伴衰减。瘤内出现出血坏死时，局部可出现不规则囊变区，一般后方无增强效应。肿块周围常可见环状血管。双侧卵巢同时发病多见，肿瘤体积较大时多在子宫上方靠拢似哑铃状，中央有界限。当肿瘤边界不清或出现多个团块时，常提示肿瘤已向周围转移，多合并腹水，表现为腹腔内可见积液无回声暗区。

CDFI：肿瘤内部血管分布较原发性卵巢恶性肿瘤少，血流阻力指数降低不明显（图 3-2-10、图 3-2-11）。

超声造影：转移性卵巢肿瘤的造影表现具有多样性，但基本具备卵巢恶性肿瘤的增强特征。来源于胃肠道的卵巢转移癌常有如下表现：注入造影剂后肿瘤内部较

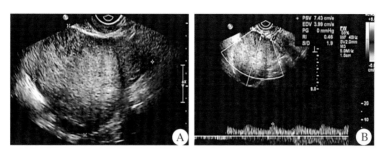

图 3-2-10　库肯伯格瘤声像图

A．经腹二维超声显示子宫前方可见一实性团块回声，边界尚清，内回声不均匀，内可见多个不规则液性暗区；B．CDFI 示肿块内可探及丰富血流信号，PW 测及肿块内血流阻力 RI：0.41

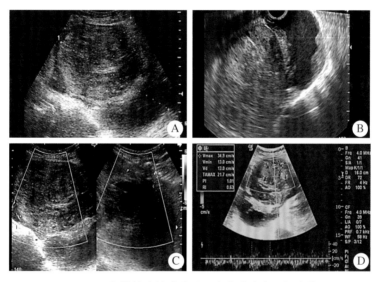

图 3-2-11　卵巢转移性肿瘤（子宫内膜癌来源）声像图

A、B．二维超声显示附件区可见一混合回声团，边界不清，内回声不均匀，内可见不规则液性暗区；C．CDFI 示肿块周边及内部可探及点状血流信号；D．PW 测及血流阻力 RI：0.63

大的供血动脉首先增强，而后向周边分支扩散，肿瘤灌注血管呈"树枝状"。伴盆壁转移时，癌肿浸润部位和增厚腹膜呈现恶性肿瘤。

（五）治疗方法

需结合原发肿瘤分期及治疗效果、患者一般状况、预计生存期限等进行综合判断以决定治疗方式。手术治疗是基本原则。对于原发肿瘤可控、一般状况良好、预期生存至少为 3 ~ 6 个月或以上的患者，切除转移瘤可能降低瘤负荷，有利于原发肿瘤的治疗。如原发肿瘤综合治疗无效，肿瘤未被控制或病情进展，出现卵巢转移性肿瘤，伴有卵巢外广泛种植转移、合并大量癌性胸腔积液、腹水，一般状况差，预计生存期短，切除转移瘤对预后和生存的意义不大。手术范围均需个体化处理。根据具体情况行卵巢转移瘤切除、全子宫切除及双附件切除或减瘤术等，术后按照原发肿瘤的诊治规范决定后续治疗。全身化疗可根据原发病灶的部位、病理类型选用方案，消化道来源的转移瘤以氟尿嘧啶、铂类最为常用。

九、鉴别诊断要点及诊断思维

（一）鉴别诊断要点

卵巢实性肿瘤除个别良性的卵巢性索 - 间质肿瘤具有部分特异性征象外，仅凭超声声像图常难以鉴别，需充分结合临床病史、体征及实验室检查。不同类型的卵巢肿瘤具有一定的相对特异的标志物，可用于辅助诊断及病情监测。

1．CA125、CA19-9、CEA　为卵巢上皮性肿瘤标志物。

2．甲胎蛋白（AFP）　对卵巢卵黄囊瘤、未成熟型畸胎瘤、无性细胞瘤有协助诊断意义。

3．hCG　对非妊娠性绒毛膜癌有特异性。

4．性激素　颗粒细胞瘤、卵泡膜细胞瘤可产生较高水平的雌激素。

5．鳞癌相关抗原（SCC）　成熟型畸胎瘤恶变时可升高。

（二）病例及鉴别诊断思维

病例（良性卵巢纤维瘤）

患者为 38 岁女性，主诉"发现盆腔肿物 8⁺ 月，偶伴阴道异常出血"。

既往史、个人史及家族史：无特殊。

专科情况：体查子宫稍大，活动度可，无压痛、反跳痛，左附件区可扪及一囊性包块，活动度可，无明显压痛及反跳痛，右侧附件区未扪及明显异常。

实验室检查：白细胞 $8.73×10^9$/L，中性粒细胞百分比 72.10%，红细胞 $3.89×10^{12}$/L，血红蛋白 121 g/L，血小板 $212×10^9$/L，肿瘤标志物（AFP、CA199、CA125/CA153、CA724、HE4）未见异常。

辅助检查：外院超声提示子宫浆膜下肌瘤可能，大小约 8.2 cm×6.5 cm。盆腔MRI 示左侧附件区实性占位病变，考虑卵巢纤维卵泡膜细胞瘤（纤维成分居多）。

超声检查：子宫后位，大小 4.6 cm×3.3 cm×4.6 cm，形态规则，宫壁光点分布均匀，未见实性团块回声。宫腔线清晰，内膜厚为 6.5 mm，回声均匀，宫腔内未见明显异常声像。左侧卵巢显示欠清，左侧附件区可见一个椭圆形低回声团，大小约 8.2 cm×6.4 cm，边界较清晰，内部回声欠均匀，后方可见衰减，周边似可见卵巢样回声。右侧卵巢显示清，右侧附件区未见明显异常包块回声声像。

CDFI：左侧卵巢低回声团周边及内部可见小条状彩色血流信号，探及中 - 低阻力动脉血流信号（图 3-2-12）。

手术术式：单孔腹腔镜下左侧卵巢囊肿剔除术 + 左侧卵巢修整术。

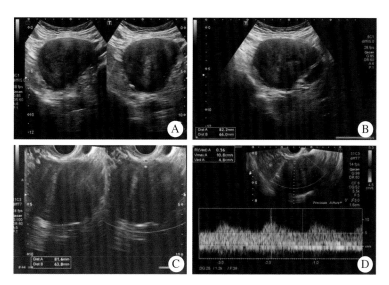

图 3-2-12　患者卵巢超声声像图（卵巢纤维瘤）

A、B. 经腹部超声显示子宫左旁附件区低回声团，形态尚规则，边界清晰，CDFI 示其内部血流欠丰富；C. 经阴道超声可见左侧附件区低回声团内部回声欠均匀，后方可见衰减；D. PW 示低回声团内可探及中 - 低阻力动脉频谱

术中所见：盆腔无积液，子宫后位，大小正常，表面光滑，活动度可，双侧输卵管和右侧卵巢外观未见明显异常，左侧卵巢明显增大，大小约 8 cm×6 cm，呈灰白色，表面光滑。术中冰冻病理：（左侧卵巢）性索间质肿瘤，考虑纤维瘤可能性大。

病理结果：冰冻后石蜡切片报告：（左侧卵巢）纤维瘤，免疫组化：CD199（+），CR（−），ER-α（散在 +），Inhibin α（+），Ki-67（index2%），SMA（散在 +），Vimentin（+），CK（−）（图 3-2-13）。

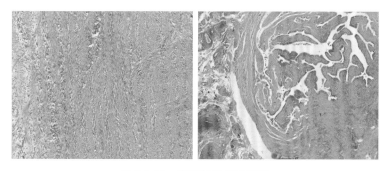

图 3-2-13　卵巢纤维瘤病理图

诊断思维：

1. 临床表现　患者因阴道异常出血进而在检查过程中发现附件区肿物，实验室检查未见特异性征象，临床表现仅提示盆腔肿物，未特异性指向特定疾病。

2. 肿块来源的判定　超声提示子宫未见明显异常，肿物为子宫来源的可能性相对较小，但需留意与巨大子宫浆膜下肌瘤鉴别。此外，左侧卵巢显示欠清，左侧附件区可见肿块回声，考虑为卵巢来源的可能性相对较大。

3．肿物良恶性的判断　可从患者的临床表现、实验室检查、超声表现等方面对其进行判断。患者因发现盆腔肿物入院，入院后相关的肿瘤标志物的监测未提示明显异常，无肿瘤相关病史，且不合并腹水、恶病质等转移征象。超声声像图提示边界清晰的附件区低回声团，后方伴声衰减，考虑为卵巢来源良性肿物可能；结合发病率，优先考虑卵巢纤维瘤可能。

对比病例 1：子宫浆膜下肌瘤

患者为 36 岁女性，体检发现盆腔包块 6 年，无经期延长、经量增多等症状，诊断为子宫浆膜下肌瘤。超声声像图表现与案例中的肿物声像表现相近（图 3-2-14），两者之间的主要鉴别点在于浆膜下肌瘤属于子宫源性，需观察包块与子宫的关系（如是否有血管相连、是否带蒂、浆膜层完整性等）及其与卵巢的关系（是否存在分界、是否呈相对运动）。卵巢纤维瘤属于卵巢源性，肿瘤较大时患侧卵巢常受压，声像图上可不显示正常卵巢组织。

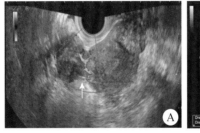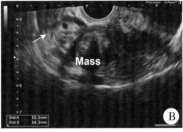

图 3-2-14　子宫浆膜下肌瘤声像图

A．CDFI 示浆膜下肌瘤与子宫体间有血流相连（箭头所示）；B．二维超声显示浆膜下肌瘤与卵巢间存在较明显界限

对比病例 2：生殖细胞肿瘤（无性细胞瘤）

患者为 28 岁女性，主诉"体检发现盆腔包块 6 天"。增强 CT 示包块内可探及明显强化的血管。超声声像图示左侧附件区巨大不规则低回声团，边界尚清晰，内部回声不均匀，CDFI 可见其内丰富条状血流信号（图 3-2-15），病理提示为（左侧）卵巢无性细胞瘤。无性细胞瘤属于原发生殖细胞肿瘤，其内呈不均质低或中低混合回声，肿物后方无明显衰减，血供丰富；而卵巢纤维瘤因内部质地致密，常造成肿物后方声束衰减而形成声影，仅少数能探及血流信号。

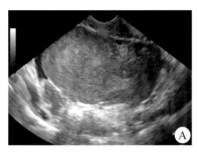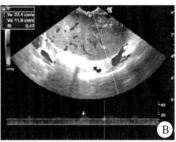

图 3-2-15　患者卵巢声像图（无性细胞瘤）

A．二维超声示附件区巨大混合回声团，边界尚清晰；B．CDFI 及 PW 示肿块内可探及较丰富低阻动脉血流信号

第三节　卵巢超声规范与前沿进展

▌一、卵巢疾病相关临床指南

1．卵巢癌 - 输卵管癌 - 原发性腹膜癌 FIGO 2014 分期　2014 年，国际妇产科联盟（International Federation of Gynecology and Obstetrics，FIGO）妇科肿瘤学委员会修改了卵巢癌的分期，此次修订是继 1973 年首次发布之后的第 3 次大修。新的分期更加细化，将三种肿瘤归为一组进行统一分期，对判断患者的预后更加客观，对指导临床实践更加简明、合理、实用（表 3-3-1）。

表 3-3-1　卵巢癌 - 输卵管癌 - 原发性腹膜癌 FIGO 2014 分期

分期	描述
Ⅰ 期	肿瘤局限于卵巢或输卵管
Ⅰ A	肿瘤局限于一侧卵巢（包膜完整）或输卵管，卵巢和输卵管表面无肿瘤；腹水或腹腔冲洗液未找到癌细胞
Ⅰ B	肿瘤局限于双侧卵巢（包膜完整）或输卵管，卵巢和输卵管表面无肿瘤；腹水或腹腔冲洗未找到癌细胞
Ⅰ C	肿瘤局限于一侧或双侧卵巢或输卵管，并伴有如下任何一项：
Ⅰ C1	术中肿瘤包膜破裂
Ⅰ C2	术前肿瘤包膜已破裂或卵巢、输卵管表面有肿瘤
Ⅰ C3	腹水或腹腔冲洗液中找到癌细胞
Ⅱ 期	肿瘤累及一侧或双侧卵巢或输卵管伴盆腔扩散（在骨盐入口平面以下）或原发性腹膜癌

续表

分期	描述
ⅡA	肿瘤扩散至或终止到子宫和（或）输卵管和（或）卵巢
ⅡB	肿瘤扩散至其他盆腔组织
Ⅲ期	肿瘤累及单侧或双侧卵巢、输卵管或原发性腹膜癌，伴有细胞学或组织学证实的盆腔外（腹膜转移，或腹膜后淋巴结转移）
ⅢA	腹膜后淋巴结转移，伴或不伴显微镜下盆腔外腹膜病灶转移
ⅢA1	仅有腹膜后淋巴结阳性（细胞学或组织学证实）
ⅢA1（i）	淋巴结转移灶最大径 ≤ 10 mm（注意是肿瘤径线而非淋巴结径线）
ⅢA1（ii）	淋巴结转移灶最大径 > 10 mm
ⅢA2	显微境下盆腔外腹膜受累，伴或不伴腹膜后阳性淋巴结
ⅢB	肉眼可见盆腔外腹膜转移，病灶最大径 ≤ 2 cm，伴或不伴腹膜后淋巴结转移
ⅢC	肉眼可见盆腔外腹膜转移，病灶最大径 > 2 cm，伴或不伴腹膜后淋巴结转移 *
Ⅳ期	超出腹腔外远处转移
ⅣA	胸腔积液细胞学检查发现癌细胞
ⅣB	腹腔外器官转移（包括腹股沟淋巴结转移或腹腔外淋巴结转移）# ；肠管全层侵犯

* ：肿瘤蔓延至肝、脾包膜，但无脏器实质转移；# ：脏器实质转移为ⅣB 期

2．卵巢 - 附件影像报告和数据系统（O-RADS） 2020 年美国放射学会发布了卵巢 - 附件影像报告和数据系统（ovarian-adnexal reporting and data system，O-RADS）超声风险分层与管理的共识指南，对附件肿瘤的超声特征进行标准化的描述和分类，提供了最新的管理建议，是目前卵巢附件疾病唯一包含所有风险类别及相关管理方案的词典和风险分层系统。

O-RADS 系统共分 6 类：

（1）O-RADS 0：评估不完整。

（2）O-RADS 1：正常卵巢，仅在绝经前患者中相关的生理学类别，卵泡和黄体 ≤ 3 cm。

（3）O-RADS 2：几乎可以肯定良性（恶性肿瘤风险 < 1%），单房囊肿（< 10 cm）；出血性囊肿、皮样囊肿、子宫内膜异位症、卵巢旁囊肿、腹膜包涵体囊肿、输卵管积水。

（4）O-RADS 3：具有低度恶性风险的病变（恶性肿瘤风险 1% ～ 10%），包括单房性囊肿（≥ 10 cm）；血流评分 1 ～ 3 分的多房囊肿（< 10 cm）；血流评分 0 分的规则实性肿物。

（5）O-RADS 4：具有中等恶性风险的病变（恶性肿瘤风险 10% ～ 50%），包括血流评分 1 ～ 3 分的多房囊肿（≥ 10 cm），或任意大小血流评分 4 分的单房或多房

囊肿，或任意血流评分的不规则内壁或分隔的单房或多房囊肿；任意大小含 0 ~ 3 个乳头样凸起的单房囊实性肿物、任意大小血流评分 1 ~ 2 分的多房囊实性肿物；任意大小血流评分 2 ~ 3 分的规则实性肿物。

（6）O-RADS 5：具有高度恶性风险的病变（恶性肿瘤风险 ≥ 50%），包括 ≥ 4 个乳头状凸起的单房囊肿；血流评分 3 ~ 4 分的多房囊实性肿物；血流评分 4 分的规则实性肿物；不规则实性肿物；腹水；腹膜结节。

3．妇科影像报告和数据系统（GI-RADS）　2009 年由 Amor 等首次提出的妇科影像报告与数据系统（gynecologic imaging reporting anddata system，GI-RADS）对卵巢肿瘤超声特征进行标准化的分类，该分类方法简单易行，诊断效能较好，且对超声报告进行了有效规范。

（1）1 类：确定良性（估计恶性肿瘤概率 0），正常卵巢、附件区未见团块。

（2）2 类：良性可能性大（估计恶性肿瘤概率 ＜ 1%），为功能性病变，如卵泡、黄体及出血性囊肿。

（3）3 类：良性病变可能（估计恶性肿瘤概率 1% ~ 4%），良性肿瘤，如子宫内膜异位囊肿、畸胎瘤、单纯囊肿、输卵管积水、卵巢冠囊肿、腹膜假性囊肿、带蒂肌瘤及盆腔炎性疾病。

（4）4 类：可疑恶性（估计恶性肿瘤概率 5% ~ 20%），不包括以上组病变且具有以下 1 ~ 2 项特点（厚的乳头状凸起、厚的分隔、实性区域、中央血管、腹水及 RI ＜ 0.5）。

（5）5 类：高度可疑恶性（估计恶性肿瘤概率 ＞ 20%），具有以下 3 项及以上特点（厚的乳头状凸起、厚的分隔、实性区域、中央血管、腹水及 RI ＜ 0.5）。

二、人工智能前沿进展

卵巢癌是世界上最常见的妇科癌症之一，也是妇科癌症中最常见的死亡原因。因为卵巢深居盆腔、体积小，且疾病早期缺乏典型临床症状，大多数卵巢癌患者确诊时已处于晚期，容易错过治疗的最佳时机。如何实现卵巢癌的早期诊断及分期评估是医学领域持续关注的重点。

目前缺乏可靠的卵巢癌早期筛查方法，导致很多良性结节患者仍需进行穿刺活检或手术鉴别卵巢肿瘤的良恶性。寻求一种微创甚至无创的早期筛查和预测手段为目前临床所需要。人工智能的出现有望成为解决该问题的有效方法之一。其中，在应用术前检查预测卵巢癌的病理诊断方面，有研究使用 5 种机器学习方法，通过分析卵巢癌患者的白细胞计数、影像信息等 16 项临床信息，对卵巢癌患者进行诊断，建立预测模型，结果显示 XGBoost 机器学习算法的准确率最高（AUC：0.80）。

超声检查是鉴别卵巢良恶性肿瘤的有价值的工具之一，已成为术前区分卵巢肿瘤良恶性的主要技术。然而，超声检查存在较明显的操作者依赖性，检查者内和检查者间差异较为显著；当超声征象及病史不典型时，良恶性病灶存在"异病同像"的情况，不同病理分级间病灶声像图差异不明显，且卵巢癌早期超声声像改变不显著，难以实现早期诊断。基于超声特征的卵巢癌形态学评分系统成为研究热点，Granberg、Sassone、De Priest、Lerner 及 Ferrazzi 诊断评分系统的出现是卵巢癌超声诊断的一大进步，将图像转换为诊断特征的思路为后续人工智能技术在该病的应用奠定了良好基础。有研究开发了一种深度神经网络（DNN）模型（包括 VGG16、ResNet50 和移动网络），三个模型相结合根据给定病例对超声图像进行良恶性的评估，证实了通过 DNN 的超声图像分析可以对卵巢肿瘤的良恶性进行预测，其诊断的准确性与高年资医师的检查结果相似。

机器学习系统可以根据超声图像对卵巢肿瘤进行自动分类，有研究使用 k- 最近邻（KNN）、线性判别（LD）、支持向量机（SVM）和极限学习机（ELM）的机器学习方法，通过分析数据库中的卵巢肿瘤超声图像，建立了一种用于区分卵巢肿瘤良恶性的预测模型，其中 LD、SVM 和 ELM 模型的正确率均在 85% 以上。同时，也有研究在特征原理的基础上，应用 Logistic 回归模型等传统机器学习方法，对各种卵巢癌诊断特征的重要性进行分析，结果表明，实性回声特征是预测卵巢癌最显著的指标。

以纹理分析为代表的图像处理及识别技术逐渐兴起，针对卵巢癌超声图像的诊断特征主要包括纹理特征及临床特征。有团队研究了一种用于对彩色超声图像中卵巢癌分类的图像诊断系统，该系统运用了 GoogLeNet 深度学习网络的高级特征和 ULBP 特征的低级纹理特征级联成一个图像融合特征。深度学习神经网络从医学超声图像中提取的高级特征可以反映病变区域的视觉特征，而低级纹理特征则可以描述病变区域的边缘、方向和强度分布。结合这两类特征可以描述卵巢恶性肿瘤与良性肿瘤区域的差异。采用深度学习模型预测卵巢肿瘤的诊断准确率可达 0.99。该研究也表明肿瘤标志物和超声检查的结合可以提高 AI 预测的准确性。

卵巢癌类型（浆液性癌、黏液癌、子宫内膜样癌、透明细胞癌）的准确分类是临床诊治的重要组成部分。现有人工智能技术在卵巢癌超声诊断中的应用原理主要为"基于特征提取的分类诊断"，然而，受限于超声仪器间图像的差异性，并且由于超声的高灵敏度和低特异性，机器学习辅助超声主要用于肿瘤检测，而不是肿瘤分类和分级。有研究采用卵巢癌患者的腹水细胞学图建立深度学习模型，进行卵巢癌类型分类诊断，使分类准确率从 72.76% 提高到 78.20%。

人工智能系统还可作为预测卵巢癌患者预后的辅助手段。有研究证实机器学习系统可在早期干预前对卵巢癌患者提供关键的诊断和预后预测，预测算法的使用可对患者进行分层预处理，有利于选择个性化的治疗方案。此外，通过收集卵巢癌患者的相关临床信息（如年龄、FIGO 分期、分级、组织学亚型、术前 CA125 水平及病理结果等），建立疾病数据库，并构建人工智能预测模型。该模型用于预测总生存期，人工神经网络（ANN）算法能够以高准确率（93%）和曲线下面积（0.74）预测生存率，还可用于预测手术结果，准确率为77%，曲线下面积为0.73。这些数据均表明了人工智能技术可能在为患者提供预后和预测数据方面发挥重要作用。但该研究通过回顾性研究建立预测模型，往往只能获取临床常规记录的数据，无法保证特征提取的全面性及系统性。对此，有研究从基于影像和病理等图像构建肿瘤诊断和预测模型的方向入手，采用深度学习的方法实现了卵巢癌的早期诊断及预后评估。

综上所述，基于人工智能的算法是一种具有潜力的工具，有望为卵巢癌患者在初始干预前的诊断和预后评估提供重要信息。

第四章

妇科超声在输卵管疾病中的诊疗思维

一、输卵管积液

（一）病因及病理生理

输卵管疾病的发病率逐年上升，其中较为常见的病因包括人工流产术、药物流产术、宫内节育器放置和取出、输卵管结扎吻合术以及宫内残留胎盘和不全流产等引起输卵管发生炎性改变。

输卵管积水（hydrosalpinx）是慢性盆腔炎常见类型之一，占输卵管疾病的10% ~ 30%，是导致不孕症的重要原因。其主要病理改变为输卵管上皮组织破坏、以巨噬细胞为主的炎症细胞浸润、输卵管上皮炎性渗出及广泛粘连，后期可导致输卵管管壁增厚、纤维结缔组织增生、管腔阻塞并积水形成。

输卵管积脓（pyosalpinx）是一种输卵管急性炎症，通常由下生殖道的细菌感染所致。由于急性细菌感染，输卵管发生肿胀，管腔内充满脓液。其病理表现主要为输卵管管腔黏膜上皮细胞周围可见大量急性炎症细胞浸润，管腔内可见大量的坏死脓性细胞和坏死组织。

（二）临床表现

1. 不孕症往往可能是输卵管积水的唯一临床表现。
2. 持续性下腹部痛、腰骶部坠胀痛，尤以月经期、性交及劳累后加重。
3. 部分患者月经量增多、经期延长、痛经以及阴道内分泌物增多。
4. 部分患者附件区可触及包块，局部可有压痛。

（三）实验室检查

输卵管积水和积脓尚无特异性实验室指标。若附件区存在活动性感染，可有白细胞数升高、红细胞沉降率加快以及 C 反应蛋白升高。阴道分泌物检查偶可见大量白细胞，子宫宫颈管分泌物涂片可有中性粒细胞增加。

（四）超声表现

输卵管积水超声表现为单侧或双侧附件区囊性为主的混合回声包块，形态不规则，可呈腊肠状、圆形或椭圆形。囊壁厚薄不均，内壁可见褶皱，囊内呈低回声或无回声，部分可见粗细不等的高回声分隔光带或细小光点回声。CDFI：囊性包块周边及内部可无明显彩色血流信号（图 4-1-1）。

输卵管积脓超声表现为输卵管囊壁不规则增厚，内壁毛糙，囊内可见不均质低回声及絮状稍强回声，部分囊腔内充满细密点状强光斑。CDFI：输卵管囊壁可探及增多的血流信号，血流频谱呈低速中 - 高阻型（图 4-1-2）。

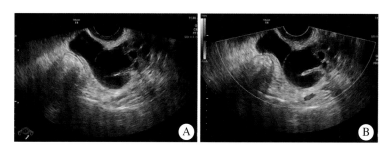

图 4-1-1　输卵管积水声像图
A．二维超声显示卵巢旁可见腊肠状无回声区，囊壁较薄，囊内透声较好；B．CDFI 示无回声区周边及内部无明显彩色血流信号

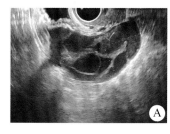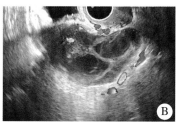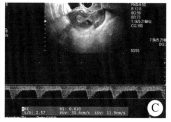

图 4-1-2　输卵管积脓声像图
A．二维超声显示附件区可见迂曲管状混合回声区，囊壁不均匀增厚，囊内可见不均质低回声；B．CDFI 示混合回声区周边及囊壁上可见点状血流信号；C．PW 示可探及中 - 高阻动脉血流

（五）治疗方法

1. 保守治疗　对于输卵管积脓的急性输卵管炎患者可采用有效的抗生素治疗，

无明显临床症状并且无生育要求的轻度积水患者可随访观察。

2．手术治疗　输卵管积脓及积水的手术治疗包括腹腔镜下输卵管切除术、输卵管造口术、输卵管结扎术以及输卵管近端栓塞术。其中腹腔镜下输卵管切除术是一种成熟的微创手术方式，疗效较为显著，可有效改善重度输卵管积水患者的临床症状。但其作为一种侵入性手术方式，可能在术中损伤卵巢供应血管，一定程度上影响卵巢的血供。输卵管造口术是一种输卵管远端的整形手术，能够保留输卵管及自然受孕的可能，但仍存在一定的宫外孕风险。输卵管结扎术以耗时短、创伤小、易操作等优点可作为输卵管切除术的替代治疗。输卵管近端栓塞术主要是在宫腔镜的可视化下经阴道将 Essure 装置放置于输卵管近端，形成一道机械屏障，阻止输卵管积水反流至宫腔，并且能有效杜绝输卵管妊娠。

3．介入治疗　经超声引导下的输卵管穿刺抽吸治疗和输卵管积水抽吸硬化治疗均具有微创、简单、低成本等优势，已经被用于输卵管积水的诊断与治疗，其中超声引导下输卵管积水抽吸硬化治疗适用于已生育且无生育要求的各年龄段妇女。肝衰竭、肾衰竭、感染急性期、出血倾向和乙醇过敏应视为禁忌。特别注意应扫查泌尿系，排除巨输尿管。

二、输卵管结核

（一）病因及病理生理

输卵管结核是由于结核分枝杆菌侵入输卵管引起的慢性炎症改变，是女性生殖器结核的常见类型，占 90% ～ 100%。多见于青年女性，发病年龄多为 20 ～ 40 岁。原发性输卵管结核较为罕见，常继发于其他部位结核，例如肺结核、肠结核和腹膜结核等。结核分枝杆菌一般感染双侧输卵管，输卵管结核病理表现为慢性炎症改变致输卵管管壁增厚、僵直、变硬及充血血肿，狭窄或梗阻可发生于管腔的任何部位。结核渗出时，可形成输卵管积液、积脓，与周围器官（如肠、网膜、腹膜、卵巢、子宫）粘连。管腔内还可出现干酪样坏死灶，最终导致输卵管蠕动及输送功能减低。

（二）临床表现

输卵管结核好发于青年女性，主要临床表现为下腹坠痛，附件区可触及包块，包块质地较韧，活动度较差。患者全身症状多表现为低热、盗汗、乏力、纳差、体重减轻、月经失调，月经失调一般包括月经紊乱、经期延长、月经量少、闭经等。输卵管结核因结核分枝杆菌破坏输卵管上皮组织导致输卵管伞端及管腔粘连闭锁，影响输卵管蠕动及输送功能，因此输卵管结核可导致不孕。

（三）实验室检查

1．输卵管结核血清学检查一般无特殊改变，患者血清中的肿瘤标志物 CA125 可有不同程度升高，其对输卵管结核存在一定诊断意义，但不具有特异性。

2．活动性结核血常规检查时淋巴细胞计数及红细胞沉降率均升高，但白细胞可不高。γ- 干扰素释放实验是诊断结核的新方法，具有较高的敏感性和特异性。

3．对腹水及月经血进行抗酸染色和结核分枝杆菌培养时均为阳性，采用聚合酶链式反应（PCR）或连接酶链反应（LCR）方法可检测结核分枝杆菌 DNA。

（四）超声表现

1．二维超声表现　输卵管结核超声表现为输卵管增粗，附件区可见串珠状或腊肠状囊性暗区或囊实性包块，内透声较差，可见细小光点回声。CDFI 示囊性包块周边及内部一般无明显血流信号。结核累及卵巢和子宫时，可见局部强回声结节；累及腹膜、大网膜和腹腔时，可见腹膜、大网膜增厚；合并腹水时可见盆腔游离液性暗区或高回声纤维粘连带（图 4-1-3）。

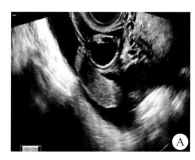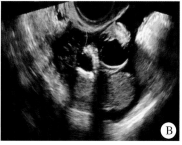

图 4-1-3　输卵管结核声像图

A、B．二维超声显示附件区腊肠状囊实性包块，其内可见细小光点回声，合并中 - 大量腹水声像

2．超声造影　超声造影时，输卵管均有不同程度的增强，根据造影的表现可以分为 4 种类型：①输卵管管壁增厚，包块周边呈现环形增强，内部无增强；②输卵管包块周边环形增强，其内分隔光带增强；③输卵管包块不均匀增强，内部不规则区未见明显增强；④输卵管包块不均匀增强，内部呈现结节样增强。

（五）治疗方法

1．支持治疗　加强锻炼及营养，增强体质，提高身体免疫力。

2．药物治疗　抗结核药物治疗需遵循早期、联合、规律、适量、全程的原则。一般采用利福平、异烟肼、乙胺丁醇及吡嗪酰胺等抗结核药物，联合治疗 6 ～ 9 个月。

3．手术治疗　手术指征主要包括：①盆腔结核性肿块形成，药物治疗未能完全消退者；②正规足量抗结核治疗后反复发作者；③长期瘘管不愈合者；④已形成较大的包裹性积液者；⑤附件区包块较大者；⑥多种药物耐药者；⑦ 40 岁以上，盆腔包块明显，无保留子宫必要且治疗有困难者。

为减轻术前粘连、避免术中感染扩散，术前可采用抗结核药物治疗 1 ~ 2 个月，术后根据结核活动性及病灶是否清除干净，选择性应用抗结核药物治疗 1 个月左右，以达彻底治愈。当卵巢剖视无干酪样坏死或脓肿时，可考虑保留卵巢。若输卵管卵巢已形成大包块或二者无法分离时，可将子宫及附件一并切除。

三、输卵管癌

（一）病因及病理生理

输卵管癌是一种罕见的妇科恶性肿瘤，占女性生殖道恶性肿瘤的 0.2% ~ 1.6%，多见于绝经后女性，发病年龄多为 40 ~ 65 岁。原发性输卵管癌发病率较低，其病因及发病机制尚不明确。近年来有研究发现输卵管癌常合并慢性输卵管炎，推断慢性炎性刺激可能是其发病诱因之一。遗传因素在输卵管癌中占有重要地位，输卵管癌可能是遗传性乳腺癌 - 卵巢癌综合征的一部分，相关研究表明，*BRCA-1* 和 *BRCA-2* 基因突变的携带者患输卵管癌的风险较常人增加。不孕、初潮年龄较早、绝经年龄较晚也都是诱发输卵管癌的高危因素。此外，输卵管癌患者易并发乳腺癌、卵巢癌等其他妇科肿瘤，发病年龄及不孕等特点与卵巢癌及子宫内膜癌相似，因此其致病因素可能与卵巢癌及子宫内膜癌的致病因素相关。转移性输卵管癌较原发性者多见，占输卵管恶性肿瘤的 80% ~ 90%，多继发于卵巢癌、子宫内膜癌、乳腺癌、胃肠道肿瘤，也可由对侧输卵管病变直接蔓延所致。

输卵管癌最常见的组织学类型为浆液性癌，约占 90%。多为单侧发病，双侧发病常见于晚期。病灶始于黏膜层，以输卵管壶腹部多见，伞端次之。输卵管癌的大体观表现为输卵管增粗，一般呈腊肠状或者梨形改变。切面观输卵管管腔内可见灰白色乳头状组织，晚期肿块组织可突出输卵管管腔，甚至突破输卵管浆膜层，管腔内可见积液形成。镜下观多为腺癌，根据癌细胞分化程度及组织结构可分为 3 级，级别越高，恶性程度越高，预后越差。

（二）临床表现

输卵管癌好发于中老年女性，早期症状及体征多不明显。随病程进展，可表现为输卵管癌典型的"三联征"，即不规则阴道排液、腹痛和腹部包块。阴道排液为最常见的症状，液体为浆液性黄水，排液量不定，有时为血性，通常无臭味，其中间歇性排液为本病重要的临床特征。异常不规则的阴道流血或分泌物可能是肿瘤组织发生出血、坏死所致。腹痛多位于患侧下腹，为钝痛伴间歇性绞痛，逐渐加剧呈痉挛性绞痛，疼痛与肿瘤体积、分泌物积聚使输卵管承受压力加大有关，当阴道排出水样或血性液体后，疼痛常随之缓解。盆腔可触及包块，多为单侧，可呈肠型或囊实性，位于子宫一侧或后方，活动度较差。

输卵管癌晚期可出现远处转移，偶有以肝、脑转移为首发症状的输卵管癌。转移性输卵管癌的临床表现视原发癌而异，多数输卵管转移癌为偶然发现，部分患者原发癌症状不明显，常以腹胀或腹部包块就诊，妇科检查可触及附件包块，单侧或双侧，大小不等，有时可伴腹水。

（三）实验室检查

血清中肿瘤标志物 CA125 呈现高水平，有关输卵管癌的生物学特性可作为疾病进展与复发的评估指标，但 CA125 对诊断输卵管癌缺乏一定的特异性。有相关研究表明，CA125 联合人类附睾蛋白 4（HE4）诊断输卵管癌的敏感性增加。

（四）超声表现

1. 二维超声　输卵管癌的超声表现可分为 3 种类型：

（1）实性包块：子宫旁可见低回声实性肿块，形态不规则，内部回声不均，可见细密光点回声，边界不清。

（2）囊实性包块：附件区可见囊实性包块，以实性成分为主，部分可呈囊性，其形态欠规则，可为菜花状（图 4-1-4A）。

（3）囊性包块：附件区可见囊性包块，边界清楚，囊内无回声，囊壁可见乳头状凸起。

2. CDFI　囊实性包块的实性区域内可见血管伸入，厚壁管腔周围有环绕血流，能量多普勒在肿物内呈局限性丰富血流区域（图 4-1-4B、C）。

3. 三维超声　三维能量多普勒可重点描绘肿物的血管几何形态，如有无动静脉瘘、肿瘤血管湖、微动脉瘤，或血管有无盲端和分支等。三维超声还可精确描绘输卵管内壁的不规则性，如输卵管的凸起和假分隔，进一步从输卵管的病理层面区分

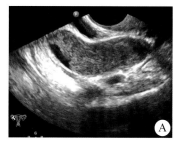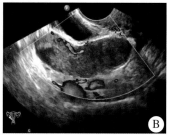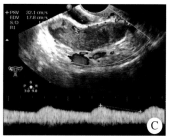

图 4-1-4　原发性输卵管癌声像图

A. 二维超声显示附件区囊实性混合回声包块，形态欠规则，边界尚清晰；B. CDFI 示混合回声包块周边及内部可探及稍丰富血流信号；C. PW 可探及低阻型动脉血流信号

其解剖关系。输卵管多层面结构可以确定局部扩散及其被膜浸润情况，为早期诊断输卵管癌提供了一定支持。

（五）治疗方法

1．手术治疗　手术治疗是输卵管癌的根治性治疗方式，主要为双侧输卵管卵巢切除、全子宫切除及网膜切除，同时行腹膜细胞学检查以及盆腔或腹主动脉旁淋巴结清扫（活检）和腹腔活检，目的是最大程度将肿块完全切除，即无肉眼残留瘤。

2．化学治疗　包括术前新辅助化疗及术后辅助化疗，其中以术后辅助化疗为主要方式，一线化疗药物多为顺铂和紫杉醇。

3．放射治疗　输卵管癌的放射治疗多用于输卵管癌复发后局部症状的控制，一般放射治疗不进行全腹放疗。

4．内分泌治疗　输卵管癌病理证实雌激素或孕激素受体阳性时，可以采用内分泌治疗，如抗雌激素及抗孕激素药物。

四、鉴别诊断要点及诊断思维

输卵管病变的妇科超声诊断不仅需要超声图像的分析，还需要结合患者的临床表现、实验室检查等多因素综合考虑。

（一）鉴别诊断要点

1．输卵管积水　主要由各类病原体或各种手术操作感染后导致盆腔炎症所致，临床常表现为慢性下腹痛、痛经、阴道分泌物增多、月经量增多、经期延长以及不孕等。体查可触及附件区囊性包块，有轻压痛。超声检查可发现附件区腊肠样囊性包块，囊液呈低回声或无回声，囊壁厚薄不均匀，内见粗细不等的高回声分隔光带，输卵管管壁上探及点状或条带状血流信号。

2．输卵管积脓　当输卵管积液伴感染时，输卵管腔内充满脓液和坏死组织。重症为纤维素性化脓性输卵管炎，可导致化脓性腹膜炎。临床症状与输卵管积水类似，伴急性感染发作时，可出现高热、恶心、呕吐、明显腹痛、压痛及反跳痛，可伴直肠刺激症状，脓肿可对周围器官产生压迫引起相应的临床症状。超声下发现附件区腊肠样非单纯性囊肿，囊液内漂浮细小光点或纤维带样物质，囊壁增厚、僵硬，内可见厚薄不一的分隔带，囊肿周边可探及丰富的血流信号。

3．输卵管结核　主要是由结核分枝杆菌引起的输卵管炎症。临床上主要表现为下腹部坠胀、月经紊乱、经量减少甚至闭经、不孕等。患者有乏力、纳差、低热、盗汗、体重减轻等。体查下腹部呈揉面感，附件区可触及活动度较差的囊性或囊实性包块，有轻压痛。

（二）病例及鉴别诊断思维

病例（输卵管脓肿）

患者为 35 岁女性，主诉"经量增多，经期延长 3 个月，发现盆腔包块 1 个多月"。

现病史：患者于 3 个月前无明显诱因出现经量增多，经期由 7 天增至 10 余天，月经周期规律。偶有腹痛，无腹胀、食欲减退、恶心、呕吐、无腹泻、排便正常无黑便；无腰骶部酸痛，无头晕、乏力、低热、盗汗、尿频、尿急和尿痛等。自发病以来，患者精神、睡眠、饮食可，大小便正常，体重无明显变化。

既往史：1 年前分娩后出现产后贫血，余无特殊。

月经史：平素月经周期规则，月经量中等，颜色正常，无血块、痛经。

婚姻史：已婚，配偶体健。

生育史：G2P1A1，育有 1 女，足月顺产，产后贫血。

妇科检查：外阴发育正常，阴道通畅，可见少量白色分泌物，无异味；宫颈大小正常，柱状上皮轻度外移、质地中等，无摇摆痛；宫体后位，大小正常，质地中等，活动度好，无压痛及反跳痛；附件区：左侧附件区增厚，右侧未扪及异常。

实验室检查：CA125 80.41 U/ml，尿妊娠试验（-）；血常规血红蛋白 90 g/L，余实验室检查未见异常。

超声检查：子宫大小正常，形态规则，宫腔、宫壁及宫颈均未见明显异常声像。双侧卵巢显示清晰、未见明显异常。左侧附件区可见一混合回声区，范围约 63 mm×36 mm×24 mm，边界欠清，内部回声不均匀，局部可见液性暗区。盆腔可见液性暗区，最深处约 25 mm（图 4-1-5）。

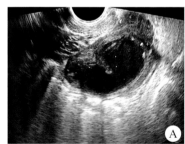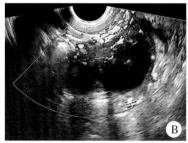

图 4-1-5　患者卵巢及附件

A. 二维超声显示左侧附件区囊实性混合回声区，内部回声不均匀、透声较差；B. CDFI 示混合回声区周边囊壁可探及稍丰富血流信号

术中所见：乙状结肠系膜与直肠肠管、大网膜与左侧盆壁大片致密粘连，子宫后壁与直肠系膜、盆壁大片粘连。左侧输卵管扭曲增粗，伞端闭锁，质脆，呈腊肠样改变，左侧卵巢有多个 1～3 cm 大小不等的囊肿，左侧附件、盆腹膜充血、质脆。

术后病理（左侧输卵管）慢性化脓性炎伴脓肿形成及管腔积脓（图 4-1-6）。

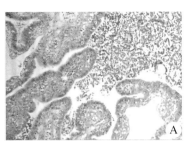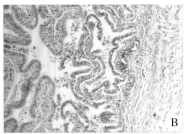

图 4-1-6 患者左侧输卵管病理图

病理结果：左侧输卵管慢性化脓性炎伴脓肿形成。

思维分析：

1．从病史分析 患者为育龄期妇女，经量增多、经期延长、盆腔包块病史，血清 β-hCG 阴性排除妊娠，妇科检查提示子宫未扪及明显异常，左侧附件区增厚。符合临床表现及病史的疾病包括子宫肌瘤、子宫腺肌病等可能引起经量增多的疾病，以及多囊卵巢综合征、输卵管病变引起的异常子宫出血以及盆腔包块等。

其相似点为：

（1）月经改变：表现为月经周期不规律，经量增多，经期延长，伴贫血。因子宫肌瘤、子宫腺肌病等子宫占位性病变，可增加子宫内膜的表面积同时使子宫结构改变，影响子宫收缩，可能导致经量增多、经期延长、贫血。多囊卵巢综合征长期的体内低剂量雌酮刺激，内膜增生也可导致经量增多、经期延长。妇科检查提示子宫未扪及明显异常，左侧附件区增厚，考虑病灶位于附件区可能性大。

（2）盆腔包块：子宫生理性或病理性增大、输卵管积水、积脓、盆腔积液等均可形成盆腔包块。超声检查提示盆腔积液，左侧附件区混合回声包块，进一步考虑病灶来源于附件区（输卵管）可能。

2．从病变发病特点进一步分析

（1）发病年龄：输卵管积水、积脓好发于育龄期女性；盆腔炎性疾病亦好发于育龄期女性；卵巢良性肿瘤多发于育龄期到围绝经期女性；卵巢癌则多见于围绝经期妇女。

（2）腹痛：输卵管积水、积脓时有下腹不适及坠胀感，合并急性炎症时腹痛加重，可出现下腹压痛、反跳痛等；卵巢子宫内膜异位囊肿患者常有进行性加重的痛经；卵巢癌患者早期无明显腹痛，当癌组织压迫邻近器官引起长期腹部胀痛，累及淋巴结缔组织、压迫神经时可导致严重的难以缓解的腹痛。

（3）附件区包块：输卵管积水、积脓和结核等输卵管病变可在患侧附件区扪及腊肠样包块，呈囊性或囊实性，活动度可或轻度活动受限。积水时轻压痛，积脓或伴急性感染时压痛、反跳痛明显。卵巢子宫内膜异位囊肿直径一般 < 10 cm，因子宫内膜异位症呈侵袭性生长，易与周围组织粘连，因此活动度稍差，轻压痛；卵巢肿瘤一般径线较大，质地不均，也会出现活动度差、压痛等表现。一般良性病变的血

清肿瘤标志物 CA125 小于 200.00 U/ml。本病例患者的 CA125 为 80.41 U/ml，较正常值高，但未超过 200.00 U/ml，考虑炎症、感染所致的可能性大。盆腔炎性疾病多表现不典型，可有腹部轻压痛，无明显反跳痛。当盆腔炎性疾病急性发作时，可出现发热、腹痛、下腹压痛、反跳痛以及直肠刺激症状。若为输卵管癌，可因肿块增大挤压周围组织出现相关的压迫症状，如尿频、尿急、尿潴留等，晚期患者会出现全身消瘦、贫血、低热及癌灶转移的相关症状。

3．超声表现

（1）附件包块位置：超声提示为左附件区包块。双侧卵巢内未见明显异常，因此依据包块的位置和卵巢的关系考虑输卵管病变可能性大。

（2）附件包块回声：该输卵管病变为低回声或不均质回声，常见的输卵管病变有输卵管积水、积脓和结核。输卵管积水的超声表现多为清亮的囊性管状结构，而输卵管积脓和输卵管结核因炎症和结核病变使输卵管出现大量的坏死组织或者炎性渗出，多呈现非纯性囊性包块，也可因病变程度不同而出现囊性、囊实性或实性改变。但输卵管结核病变多伴有子宫内膜结核等生殖器结核病变，本病例宫腔内为无回声区或絮状高回声影，与子宫内膜结核超声改变不同，且附件区也未见到较为僵直的输卵管，结合患者既往病史，考虑输卵管结核的可能性小。

对比病例：输卵管结核

患者为 56 岁女性。主诉"腹胀并纳差、乏力 10 余天"，患者 CA125 451.5 U/ml，超声检查提示右侧附件区有一大小约 31 mm×16 mm 的长条形厚壁混合回声包块，囊壁尚光整，回声欠均匀，其内未见明显血流信号。结合病史及临床表现，考虑为输卵管结核可能（图 4-1-7）。

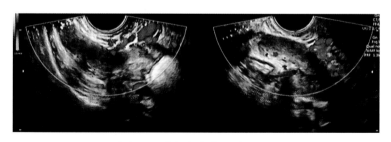

图 4-1-7　患者经阴道超声声像图（右侧输卵管结核）
二维超声显示右侧附件区囊实性混合回声包块，其内血流信号不丰富

（三）鉴别诊断思维流程（图 4-1-8）

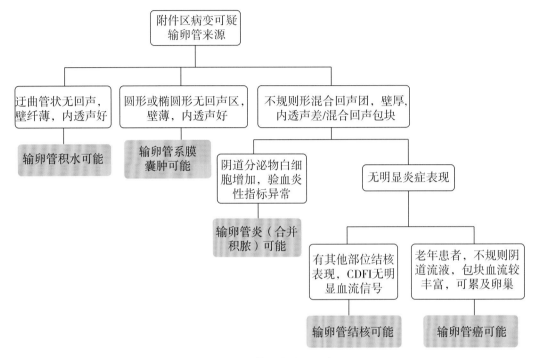

图 4-1-8　输卵管病变诊疗思维导图

第五章

妇科超声在阴道、盆腔疾病中的诊疗思维

第一节　阴道发育异常病变

一、处女膜闭锁

（一）病因及病理生理

处女膜闭锁（imperforate hymen）也称无孔处女膜，多数患者在青春期发病，是女性生殖器官发育异常病变中较为常见的一种。女性的外生殖器由泌尿生殖窦分化而成，在发育过程中，阴道末端的泌尿生殖窦组织未腔化形成空隙，即可导致处女膜闭锁。

（二）临床表现

婴幼儿时期由于位置隐匿常被忽视，多于青春期月经初潮后发现。因处女膜无孔，经血和分泌物淤积在阴道内而无法引出，出现原发性闭经。患者表现为周期性下腹痛，可伴肛门及阴道坠胀痛。同时，因经血潴留可导致子宫及阴道积血形成包块，严重时可伴有便秘、里急后重、尿频、排尿困难或尿潴留等。体查阴道口可见处女膜膨出，表面呈蓝紫色。

（三）实验室检查

实验室检查一般无特殊表现。

（四）超声表现

子宫颈下方至阴道内可显示边界清晰的无回声区，内透声不佳，其内可见细密点状回声。随着积血不断增加，阴道可扩张呈长椭圆形。若阴道内经血积聚增多，张力越来越大，可造成宫颈及宫腔扩张积血。超声表现为宫腔与阴道均可见液性暗区，且两个液性暗区相通，上方较小的无回声区为宫腔，周围可见宫壁回声，下方较大的液性暗区为阴道腔（图 5-1-1A）。因积血沉积时间长，液性暗区内可见细密光点回声。积血严重时可进一步导致输卵管扩张，超声表现为阴道与宫腔相延续的长椭圆形液性暗区，两侧的输卵管也可见液性暗区。

CDFI：阴道及宫腔的液性暗区内部未见明显血流信号（图 5-1-1B）。

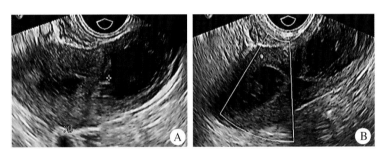

图 5-1-1　处女膜闭锁声像图

A．二维超声显示阴道及宫腔可见液性暗区；B．CDFI 示液性暗区内部未见明显血流信号

（五）治疗方法

1．手术治疗　处女膜闭锁的首选治疗方式，通过手术开放处女膜，引流淤积的经血。

2．替代疗法　包括 CO_2 激光治疗和 Foley 导管插入，其中激光治疗手术时间短，无手术并发症，术后处女膜发生瘢痕及狭窄的可能性较小。

二、先天性无阴道

（一）病因及病理生理

先天性无阴道也称为 MRKH 综合征，较为罕见，是胚胎时期双侧副中肾管未发育，或其尾端发育停滞而未向下延伸所致，以始基子宫、无阴道为主要临床表现，发病率为 1/5000 ～ 1/4000。目前 MRKH 综合征的发病机制尚不明确，相关研究认为，MRKH综合征多系胚胎发育期间受到内在或外在因素阻扰或基因突变（如染色体缺失）所引起。MRKH综合征主要分为单纯型及复杂型两种：单纯型（Ⅰ型）最为常见，表现为单纯子宫、阴道发育异常，而泌尿系统、骨骼系统发育正常；复杂型（Ⅱ型）表现为子宫和阴道发育异常，并伴有泌尿系统或骨骼系统发育畸形。

（二）临床表现

1. 原发性闭经　青春期有第二性征发育，但无月经来潮。

2. 周期性腹痛　极少数患者存在有功能性子宫，可随月经周期的改变出现周期性下腹痛。

3. 性交困难　少数患者因婚后发生性交困难就诊。

4. 妇科检查　外阴发育正常，未见阴道口。

（三）实验室检查

MRKH综合征患者的染色体核型为46，XX，性激素水平常无明显异常。

（四）超声表现

超声表现为未探及阴道回声及阴道气线，膀胱后方多未探及子宫声像或者仅探及始基子宫声像，子宫呈现长条索状，宫体宫颈结构不清晰，未见宫腔线及内膜回声。部分子宫发育正常者，宫腔内可见无回声暗区。双侧卵巢未见异常回声显示。复杂型MRKH综合征可有肾缺如，表现为一侧肾区未见肾影显示。

（五）治疗方法

1. 非手术治疗　采用模具顶压扩张法，利用模具在外阴舟状窝处向内顶压形成人工阴道。该方法无手术相关并发症，无瘢痕，但需长期操作，治疗周期长，阴道短。

2. 手术治疗　即人工阴道成形术，包括Vechietti法阴道成形术、羊膜法阴道成形术、腹膜法阴道成形术、生物补片法阴道成形术、肠管法阴道成形术、皮瓣法或皮片法阴道成形术、Williams阴道成形术。手术的基本原理均为在尿道和膀胱与直肠之间分离造穴，形成人工穴道，应用不同的方法寻找合适的衬里或替代组织重建阴道。

三、先天性阴道闭锁

（一）病因及病理生理

阴道闭锁（atresia of vagina）为泌尿生殖窦及苗勒管末端发育异常未形成贯通的阴道所致。其主要包括两型，Ⅰ型阴道闭锁：阴道下段闭锁，患者的阴道上段、子宫颈、子宫体发育正常，并且子宫内膜有功能。Ⅱ型阴道闭锁：阴道完全闭锁，多合并子宫颈发育异常，子宫发育不良，但子宫内膜有功能。

（二）临床表现

1．青春期女性患者无月经来潮。

2．周期性下腹痛，呈坠胀痛。

3．育龄期女性可出现性生活困难。

4．妇科检查外阴正常，未见阴道口，闭锁处的黏膜表面色泽正常，未向外凸起。Ⅰ型阴道闭锁肛诊时可扪及突向直肠的包块，子宫正常大小或增大。Ⅱ型阴道闭锁肛诊时可扪及子宫增大、压痛。

（三）实验室检查

实验室检查一般无特殊表现。

（四）超声表现

阴道下段闭锁多表现为阴道上段扩张，宫腔及扩张的上段阴道可见积血声像，阴道下段闭锁。若积血进一步增加，严重者输卵管内也可见积血声像（图 5-1-2）。

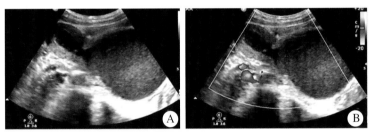

图 5-1-2　先天性阴道闭锁声像图（Ⅰ型）

A、B. 闭锁阴道上段扩张，其内及宫腔内均可见积血声像

（五）治疗方法

主要为手术治疗，Ⅰ型阴道闭锁阴道上段有积血时，可先采用粗针穿刺阴道黏膜，抽出积血，而后切开闭锁段的阴道，排出积血。术后根据闭锁段阴道的长度，进行定期的阴道扩张。Ⅱ型阴道闭锁患者，首先要评估子宫颈、子宫体发育情况，以及子宫积血情况等，判断是否保留子宫。若不保留子宫，可先进行子宫切除术，而后进行阴道成形术；若需保留子宫，则行阴道成形术（手术方式同 MRKH 综合征）。

四、阴道斜隔

（一）病因及病理生理

阴道斜隔好发于青少年，其发病率为 0.1% ~ 3.8%。在胚胎发育过程中，中肾管和副中肾管均起源于泌尿生殖嵴。副中肾管的发育依赖中肾管的发育，若一侧中肾管发育不全会影响同侧的副中肾管发育，阴道斜隔可能由于副中肾管向下延伸未到泌尿生殖窦而形成盲端所致，常合并双子宫、双宫颈及斜隔侧的泌尿系统畸形。根据阴道斜隔的形态，可分为 3 种类型：

Ⅰ型（无孔斜隔型）：一侧阴道完全闭锁，阴道斜隔后的子宫与外界及对侧子宫完全隔离，两子宫间和两阴道间无通道。

Ⅱ型（有孔斜隔型）：一侧阴道不完全闭锁，阴道斜隔上有一个直径数毫米的小孔，斜隔后的子宫与对侧子宫隔绝，经血可通过斜隔上的小孔滴出，但引流不畅。

Ⅲ型（无孔斜隔合并子宫颈瘘管型）：一侧阴道完全闭锁，在两侧子宫颈之间或斜隔后腔与对侧子宫颈之间有一小瘘管，斜隔侧的经血可通过另一侧子宫颈排出，但引流不畅。

（二）临床表现

阴道斜隔的临床表现主要为因经血引流不畅导致的下腹部周期性疼痛、月经紊乱、经期延长、阴道异常分泌物等，经血引流不畅可继发感染，宫腔积血使经血逆流可导致子宫内膜异位症，部分患者盆腔可触及盆腔包块。

（三）血清学检查

经血引流不畅引起继发性感染时，可合并白细胞计数升高、红细胞沉降率增快等异常表现。阴道斜隔患者可能有 CA199 升高。

（四）超声表现

阴道斜隔多表现为经血淤积，子宫颈下方阴道内可见无回声或低回声区，其内可见细密点状回声。Ⅰ型无孔斜隔，隔后的子宫与外界及另一侧子宫完全隔离，超声表现为膀胱后方较大囊性包块，囊壁清晰，囊内因陈旧性血液可见细小光点回声，囊内侧壁为斜隔，一侧宫腔积液可与囊腔相通，另一侧子宫内膜正常。Ⅱ型有孔斜隔与Ⅲ型无孔斜隔可合并宫颈管瘘，若经血流出受阻，可观察到大小不等的无回声区。另扫查肾可显示一侧肾区未见正常肾回声，对侧的肾体积可代偿性增大（图5-1-3），合并双子宫畸形可有相应超声表现。

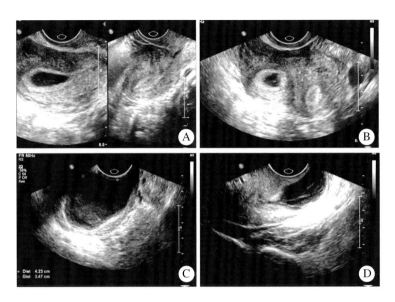

图 5-1-3　阴道斜隔二维声像图（Ⅱ型）

A. 纵切面示一侧子宫腔内积血，另一侧子宫腔未见明显异常；B. 横切面示两个宫腔其一有液性暗区；C. 右侧阴道内可见大量液性暗区；D. 显示不同月经周期，患侧积血量可有所变化

（五）治疗方法

青春期后伴有临床症状者应该尽早进行手术治疗，以缓解临床症状、减少并发症的发生。手术治疗的方式包括阴道斜隔切除术、阴道斜隔切除结合宫腹腔镜检查术以及隔后腔子宫切除术。其中阴道斜隔切除术是治疗阴道斜隔最根本的手术方式。手术时间一般选择在月经期，此时阴道壁肿物或闭锁侧宫腔积血张力大，易于定位。

五、阴道纵隔及横隔

（一）病因及病理生理

阴道纵隔多由双侧副中肾管下段融合后，中隔未消失或者未完全消失所导致。阴道纵隔分为完全性和不完全性，其中完全性阴道纵隔从宫颈延续至阴道口，将阴道腔一分为二，多合并双子宫和双宫颈。

阴道横隔为双侧副中肾管融合后，其尾端与泌尿生殖窦连接处未穿通或者部分穿通，残留一层厚约 1 cm 的黏膜样组织。阴道横隔较斜隔更为少见，一般位于阴道上段和中段，其中约 45% 的阴道横隔位于阴道上段，30% 位于阴道中段，20% 位于阴道下段。根据横隔有无孔隙可分为阴道完全性横隔和不完全性横隔，横隔不留孔隙者称为完全性横隔，横隔位于中央或者偏向一侧留有孔隙者称为不完全性阴道横隔。

（二）临床表现

阴道纵隔患者婚前一般无明显临床症状，多在婚后因性交困难进行妇科检查而发现。部分患者在进行分娩时，因胎先露下降受阻，产程缓慢才明确诊断。阴道纵隔一般不会影响经血的引流，有时纵隔偏向一侧造成该侧阴道闭锁时，可出现经血潴留。

完全性阴道横隔因横隔上无孔隙，月经初潮后经血流出受阻，表现为原发性闭经并伴有周期性下腹痛。长期淤积的经血逆行可蔓延至子宫或者输卵管，导致子宫腔积血或输卵管积血。不完全性阴道横隔一般不影响经血的引流，若横隔孔隙较小也会出现经血引流不畅导致痛经或者受孕困难。

（三）超声表现

阴道纵隔超声下可见阴道内强回声纵行分隔光带，光带两侧分别可见两条阴道气线，合并双子宫畸形可有相应超声表现。

不完全性阴道横隔因横隔存在孔隙，经血流通一般无受阻，多无异常声像表现，月经期或者继发感染时可在阴道上段与宫颈间显示无回声区。完全性阴道横隔经血排出受阻，血液淤积于阴道，可向上逆行至子宫，二维超声可见阴道上段与宫颈之间无回声液性暗区。横隔位置较高时，可见短小的气线高回声。

（四）血清学检查

阴道纵隔、横隔一般无特殊血清学表现。

（五）治疗方法

阴道纵隔不影响性生活以及分娩者，一般无须特殊治疗。如果出现不孕、反复流产、性生活障碍以及影响胎先露下降等，应采取阴道纵隔切除术。部分研究者认为切除阴道纵隔除改善性生活外，还可利于精子通过，提高受精的概率。

若明确为阴道横隔，应尽早手术治疗。完全性阴道横隔患者出现经血潴留的情况，应立即进行手术治疗，切开横隔，排出经血。不完全性阴道横隔在非妊娠期治疗方式同完全性阴道横隔。妊娠期横隔较薄的患者可待临产时处理，若隔膜较厚，位置较高，可行剖宫产术。分娩结束后一般选择阴道横隔切开术，术后定期扩张阴道。

六、鉴别诊断要点及诊断思维

（一）鉴别诊断要点

1. 处女膜闭锁　患者青春期多因原发性闭经、周期性下腹痛就诊。体查可扪及下腹部包块，阴道口见处女膜膨出，表面呈紫蓝色。超声显示宫颈下方阴道内囊性液暗区，囊液欠澄清，内可见细密点状回声。常可探及子宫腔内有囊性液暗区，且与阴道囊性液暗区相通。CDFI 示囊状液性暗区的内部未见明显血流信号。

2．先天性无阴道　临床表现为原发性闭经、性交困难，少数出现周期性下腹痛。患者第二性征正常发育，经直肠腹部触诊可触及较小子宫样组织，外阴发育正常，未见阴道口。经腹部超声检查未探及阴道回声及阴道气线，膀胱后方可探及子宫声像，子宫呈现长条索状，宫体、宫颈结构不清晰，未见宫腔线及内膜回声。双侧卵巢大小正常，未见异常回声显示。部分患者可合并患侧肾缺如。

3．先天性阴道闭锁　临床表现为原发性闭经、周期性下腹痛。体查可见正常大小子宫，外阴发育正常，未见阴道口，黏膜色泽正常，未向外凸起。超声可见阴道上段扩张，宫腔及扩张上段阴道可见积血声像，阴道下段闭锁未探及。当积血进一步增加，可见双侧输卵管内积血声像。

4．阴道斜隔　发病年龄轻，月经周期正常，伴痛经。Ⅰ型临床表现为原发性闭经，出现一侧下腹痛，可合并斜隔上端阴道积血、子宫积脓和双侧输卵管积血；Ⅱ型和Ⅲ型有经量减少、经期延长表现，当积液压力增大的时候可出现陈旧性经血流出。Ⅱ型和Ⅲ型若合并感染可有脓性分泌物，妇检时可在阴道壁一侧触及囊性肿物。

5．阴道纵隔　完全性阴道纵隔一般无明显临床症状，不完全性纵隔可有性生活困难、不适，分娩时胎先露下降受阻。体检时发现阴道被一纵行黏膜分割为两个纵形通道。超声可探及阴道内见强回声纵行分隔光带，光带两侧分别见两条阴道气线。

6．阴道横隔　阴道横隔位置较低时可影响性生活，分娩时影响胎儿下降。完全性阴道横隔可出现原发性闭经伴周期性下腹部隐痛，且呈进行性加重，因经血排出困难，在横隔上方可扪及包块，超声下可见横隔上方阴道扩张积血，可合并宫腔积血甚至输卵管积血。不完全性横隔隔上有小孔，可表现为月经点滴不净。部分不完全性横隔可见横隔上方阴道积血，偶有患者因合并阴道积脓被发现为不完全性阴道横隔。

（二）病例及鉴别诊断思维

病例（处女膜闭锁）

患者为 12 岁女童，无性生活史，主诉"下腹痛伴排尿困难 2 天"。

现病史： 患者于 2 天前无明显诱因出现下腹痛，呈持续性疼痛，疼痛程度重，伴肛门坠胀感及排尿困难，未排便，后逐渐感下腹部稍膨隆，无恶心、呕吐，无畏寒、发热，无心悸、气促、头晕、乏力等不适。外院下腹部 CT 提示：盆腔子宫附件区囊实性占位并致急性尿潴留；泌尿系超声检查提示膀胱下方盆腔内包块（大小约 73 mm×46 mm），双侧输尿管上段扩张并双肾积水。

既往史、个人史及家族史： 无特殊。

月经史： 月经未来潮。

婚姻史：未婚。

生育史：未孕，无性生活史。

查体：外阴幼稚，未见明显阴道口，尿道口下方略膨出，肛腹诊：可扪及突向直肠巨大包块，未扪及上缘，压痛，质中，子宫正常大小，轻压痛，双侧附件区：未扪及异常，指退无染血。

超声检查：经腹部探查：子宫大小、形态尚可，形态饱满，宫壁光点分布均匀，未见实性团块回声。宫腔线分离，可见自宫腔、宫颈至阴道内片状液性暗区，范围约129 mm × 66 mm × 75 mm，内透声欠佳，可见少许絮状高回声（图 5-1-4）。双侧卵巢未见明显异常。

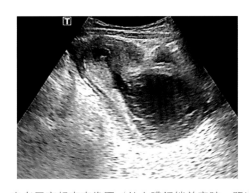

图 5-1-4　患者子宫超声声像图（处女膜闭锁并宫腔、阴道内积血）

手术方式：处女膜切开 + 整形术，术中见处女膜闭锁，阴道口部位略膨出。穿刺针于膨出最明显处穿刺可及突破感，抽出暗红色血性液体。

临床诊断：处女膜闭锁。

思维分析：

1. 病史分析　患者为女童，12 岁，无诱因下腹疼痛并排尿困难。专科检查和超声检查均提示盆腔包块的存在，查体尿道口下方略膨出。患者已接近青春期，有月经来潮的可能。同时结合专科检查和影像学检查，考虑盆腔包块为女性生殖系统来源或泌尿系来源可能性大。

2. 超声表现　从泌尿系统超声分析：该盆腔包块位于膀胱下方，双侧输尿管上段扩张并双肾积水，膀胱极度充盈（尿潴留），考虑可能由占位性病变压迫所致。妇科超声提示自宫腔、宫颈至阴道内大范围片状液性暗区，患者接近青春期但未见月经来潮，需排除的疾病包括阴道闭锁、处女膜闭锁、完全性阴道横隔、Ⅰ型阴道斜隔等。体查患者未见明显阴道口，尿道口下方轻度膨出，因此可以排除阴道横隔和斜隔可能；因有包块下段膨出于阴道口，考虑处女膜闭锁可能性大。

对比病例：阴道斜隔

患者为 14 岁女性，无性生活史，因"周期性下腹疼痛 4 个多月"就诊。体查阴道口可见，可扪及下腹部包块，伴压痛。此例为双子宫合并阴道斜隔，超声表现为双子宫畸形，膀胱后方可探及囊性包块，囊内透声欠佳，可见细小光点回声（图5-1-5）。阴道斜隔与处女膜闭锁的鉴别关键点在于前者多合并双子宫畸形［和（或）患侧肾缺如］，查体可探及阴道口。诊断及鉴别诊断需根据临床表现、月经情况及超声表现进一步分型。

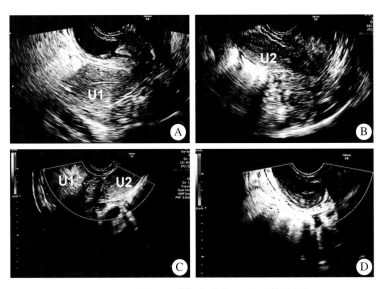

图 5-1-5　患者经阴道超声声像图（阴道斜隔）

A、B. 双子宫纵切面声像图；C. 横切面显示可见两个宫体及宫腔；D. CDFI 示子宫颈下方阴道内可见无回声区，其内可见细密点状回声，未探及明显彩色血流信号

（三）鉴别诊断思维流程（图 5-1-6）

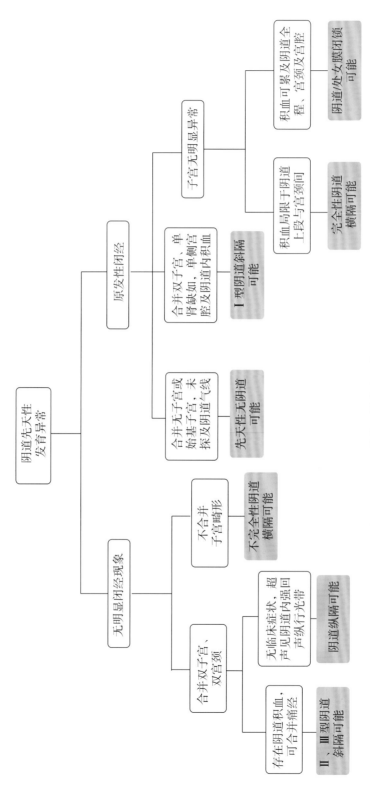

图 5-1-6　阴道先天性发育异常诊疗思维导图

第二节　阴道壁病变

一、阴道壁囊肿

(一) 病因及病理生理

阴道壁囊肿是阴道常见的一种良性囊性病变。主要包括四种类型：副中肾管囊肿、中肾管囊肿、尿道上皮囊肿和表皮囊肿。前三者属于胚胎发育遗留性囊肿，而表皮囊肿多由阴道黏膜上皮组织受损所致，如阴道手术、分娩等。阴道壁囊肿以多发常见，肉眼观囊肿多呈单房，囊壁较薄，囊内含有清亮液体。镜下观，囊壁主要由纤维结缔组织构成。

(二) 临床表现

囊肿体积较小时，患者多无明显临床症状。囊肿较大时可自阴道向盆腔延伸，导致性交困难、疼痛以及分娩受阻。若囊肿合并感染，可出现尿路刺激征。

(三) 实验室检查

实验室检查一般无特殊表现。

(四) 超声表现

阴道壁内可见圆形或椭圆形囊状无回声区，边界清楚，囊壁薄而光滑，内透声好，囊肿大者可突入阴道腔，使阴道闭合气线弯曲。若是阴道壁子宫内膜异位囊肿，囊内可见云雾状低回声。超声检查一般不易发现小囊肿或位于阴道下段的囊肿。

CDFI：囊状无回声区周边及内部无明显血流信号显示（图 5-2-1）。

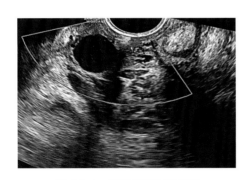

图 5-2-1　阴道壁囊肿声像图

(五) 治疗方法

囊肿体积较小且患者无明显临床症状时，可不做特殊处理，观察随访即可。囊肿体积较大、位置较深者，可进行囊肿造口术、囊肿切除术及药物治疗，其中囊肿切除术是阴道壁囊肿最主要的治疗方式。

二、阴道壁良性肿瘤

（一）病因及病理生理

阴道壁良性肿瘤较为少见，主要好发于阴道前壁，一般呈单发生长，可发生于任何年龄。阴道壁由鳞状上皮、平滑肌组织以及纤维结缔组织组成，来源于鳞状上皮的称为阴道乳头状瘤，来源于平滑肌组织的称为阴道平滑肌瘤，来源于结缔组织的则为纤维瘤、血管瘤等。阴道壁肿瘤大体观可见实性肿块，质地较硬，多为球形；镜下观可见肿瘤界限清楚，由平滑肌细胞组成，细胞核长，呈卵圆形，无核分裂象。

（二）临床表现

临床症状主要取决于肿瘤的大小及生长部位。肿瘤较小的患者可无明显临床症状，肿瘤较大时可对周围脏器产生压迫症状，如尿频、尿急、排便困难，也可合并下坠感。常见的阴道壁良性肿瘤如平滑肌肌瘤、纤维瘤、乳头状瘤，一般不会引起阴道出血，但部分体积较大者可以导致宫腔积液。

（三）实验室检查

实验室检查一般无特殊表现。

（四）超声表现

阴道前壁内可见椭圆形低回声肿块，一般为单个，直径为 1 ~ 5 cm，以实性成分为主，内部回声均匀，边界清楚，有包膜。

CDFI：低回声肿块周边及内部可探及血流信号，PW 可测及高阻型动脉血流频谱。

（五）治疗方法

1. 保守治疗　肿瘤较小或较少且无临床症状者，可以采取保守治疗，如定期超声检查。

2. 手术治疗　适用于肿瘤体积大、数目多、临床症状明显者。

三、阴道壁恶性肿瘤

（一）病因及病理生理

阴道癌是一种罕见的妇科恶性肿瘤，约占妇科恶性肿瘤的 3%，多发生于老年妇女。阴道癌的相关危险因素包括年龄、绝经后状况、性交年龄较小、吸烟以及人乳头瘤病毒（HPV）感染和多个性交伴侣，其中 HPV 感染是显著的危险因素。此外，放射线照射以及母亲妊娠期使用己烯雌酚也可诱导阴道癌的发生。

阴道癌有多种组织病理学分型，包括鳞状细胞癌、腺癌、恶性黑色素瘤、阴道横纹肌肉瘤。其中阴道鳞状细胞癌最常见，约占所有病理分型的 80%。阴道鳞状细胞癌多见于老年女性患者，腺癌更多见于年轻女性。阴道癌最常见发病部位在阴道的后壁及上 1/3。在早期病变中，阴道癌大体观表现为阴道黏膜增粗，触之出血，肿块质地较硬。

（二）临床表现

1．不规则阴道流血　60% 的患者主诉无痛性阴道流血，可有点滴状阴道流血，有时可表现大量阴道流血。

2．阴道排液增加　排液可为水样、米汤样或者混有血液，出现该症状一般为晚期患者。

3．膀胱刺激征（尿频、尿急、尿痛）、便秘及里急后重。

4．妇科检查阴道壁可见菜花样肿物，质地较硬，触之有血。

（三）实验室检查

鳞状上皮细胞癌抗原（squamous cell careinoma antigen，SCCA）、CA125、CA199、CEA 等肿瘤标志物可能升高。

（四）超声表现

阴道壁的正常三层结构消失，呈不规则增厚，厚度可 > 10 mm。阴道腔内可见不均质低回声团，形态不规则，内部回声不均匀，边界不清晰。

CDFI：低回声团周边及内部可见丰富的彩色血流信号，PW 可测及低阻型动脉血流频谱。

（五）治疗方法

阴道癌的治疗需要个体化，治疗方法主要根据疾病的分期、病灶位于阴道的部位、是否存在转移征象等进行判定。

1．手术治疗　手术治疗一般适用于疾病早期，病灶局限于阴道壁且病灶直径 < 2 cm。此外，手术治疗还适用于病灶位于上段阴道，局限于阴道壁的 I 期疾病，一般行广泛全子宫 + 阴道上段切除（切缘距病灶 1 cm）+ 盆腔淋巴结切除。若子宫已切除，则行宫旁广泛 + 阴道上段切除 + 盆腔淋巴结切除。位于阴道下段、局限于阴道壁的 I 期疾病，行局部广泛切除（切缘距病灶 1 cm）+ 双侧腹股沟淋巴结切除。

2．放射治疗　对于大多数阴道癌患者来说，放射治疗是常用的治疗方式，一般采用的是外照射、腔内放疗或者近距离放疗。放射治疗的最大优势是可以保留阴道、直肠及膀胱等器官。

▍四、鉴别诊断要点及诊断思维

（一）鉴别诊断要点

常见的阴道壁病变有阴道壁囊肿和阴道壁肿瘤。各类病变具有一定的病变特征，尤其是超声表现有所不同，结合临床表现以及辅助诊断可帮助明确诊断。

1．阴道壁囊肿　常为多发囊肿。当囊肿体积较小时，一般无明显临床症状，可出现阴道内分泌物增加、性交痛，囊肿合并感染可出现尿路刺激征。超声表现为宫颈下方阴道内可见圆形或者椭圆形囊状无回声区，边界清楚，壁薄且光滑，内透声较好。CDFI 示囊状无回声区周边及内部未见明显血流信号。

2．阴道壁良性肿瘤　以阴道平滑肌瘤多见。肿瘤较小时可无明显临床症状，肿瘤较大时可对周围脏器产生压迫症状。超声表现为宫颈下方和阴道内可探及低回声肿块，以实性成分为主，内部回声均匀，边界清楚。CDFI 示低回声肿块周边及内部可探及高阻型动脉血流信号。

3．阴道恶性肿瘤　临床上大部分患者出现无痛性阴道流血，阴道排液增加，呈水样、米汤样或者混有血液，发现时一般为病程晚期。肿瘤侵犯膀胱、直肠时出现膀胱或直肠刺激征（尿频、尿潴留、里急后重等）。妇科检查可见阴道壁存在菜花样肿物，质地较硬，触之有血。超声表现为阴道腔内可见不均质低回声包块，形态不规则，内部回声不均匀，边界不清晰，CDFI 示其内可见丰富的血流信号显示，血流阻力多呈低阻型。

（二）病例及鉴别诊断思维

病例（阴道壁囊肿）

患者为 30 岁女性，主诉"发现阴道肿物 1⁺ 年"。

现病史： 患者自诉于阴道内扪及一黄豆大小的肿物，伴性生活不适，无接触性出血，无触痛，无异常阴道流血、阴道排液、无尿频、尿急、尿痛等不适。后自觉肿块逐渐增大，偶可脱出阴道口，行超声检查示：阴道内囊状无回声区 29 mm × 18 mm × 18 mm；子宫内膜增厚、回声欠均匀；双侧附件区囊状无回声区。行宫颈涂片检查未见异常，人乳头状瘤病毒（HPV-DNA）阴性，进一步行宫腔镜检查，宫腔镜示：宫腔后壁局灶增厚。病理结果回报：子宫内膜息肉。门诊以"阴道壁肿物性质待查：囊肿？肿瘤？"收入院。此次起病以来，患者精神可，食纳、睡眠可，体重无明显改变，大小便无异常。

既往史、个人史、月经史及家族史： 无异常。

婚育史： 已婚，G3P3，顺产 3 胎，无产后出血、产褥感染史。

　　专科情况：外阴发育正常，阴道通畅，可见少量白色分泌物，无异味，阴道前壁可扪及一直径约 4 cm 的肿块，囊性，由宫颈穹隆延伸至处女膜缘上 1 cm，质软，边界清，活动度一般，无触痛，无充血。宫颈大小正常、光滑、无举摆痛。宫体前位，大小正常，质地中等、活动度好、无压痛。双侧附件区未扪及异常。

　　超声检查：子宫、卵巢超声检查未见明显异常。阴道前壁超声可探及一椭圆形无回声区，大小约 29 mm×18 mm×18 mm，边界清晰，内透声可（图 5-2-2）。

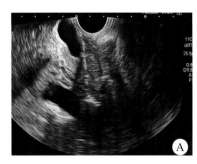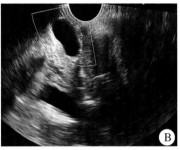

图 5-2-2　患者经阴道超声声像图（阴道壁囊肿）

A．二维超声显示阴道前壁无回声区，边界清晰，内透声可；B．CDFI 示阴道前壁无回声区周边及内部未见明显彩色血流信号

　　手术记录：行阴道壁囊肿剥除术，见外阴发育正常，阴道通畅，可见少量白色分泌物，无异味，阴道前壁可扪及一直径约 4 cm 的肿块，囊性，予以囊肿剥除并送病理检查。

　　术后病检结果回报：阴道壁囊肿（符合 wolffian 管残件囊肿）（图 5-2-3）。

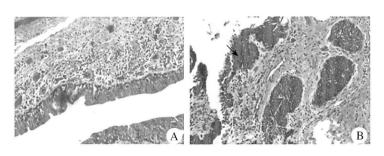

图 5-2-3　阴道壁囊肿病理图

A．阴道壁囊肿（HE×200）；B．阴道壁囊肿（HE×400）

第三节　盆腔病变

一、盆腔淤血综合征

(一) 病因及病理生理

盆腔淤血综合征 (pelvic congestion syndrome) 多因长期站立或久坐导致盆腔内血流不畅、盆腔静脉压增加，或子宫后位、早孕、多产、盆腔炎和滋养细胞肿瘤等因素，导致女性盆腔静脉迂曲、扩张和血流淤滞。盆腔淤血综合征是慢性盆腔疼痛的常见原因，其发病年龄多在 25 ~ 40 岁，多次妊娠史者高发。其病理表现为结缔组织和纤维组织增生，子宫均匀一致性肥大、充血，质软，表面呈紫色或淤血斑点及浆膜下水肿，子宫内膜间质水肿，长期水肿及充血的患者卵巢可能变硬、变小。盆腔淤血综合征最初是暂时性、可逆的，但长期充血可演变为不可逆改变。

(二) 临床表现

临床表现多种多样，其自觉症状往往与体征不相符，易与慢性盆腔炎等疾病相混淆，常因慢性盆腔痛被诊断为神经症。盆腔淤血综合征主要表现为范围广泛的慢性疼痛、极度疲劳感和某些神经衰弱症状，其中以"三痛两多一少"为主：盆腔坠痛、腰骶部痛、性交痛，月经量增多、分泌物增多，妇科检查阳性体征少。妇科检查时子宫多呈后位，稍大或正常，宫颈肥大，呈紫蓝色或有淤血，耻骨联合上区有压痛或下腹部两侧有深压痛，无腹部肌紧张及反跳痛，偶有宫旁增厚感，还可合并自主神经功能紊乱等症状。

(三) 实验室检查

相关研究表明，血清 FOXC2、TIE2、NOTCH3、2 型转化生长因子 -β 和血栓调理素基因突变可能在盆腔淤血综合征的发病中起作用。妊娠相关的高雌激素和高孕激素水平也是引起盆腔淤血综合征的重要因素。

(四) 超声表现

盆腔淤血综合征好发于后位子宫，超声表现为子宫大小正常或稍大饱满，病变严重的患者子宫肌层内可见大小不一的无回声区或迂曲的静脉窦暗区 (图 5-3-1A)。患者子宫 - 阴道静脉丛、卵巢静脉丛呈"串珠样"或"蜂窝状"扩张，内径常 > 5 mm。

CDFI：宫旁系统探及迂曲扩张的红、蓝相间静脉血流，色彩较为暗淡，有时可见彩色血流信号相互连接形成粗大的"湖泊状"彩色斑片，PW 可探及低速、连续的静脉血流信号（图 5-3-1B）。

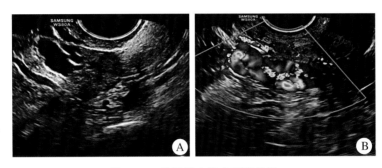

图 5-3-1　盆腔淤血综合征声像图

A．二维超声显示子宫阴道静脉丛、卵巢静脉丛呈串珠样或蜂窝状扩张；B．CDFI 示宫旁系统迂曲扩张的彩色（红、蓝相间）血流

（五）治疗方法

盆腔淤血综合征治疗的关键在于对此病的认识和正确诊断，对妇女慢性盆腔疼痛、主诉与体征不相符的病例，采取影像学检查手段予以确诊。依据病因、症状、淤血程度选择不同的治疗方案：初发和轻症患者一般行保守治疗，重症患者采用药物、手术或介入治疗。急性发作时需服用改善血管张力等对症治疗药物，平时可选择一般治疗、药物治疗、物理康复治疗。

二、盆腔炎性疾病后遗症

（一）病因及病理生理

盆腔炎性疾病后遗症多由急性盆腔炎性疾病未彻底治愈或病程迁延所致，包括慢性输卵管炎、输卵管积水和积脓、输卵管卵巢肿块、输卵管卵巢囊肿以及慢性盆腔结缔组织炎。慢性输卵管炎一般为双侧起病，长期慢性炎症刺激输卵管可导致输卵管增粗、变硬呈条索状改变，进而狭窄和梗阻，伞端部分或完全闭锁并且与周围组织发生粘连，最终形成输卵管积水。若输卵管伞端和卵巢发生粘连且两者相通，相通的积液可以形成输卵管 - 卵巢囊肿。

（二）临床表现

盆腔炎性疾病后遗症患者可无明显临床表现，部分可表现为下腹部隐痛、月经不调、腰骶部酸胀，少数因输卵管长期刺激导致继发性不孕。妇科检查可扪及一侧或者双侧子宫旁形态不规则、边界不清晰的包块。

（三）实验室检查

实验室检查一般无特殊表现。

（四）超声表现

双侧附件区输卵管增粗，呈条索状改变。输卵管积水超声表现为输卵管呈腊肠样、椭圆形、纺锤形或曲颈瓶形改变，内为无回声区，形成椭圆形或哑铃形囊肿，体积较大，常为多房性，内可见细小分隔光带，其周围常可见粘连蠕动的肠管。若输卵管卵巢粘连固定，经阴道超声检查时推动探头顶部可观察到输卵管卵巢移动受限，无滑行征象。

（五）治疗方法

盆腔炎性疾病后遗症多采用抗生素类药物进行抗感染治疗，如左氧氟沙星、头孢类等。但由于盆腔组织长期处于慢性刺激状态，常引起组织粘连，导致药物吸收缓慢，作用效果下降。目前，临床上多采用中西医结合治疗，因其对慢性疾病的治疗有独特作用，不仅可提高疾病的治疗效果，还能有效降低疾病的复发率。

第六章

妇科超声在妇科急腹症中的诊疗思维

妇科急腹症是指以腹痛为主要特征，威胁女性生命健康的妇科急症，也是临床中常见的妇科问题。妇科急腹症发病突然，且病情进展迅速，早期诊断和及时治疗是减少并发症、挽救生命的重要举措。因此，在临床工作中，妇产科医生及超声医生需关注并掌握妇科急腹症的常见病因及治疗措施。妇科急腹症可以由生殖器官畸形、生殖道感染、妊娠、肿瘤、手术等引起。

第一节　卵巢病变引起的急腹症

一、卵巢肿瘤蒂扭转

（一）病因及病理生理

卵巢肿瘤蒂扭转是指供应卵巢肿瘤的血管及相应组织发生扭曲，继而出现破裂、出血或坏死，引起剧烈腹痛，为妇科急腹症常见的原因之一。扭转的蒂可由骨盆漏斗韧带、卵巢固有韧带和输卵管组成，肿瘤沿蒂的方向发生顺时针或逆时针扭转。据报道，卵巢肿瘤发生蒂扭转的概率约为 10%。该病可发生于任何年龄，以年轻女性多见，好发于瘤蒂长、大小中等、活动度良好、重心偏于一侧的肿瘤（如囊性畸胎瘤、黏液性及浆液性囊腺瘤），体位急骤变动、妊娠早期或产后等因素均与肿瘤蒂扭转有关。卵巢肿物发生急性蒂扭转后，静脉回流受阻，瘤内高度充血或血管破裂，使瘤体急剧充血增大。瘤蒂进一步扭转，可压迫动脉发生缺血坏死和肿瘤破裂，易并发感染。

（二）临床表现

卵巢肿瘤蒂扭转患者多有卵巢占位性病变病史，其典型症状是一侧下腹部突发剧痛，常伴恶心、呕吐甚至休克。妇科检查可扪及肿物，张力较大，有压痛，以瘤蒂部最明显，并有腹肌紧张。有时扭转自然复位，腹痛随之缓解。若肿瘤蒂扭转后破裂，可引发急性腹膜炎。

（三）实验室检查

目前尚无特异性指标确诊卵巢肿瘤蒂扭转。患者可有卵巢肿瘤相关标志物（如CA125）升高，尿潜血阳性和（或）伴有尿白细胞数增加；炎症标志物 C- 反应蛋白、红细胞沉降率、白介素等均可表现异常；蒂扭转 2 小时后可检测出血清 D- 二聚体升高。

（四）超声表现

1. 卵巢囊性肿瘤蒂扭转　附件区可见无回声或囊实性混合回声肿块，囊内透声尚佳，边界清晰，其内未见明显彩色血流信号（图 6-1-1A）。

（1）扭转持续时间不同，可有不同声像图改变：如为卵巢囊肿扭转时，扭转早期肿块内无回声区透声好，囊壁光滑，扭转后期因发生水肿、炎症，无回声区透声可差，囊壁发生水肿、增厚，呈现"双边征"，盆腔内可探及液性暗区。

（2）扭转程度不同，可有不同声像图改变：若扭转 ≤ 360°，肿块蒂部及囊壁均可显示血流信号，囊壁可水肿增厚；若扭转 > 720°，蒂部及肿块内血流信号可完全消失，蒂部增厚明显，肿块囊壁厚薄不均或囊壁破裂，多合并腹水，囊性肿块的无回声区内因出血坏死可见不规则光团。

（3）扭转的蒂部可表现为低回声圆形肿块，或呈"靶环征"，也可表现为条索样，其走行迂曲，周边可见彩色血流环绕，呈"旋涡征"或"蜗牛壳征"，此为蒂扭转的特征性超声表现（图 6-1-1B）。

2. 卵巢实性肿物蒂扭转

（1）受累侧卵巢结构不清晰，盆腔或下腹部正中线子宫前方可见实性或实性为主的混合性肿块，超声探头触痛试验阳性，直肠子宫陷凹可见液性暗区。CDFI：肿块内血流信号稀疏或不明显。

（2）单侧或双侧卵巢显著增大，双侧卵巢边界清晰可辨，表面光滑，内部回声减低，卵巢皮质浅层内可见散在分布囊性暗区（可能为卵巢系膜不全扭转发生静脉和淋巴回流障碍所致）。

（五）治疗方法

卵巢肿瘤蒂扭转一经确认，首先应判断有无自行复原的可能。如出现明显不可

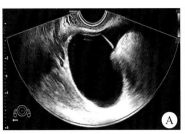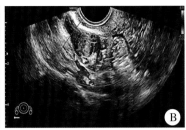

图 6-1-1　卵巢囊肿蒂扭转声像图

A．超声显示盆腔张力较大的囊性包块，其周边及内部均无彩色血流信号；B．扭转的卵巢蒂部呈"靶环征"，CDFI 示其内未见明显血流信号或仅可见少量点状血流信号

复位或缺血坏死，应尽快手术。为避免来自卵巢静脉血栓栓塞的危险，卵巢肿瘤蒂扭转传统的手术治疗方法是行患侧附件切除术，而较少采取患侧附件松解、囊肿剥除等方式。术时应在蒂根下方钳夹，将肿瘤和扭转的瘤蒂一并切除，钳夹前不可恢复扭转，以防栓塞脱落。

有研究指出，本病保守手术的指征是良性囊肿直径 4～12 cm、扭转度数 < 360° 且无卵巢坏死者。也有研究表明，超声引导下穿刺抽出囊液后注入无水乙醇等药物是卵巢囊肿蒂扭转的另一种治疗策略，经穿刺后部分蒂扭转可自行复位。

二、卵巢肿物破裂

(一) 病因及病理生理

卵巢肿物破裂是妇科常见的急腹症之一，好发于黄体囊肿、成熟型囊性畸胎瘤、卵巢浆液性囊腺瘤、浆液性囊腺癌等。其发生原因可为自发性破裂及外伤性破裂，自发性破裂常因瘤体生长过快、囊壁缺血坏死或肿瘤侵蚀穿破囊壁引起，外伤性破裂常因腹部受压、分娩、性交或者妇科检查以及穿刺外伤引起。

(二) 临床表现

临床症状主要由破口的大小、流入腹腔内液体的性质以及液体量所决定。当囊肿破裂口较小时，患者仅感觉轻微下腹痛，休息数日后可自行缓解；当囊肿破裂口较大时，可出现突发持续性剧烈腹痛，并伴有肛门坠胀感。一般无阴道流血，囊液流入腹腔可引起腹膜刺激征（压痛、反跳痛以及肌紧张），伴恶心、呕吐、发热等症状。若破裂损伤血管，还可发生内出血，甚至失血性休克，表现为烦躁不安、呕吐、出汗、脉细、血压下降等，也可因剧烈疼痛引起疼痛性休克。妇科检查宫颈举痛，附件区可触及肿块，经阴道后穹隆穿刺可抽出不凝固血液。

（三）实验室检查

合并感染时可出现白细胞、中性粒细胞及 C- 反应蛋白、降钙素原等感染指标升高，肿瘤破裂伤及血管发生内出血时可出现血象异常。

（四）超声表现

1．黄体囊肿破裂

（1）子宫大小、形态正常，内膜呈分泌期改变。

（2）一侧卵巢内可见囊性包块，可与周围组织粘连，内部回声不均匀，可见云雾状、絮状回声或蜂窝状结构（图 6-1-2A）。部分患者可见卵巢破裂口，并有条索状暗带与盆腔积液相连通。CDFI：囊性包块内无明显血流信号，其周边可见环状或半环状血流信号（图 6-1-2B）。

（3）盆腔内可见游离液性暗区，内透声差，其内可见条索状中等回声漂浮或细密光点回声。

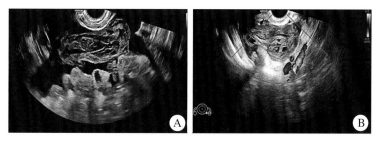

图 6-1-2　黄体囊肿破裂声像图

A．二维超声显示附件区一混合回声包块，形态不规则，内可见部分卵巢实质回声；B．CDFI 示混合回声包块内无明显血流信号，其周边可探及少许半环状彩色血流信号

2．卵巢子宫内膜异位囊肿破裂　卵巢子宫内膜异位囊肿的超声表现与月经周期有关，月经期可显示囊肿增大及液性无回声区，内可见细弱光点回声，可随体位改变而流动，病程短者囊壁较薄，病程长者囊壁较厚。囊肿破裂时，附件区可见圆形或不规则形低回声区，内壁多不光滑，囊内呈不均质混合回声，盆腔内可见较多游离液性暗区，其内可见密集点状回声（图 6-1-3）。

3．卵巢恶性肿瘤破裂　较少见，超声可见较大的盆腔囊实性包块，其回声同恶性肿瘤超声表现，患侧卵巢显示不清，也可有相应的肿瘤转移声像表现。盆腔内可见积液，范围不一。

（五）治疗方法

卵巢肿物破裂根据肿物性质、病情严重程度可选择保守治疗和手术治疗。卵巢囊肿破裂患者，病情轻者可采取对症支持治疗，主要为止血和抗感染；年轻有生育

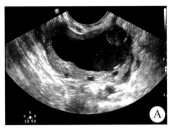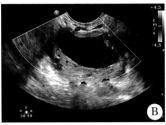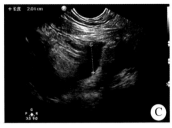

图 6-1-3　卵巢子宫内膜异位囊肿破裂声像图

A．卵巢内可见一个椭圆形低回声区，边界清晰，壁厚，张力低，其内充满细小点状低回声；
B．CDFI：低回声区周边及内部未见明显血流信号；C．盆腔内可见积液回声

要求的患者可行患侧囊肿剥除术；同时，恶性或交界性肿瘤破裂可造成卵巢坏死以及局部解剖关系的破坏，恶性肿瘤破裂可造成恶性肿瘤细胞发生腹腔及盆腔播散，增加临床期别，影响预后。因此，一旦发现应立即手术探查，术中应尽量吸净囊液，清洗腹腔及盆腔，并涂片行细胞学检查，切除标本送病理学检查，尤需注意破口边缘有无恶变。

三、病例及鉴别诊断思维

病例（卵巢黄体囊肿破裂）

患者为 33 岁女性，主诉"同房后下腹痛 17⁺ 小时"。

现病史： 患者同房后出现下腹胀痛不适，无发热、阴道流血及流液、恶心、呕吐等不适，症状持续无缓解。查血 hCG（-）。

既往史、过敏史、婚育史、家族史、月经史： 均无异常。

专科情况： 外阴发育正常，阴道通畅，可见少量白色分泌物，无异味，宫颈正常大小、柱状上皮轻度外移，无举痛，宫体前位，大小正常，质地中等、活动度好、无压痛。左侧附件区未扪及异常，右侧附件区压痛、轻反跳痛。阴道后穹隆穿刺抽出不凝血 4 ml。

超声检查： 子宫前位，大小正常，宫壁光点分布均匀，未见实性团块回声。子宫内膜厚约 0.6 cm，宫腔内未见异常声像，宫颈未见异常回声。左侧卵巢未见明显异常声像改变。右侧附件区包绕右侧卵巢显示一大小约 6.2 cm×5.4 cm 的絮状低回声团，形态不规则，边界不清晰，内部回声欠均匀。盆腔内显示游离液性暗区，前后径约 3.0 cm，内透声不佳（图 6-1-4A、B）。

CDFI： 右侧附件区絮状低回声团内显示星点状彩色血流信号（图 6-1-4C）。

手术方式： 腹腔镜下卵巢囊肿剥除 + 盆腔粘连松解术。

术中所见： 盆腔积血约 600 ml，血凝块 200 ml，子宫正常大小，表面光滑，右侧卵巢大小约 3 cm×4 cm，与右侧盆壁粘连，右侧卵巢可见一直径约 3.0 cm 的囊肿，表面可见一破口，伴活动性出血，右侧输卵管及左侧附件未见异常。

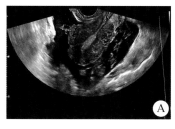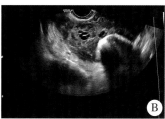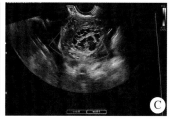

图 6-1-4　患者经阴道超声声像图（卵巢黄体囊肿破裂）

A．二维超声显示子宫正常，盆腔大量积液；B．右侧附件区见絮状低回声团包绕卵巢，内回声不均匀；C．CDFI 示其内部血流欠丰富

病理结果：（右侧卵巢）黄体囊肿伴出血（图 6-1-5）。

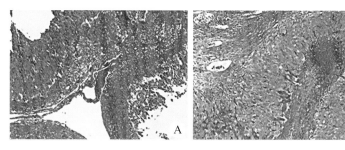

图 6-1-5　右侧卵巢黄体囊肿出血病理图

诊疗思维：对于急腹症患者，首先询问病史，了解患者月经史、阴道出血情况、伴随症状及妇科疾病史。在超声检查过程中，重点观察附件包块的形态特点及 CDFI 表现，观察腹水的性质，判断是否有出血可能。另外，还要注意子宫（如宫腔）情况。

1．附件包块的来源　该患者超声提示子宫无明显异常改变，因此可以初步排除包块为子宫来源的可能。左侧卵巢无异常改变，右侧附件包绕卵巢的絮状低回声物提示可能来源于右侧卵巢或者附件区。

2．附件区不均质回声包块可考虑　黄体囊肿破裂、异位妊娠破裂或附件炎性包块（表 6-1-1）。

表 6-1-1　常见妇科急腹症鉴别诊断表

	黄体囊肿破裂	异位妊娠破裂	附件炎性包块
临床表现	突发性下腹疼痛伴恶心、呕吐	突发性下腹疼痛伴恶心、呕吐	间歇性下腹痛，病程长
尿妊娠试验	阴性	阳性	阴性
子宫内膜	分泌期改变	反应性增厚	无特征性表现
盆腔积液	积液量较多，短期内出现	积液量较多，短期内出现	积液量相对较少，持续出现

该患者为青年女性，月经周期规律，血清 β-hCG 阴性，既往史、个人史无特殊，实验室检查未见明显异常，由此可初步排除妊娠可能。超声下见附件区絮状低回声物，CDFI 示其内可见较稀疏血流信号，考虑附件区急性病变，结合后穹隆穿刺抽出不凝血，考虑盆腔内有活动性出血。

对比病例 1：异位妊娠破裂

患者为 33 岁女性，停经 35 天，阴道流血伴腹痛 2 天，加重 6 小时。患者系育龄期妇女，有停经伴阴道流血史，需警惕妊娠伴活动性出血可能。妇科检查双附件区有明显压痛及反跳痛，需警惕异位妊娠及黄体囊肿破裂可能。此例患者与例证病例相似之处为均有附件包块，声像图均为不均质包块，但例证病例中可见包块与卵巢关系紧密无明显分界，而该病例中包块内可见类似孕囊声像，与卵巢分界清晰，盆腔积液内见细密光点声像。结合患者血清 β-hCG 检测阳性及阴道后穹隆穿刺抽出不凝血，考虑为附件区异位妊娠破裂可能（图 6-1-6）。

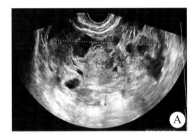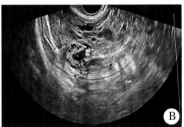

图 6-1-6　患者经阴道超声声像图（异位妊娠破裂出血）

A．二维超声显示附件区可见范围较大的混合回声区；B．二维超声显示附件区可见孕囊样回声

对比病例 2：附件区炎性包块

患者为 28 岁女性，下腹痛 3⁺ 天，腹痛加剧，伴高热寒战 1 天。患者系育龄期妇女，月经周期规律，血清 β-hCG 阴性，可排除妊娠可能。妇科检查子宫饱满增大，剧烈触痛，子宫活动欠佳，双侧附件区有压痛，有明显盆腔腹膜刺激征。二维超声下附件区混合回声包块，与周围组织界限模糊不清，CDFI 显示较丰富的点条状血流信号，考虑盆腔炎症合并盆腔粘连可能。患者有寒战、高热等炎症反应，结合血常规检查白细胞异常升高，进一步支持以上推断（图 6-1-7）。

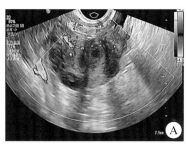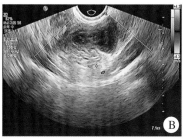

图 6-1-7　患者经阴道超声声像图（附件区炎性包块）

A、B．CDFI 示附件区混合回声包块内点条状彩色血流信号

第二节　子宫、其他盆腔病变引起的急腹症

一、输卵管扭转

（一）病因及病理生理

输卵管扭转为较少见的妇科急腹症病因之一，多发生于育龄期女性。输卵管发生扭转时，静脉回流受阻，输卵管充血、水肿，动脉血流供应障碍，扭转时间较长者可导致输卵管坏死。输卵管扭转的病因包括内在因素和外在因素，内在因素主要为输卵管自身发育异常，即输卵管过长或输卵管系膜过长，外在因素包括输卵管结扎、输卵管积水、卵巢囊肿及异位妊娠等，剧烈活动及体位变化也可诱发输卵管扭转。

（二）临床表现

最常见的症状为腹痛，最初为下腹部或盆腔突发单侧局限性疼痛，可为突发持续性剧痛、间歇性绞痛或逐渐加重的疼痛。患者多采取被动体位，难以直立行走，患侧卧位后症状或可减轻，可伴有急性恶心、呕吐。在不完全性扭转的情况下，扭转的附件可自行复位，疼痛逐渐消退，或表现为症状不典型的慢性腹痛，再次扭转时则表现为慢性腹痛基础上疼痛加剧。查体主要表现为局限性腹部压痛，部分患者存在腹膜刺激征，触诊时部分可扪及腹部肿块。

（三）实验室检查

目前缺乏确诊输卵管扭转的特异性指标。育龄期女性应检测血清 β-hCG，以便与妊娠相关疾病鉴别。少数研究发现输卵管扭转患者血清 IL-6 升高，其辅助诊断价值尚有待进一步研究。D- 二聚体可能是输卵管扭转的非特异性标志物。

（四）超声表现

输卵管扭转多位于卵巢与子宫之间，若伴输卵管积水或输卵管系膜囊肿则显示为卵巢旁迂曲管状、囊状无回声区（图6-2-1）。实时动态追踪输卵管走行，可见扩张的输卵管呈条带状低回声，在管腔变细处呈螺旋样走行，形成"漩涡"征。扭转后期"漩涡"征消失，呈结节样稍高回声或混合回声。

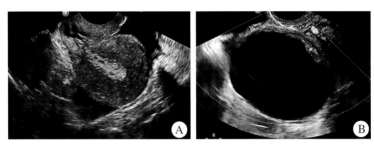

图 6-2-1　输卵管扭转合并积水声像图

A. 二维超声示子宫大小正常，盆腔中 - 大量积液；B. 附件区可见大小 71 mm×54 mm 囊状无回声区，CDFI 示其周边及内部无明显血流信号

（五）治疗方法

腹腔镜手术是诊断和治疗输卵管扭转的有效手段，具有术后住院时间短，切口小，术后感染、流产及早产等并发症发生率低的优点。若扭转发生于妊娠晚期，因此时子宫形态异常导致两侧输卵管不对称，子宫较大，腹腔镜手术难度增加，开腹手术优于腹腔镜手术。

二、急性盆腔炎症（含输卵管炎症）

（一）病因及病理生理

急性盆腔炎性疾病（acute pelvic inflammatory disease）是指盆腔器官的急性炎症，多为链球菌、葡萄球菌、大肠埃希菌或淋球菌等致病微生物，通过淋巴系统、沿生殖道黏膜上行蔓延、经血液循环播散、盆腹腔其他脏器的炎症蔓延导致女性内生殖器及其周围结缔组织、盆腔腹膜发生炎症。其中沿生殖道黏膜上行感染是最常见的感染途径。急性盆腔炎多起病急，主要发生在育龄期女性，常发生于产褥期感染、宫内放置节育器以及宫腔手术后。根据病理改变可以分为急性子宫内膜炎、急性子宫肌炎、急性输卵管炎、输卵管积脓、输卵管卵巢囊肿等。急性盆腔炎可导致病灶局部充血、水肿，并且伴有大量浆液渗出。主要表现为子宫体积增大、内膜增厚，输卵管增粗、积水、积脓，而后炎症沿输卵管波及两侧卵巢，可形成卵巢脓肿。

（二）临床表现

临床症状主要包括发热、寒战、下腹痛、腰痛、阴道异常出血、阴道大量脓性分泌物等。少数患者可有恶心、呕吐、肠道以及膀胱刺激征表现。妇科检查阴道内可见脓性分泌物，宫颈充血水肿，宫颈举痛，并可扪及子宫增大、压痛。双侧附件区可触及形态不规则、质地中等伴压痛的炎性包块。若形成盆腔脓肿，阴道后穹隆可扪及包块且有波动感。

（三）实验室检查

急性盆腔炎患者白细胞升高，尤其以中性粒细胞升高为主，红细胞沉降率加快，C- 反应蛋白增加。宫颈及阴道分泌物培养可见到致病菌。相关研究表明，多形核白细胞可作为有症状性盆腔炎妇女可靠的诊断标志物。

（四）超声表现

子宫内膜炎超声表现为子宫内膜增厚，内膜回声不均匀、强弱不等，边界模糊（图 6-2-2A）。若宫腔积脓，可表现为子宫增大，宫腔内可见液性暗区，内散在分布细小光点或片状强回声。子宫体炎超声表现为子宫均匀性增大、形态饱满，轮廓欠清或不清，子宫肌层回声稍减低。CDFI 示炎性区域血流信号增多（图 6-2-2B）。

输卵管急性炎症声像图表现详见本书第四章"输卵管积脓"。

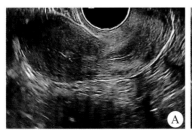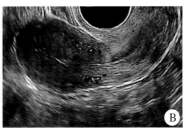

图 6-2-2　急性子宫内膜炎声像图
A．二维超声示子宫内膜回声不均匀、强弱不等；B．CDFI 示内膜局部及周边小条状彩色血流信号

（五）治疗方法

1．急性盆腔炎主要以抗生素药物治疗为主，正确规范化使用抗菌药可使 90% 以上的患者得以治愈。治疗时，根据经验选择广谱抗生素。诊断明确后，可针对病原菌合理地应用抗生素。抗生素药物治疗的周期一般为 14 天。

2．输卵管卵巢脓肿或盆腔脓肿经药物治疗 2 ～ 3 天无效，并且体温持续不下降、全身感染中毒症状未缓解时，需要及时进行手术治疗。若腹腔脓肿破裂，患者腹痛加剧，需立即行手术探查。经药物治疗 2 周以上，但包块仍持续增大，可以选择择期手术。手术治疗以切除病灶为主，但年轻女性应尽量保留生殖功能。对于年龄较大、双侧附件区受累或附件脓肿多次发作患者，可采用全子宫及双侧附件区切除术。

三、子宫破裂

(一) 病因及病理生理

子宫破裂（uterine rupture）常见于妊娠晚期或分娩期子宫体部或子宫下段发生破裂，是可直接危及患者及胎儿生命的严重并发症。常见病因包括：

1. 子宫手术史　是子宫破裂的常见病因。剖宫产术及妇科手术使子宫肌层形成瘢痕，妊娠晚期或分娩期宫腔内压力增高导致瘢痕破裂。

2. 先露部下降受阻　骨盆狭窄、头盆不对称、软产道梗阻、胎位异常及巨大胎儿等均可造成胎先露部下降受阻，子宫下段过分伸展变薄直至发生子宫破裂。

3. 子宫收缩药物使用失当　胎儿娩出前缩宫素的剂量、使用方法应用不当，或孕妇对药物敏感性个体差异等，导致子宫收缩过强以致子宫破裂。

4. 产科手术损伤　宫颈口未开全时，产钳助产、中 - 高位产钳牵引等可造成宫颈及子宫下段裂伤；清宫术、穿颅术可因器械、胎儿骨片损伤导致子宫破裂。

5. 其他　子宫先天性发育异常或多次宫腔内操作，局部肌层菲薄导致子宫自发性破裂，宫内节育器位置异常等。

(二) 临床表现

1. 先兆子宫破裂　多发生于分娩期，产程长、有梗阻性难产因素的产妇，临床表现为：

（1）因子宫强制性或痉挛性过强收缩，产妇下腹剧痛、烦躁不安，呼吸、心率加快。

（2）因胎先露部下降受阻，子宫收缩过强，随产程进展病理性缩复环逐渐上升平脐或脐上，此处压痛明显。

（3）膀胱受压充血，孕妇出现排尿困难及血尿。

（4）因宫缩过强、过频，无法触清胎体，胎心率加快、减慢或无法听清。

2. 子宫破裂

（1）不完全性子宫破裂：多见于子宫下段剖宫产切口瘢痕处，子宫肌层部分或全层破裂但浆膜层完整，宫腔与腹腔不相通。常缺乏先兆破裂症状，仅在不全破裂处有压痛，体征不明显。若破裂口累及两侧子宫血管可导致急性大出血。

（2）完全性子宫破裂：子宫肌层及浆膜层全层破裂，宫腔与腹腔相通，胎儿及其附属物进入腹腔。典型症状和体征有：①胎儿窘迫，最常见的是胎心率的异常，常为子宫破裂最早和唯一的征兆，包括延长减速、晚期减速、频发变异减速、胎儿心动过缓等；②全腹严重腹痛且宫缩间歇期不缓解；③子宫瘢痕处甚至全腹明显压痛、反跳痛；④胎儿先露部回缩；⑤阴道异常流血、腹腔内出血或肉眼血尿；⑥母体因子宫破裂及胎盘剥离，腹腔内大量出血导致心动过速、低血压或低血容量休克等。

（三）实验室检查

患者术前血常规提示血红蛋白急剧下降，白细胞计数升高，中性粒细胞比例增多。

（四）超声表现

子宫肌壁（多为瘢痕处）连续性中断、局部回声紊乱，可见胎儿及其附属物部分位于宫腔、部分位于腹腔，或宫腔未见胎儿及其附属物，而于腹腔内可探及已死亡的胎儿，可合并中 - 大量盆腹腔积液（图 6-2-3）。

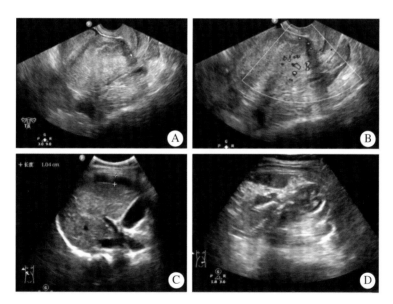

图 6-2-3　子宫破裂声像图

A．二维超声示宫腔内未见明显孕囊及胎儿回声，宫壁光点分布不均匀，尤其以子宫前壁下段原瘢痕处明显；B．子宫未见明显异常彩色血流信号。C．肝前区腹水声像（深约 10 mm）；D．左侧腹腔内可见一个胎儿结构（无胎心搏动）

（五）治疗方法

1．先兆子宫破裂　应立即肌内注射哌替啶，抑制子宫收缩避免子宫破裂，并尽快手术。

2．子宫破裂　抢救休克的同时，无论胎儿是否存活应尽快行手术治疗。

（1）子宫破口整齐、破裂时间短、无明显感染者，可行破口修补术。子宫破口大且不整齐、破裂时间长、有明显感染者，应行次全子宫切除术，若累及宫颈者应行子宫切除术。

（2）手术前后应足量使用广谱抗生素控制感染。

（3）严重休克者应尽可能就地医治。若必须转院，则应输血、输液及抗休克后转送。

四、子宫肌瘤变性（红色样变）

（一）病因及病理生理

子宫肌瘤常见的变性包括玻璃样变、囊性变、红色样变、钙化以及肉瘤样变。其中红色样变是一种特殊类型的变性坏死，发生率约 2.5%，是导致女性急腹症原因之一。多见于妊娠期或者产褥期，多发生于单一较大的肌瘤。目前发生原因不明确，主要是由于局部组织缺血坏死、梗死、淤血或者血栓阻塞，导致不同程度的溶血，血液渗入瘤体中。子宫肌瘤发生红色样变时，肿瘤体积迅速增大，切面观多表现为囊腔形成、漩涡状结构消失，瘤体质地较软，呈暗红色，伴有腥臭味。镜下观变性区域呈淡红色，隐约可见肌细胞。

（二）临床表现

妊娠期合并子宫肌瘤多无临床症状，但是发生肌瘤红色样变性者可有较明显的临床表现，多发生于妊娠 4 个月后，表现为局部腹痛，并且伴恶心、呕吐、发热等急性全身炎症反应。妇科检查子宫肌瘤部位有明显的压痛。

（三）实验室检查

一般无特殊血清学表现，由于有急性炎症反应存在，可出现白细胞、C- 反应蛋白等炎症指标升高。

（四）超声表现

超声表现为子宫肌瘤瘤体短期内快速显著增大，内部回声强弱不等、不均匀，可见点状高回声区及片状无回声区。超声探查时局部有明显压痛（图 6-2-4A）。

CDFI：瘤体周边及内部可探及丰富血流信号，呈高速低阻型血流频谱（图 6-2-4B）。

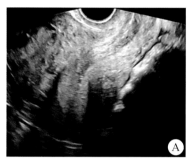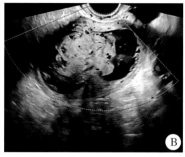

图 6-2-4　子宫肌瘤红色样变声像图

A．二维超声示子宫增大、形态异常，肌瘤较大者内部回声不均匀；B．肌瘤较大者内可见液性暗区及低回声区，CDFI 示其周边及内部可探及较丰富彩色血流信号

（五）治疗方法

1．保守治疗　大多数妊娠期子宫肌瘤变性可经保守治疗后继续妊娠，临床症状 7 ~ 14 天自行缓解，预后良好。保守治疗包括一般支持治疗、予以镇静止痛药、应用硫酸镁等抑制宫缩，预防性给予抗生素抗感染等。

2．手术治疗　在经过保守治疗后，高热、腹痛等临床症状进一步加重，或者肌瘤体积进一步增大影响继续妊娠，可考虑手术治疗。一般选择在妊娠 5 个月之前进行手术治疗。如果在妊娠早期发现较大肌瘤变性伴显著临床症状，难以继续妊娠或者继续妊娠可出现不良结局者，可考虑进行子宫肌瘤剔除术并终止妊娠。在妊娠中期，浆膜下肌瘤变性患者经保守治疗后失败，同时胎盘发育良好，子宫对外界刺激反应性较小，发生早产或诱发流产的风险较低，可考虑采用腹腔镜下肌瘤剔除术。

3．相关研究报道，采用小剂量肝素治疗妊娠期子宫肌瘤变性具有一定疗效。其中肝素既能发挥抗凝作用，也可一定程度抑制炎症反应，但仍需进一步研究证实。

五、病例及鉴别诊断思维

妇科相关急腹症，需充分了解患者病史（月经史、阴道出血情况、伴发症状、妇科疾病病史），结合患者最主要的症状和体征、有重点地进行超声检查，以寻找诊断和鉴别诊断的依据。

1．通过病史，了解患者年龄、发病特点、伴随症状等。本节主要关注输卵管、子宫相关病变导致的急腹症。常见输卵管病变包括输卵管积水、积脓、肿瘤，可导致输卵管卵巢蒂扭转、输卵管胀肿、肿瘤破溃引起腹膜炎等。子宫病变主要为子宫穿孔、子宫破裂，多好发于育龄期女性，如人流、上环等宫腔操作或者妊娠、分娩过程，且既往有子宫手术或剖宫产术后瘢痕。

2．通过超声鉴别　首先在超声下进行病变定位，确定病变位于附件区、子宫还是盆腔。其次明确病变性质（囊性、囊实性或实性），形态结构是否正常。再者观察病变血流信号的丰富程度和分布情况，以区分良性病变和恶性病变。

3. 注意其他伴随症状　超声探查盆腔积液、腹水回声特点，透声较差伴有光点回声多为出血或消化道内容物溢出，若液体澄清考虑为渗出液为主。

病例（输卵管系膜囊肿扭转）

患者为 46 岁女性，主诉"下腹痛 3 天，发现盆腔包块 3 天"。

现病史：患者无明显诱因下腹痛，呈持续性胀痛，无恶心、呕吐、腹泻，大便正常，无阴道不规则流血、阴道异常排液。予以药物对症治疗后腹痛未见明显缓解。

既往史：已行双侧输卵管结扎术，余既往史无特殊。

个人史、婚姻史、家族史：无特殊。

月经史：月经周期规则，量中等，颜色正常，无血块，有痛经。

专科检查：外阴发育正常，阴道通畅，可见少量白色分泌物，无异味，宫颈柱状上皮重度外移，无举摆痛，子宫前方可扪及一包块，大小约 9 cm × 7 cm，囊性感，轻压痛，无反跳痛，形态规则。

超声检查：子宫大小、形态正常。子宫上方可探及一不规则形囊性为主混合回声团，大小约 84 mm × 69 mm × 45 mm，边界欠清晰，内部回声不均匀，可见液性暗区（图 6-2-5）。盆腔可见积液回声，最厚处约 14 mm。

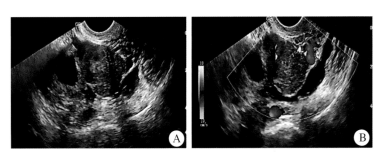

图 6-2-5　患者经阴道超声声像图（输卵管扭转）

手术记录：腹腔镜探查提示右侧输卵管可见一囊肿，大小约 8 cm × 9 cm，表面呈紫兰色改变，蒂部扭转 3 周，大网膜与腹壁粘连，子宫与腹壁粘连，大网膜包裹右侧输卵管囊肿，可见明显水肿，超声刀分离粘连，右侧卵巢及左侧附件外观未见明显异常。遂行腹腔镜下右侧输卵管切除术。

病理结果：（右侧输卵管系膜）副中肾管囊肿伴出血（图 6-2-6）。

临床诊断：右侧输卵管扭转。

思维分析：

1. 病史分析　患者为围绝经女性，下腹痛伴盆腔包块，并呈持续性胀痛，无其他伴随症状。首先需判断急腹症部位，超声提示为子宫无异常，盆腔囊性包块，考虑附件区病变可能性大，且不排除浆膜下子宫肌瘤蒂扭转或子宫肌瘤变性。因患者的年龄以及双侧输卵管结扎病史，可初步排除妊娠及妊娠后相关疾病所致急腹症

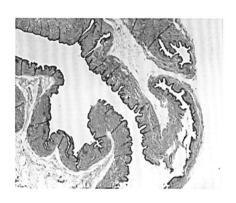

图 6-2-6　右侧输卵管系膜副中肾管囊肿伴出血病理图

（如异位妊娠、子宫穿孔、子宫破裂等）。

2．妇科检查　子宫前方扪及 9 cm×7 cm 的囊性包块，轻压痛，无反跳痛。分析该包块为囊性，可初步排除子宫肌瘤病变，可能为盆腔囊肿、输卵管积水扭转等，因无明显腹膜刺激症状，推测未出现包块破裂。

3．超声表现

（1）附件包块位置：超声提示为盆腔内囊肿，位于子宫上方，囊肿短期快速明显增大，盆腔积液未增多，推测为输卵管扭转或者卵巢囊肿蒂扭转，且无明显包块破裂。

（2）附件包块回声：该包块质地以囊性为主，初步排除以实性病变、囊实性病变为主要表现的卵巢肿瘤破裂、卵巢肿瘤蒂扭转而常见的盆腔囊性病变包括输卵管积水、卵巢子宫内膜异位囊肿。输卵管积水的超声表现多为清亮的囊性管状结构，而输卵管积脓为炎症导致大量的坏死组织或者炎性渗出，因此呈现非纯性囊性包块。卵巢子宫内膜异位囊肿虽也可有类似表现，但一般合并痛经病史。

对比病例：卵巢畸胎瘤蒂扭转

患者为 22 岁女性，无性生活史，因"持续性右下腹痛 8 小时"就诊，无阴道不规则流血、阴道异常排液，肛腹诊专科检查：子宫前位，大小正常，无压痛，右附件区增厚，压痛明显，左侧附件未扪及异常。超声提示右侧附件区囊性包块，结合病史考虑卵巢囊肿蒂扭转可能（图 6-2-7）。腹腔镜探查可见右侧输卵管卵巢扭转 3 周、肿胀、坏死，呈紫黑色，右侧卵巢内可见一直径约 12 cm 囊肿，包膜尚完整。术后病理结果回报：右侧附件卵巢成熟型囊性畸胎瘤伴出血坏死。

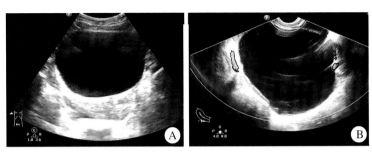

图 6-2-7　经阴道超声声像图（右侧卵巢畸胎瘤伴右附件蒂扭转）

经腹（A）及经阴道（B）超声扫查可见附件区巨大囊性包块，其内无彩色血流信号

第三节　异位妊娠所致的急腹症

一、输卵管妊娠

（一）病因及病理生理

输卵管妊娠即受精卵种植于输卵管，是最常见的异位妊娠类型，占异位妊娠的 90% 以上，其中 80% 发生于输卵管壶腹部，伞部和间质部较为少见。输卵管炎症、瘢痕、输卵管周围粘连导致的输卵管扭曲和僵直是异位妊娠最常见的危险因素。其他因素如异位妊娠史、输卵管损伤、辅助生殖技术应用和盆腔或输卵管手术等均为异位妊娠发生的重要危险因素。

（二）临床表现

1. 停经史　大多数异位妊娠患者存在停经史，但也有约 25% 的患者无明显停经表现，而仅表现为月经延迟几天后出现阴道流血，可被误认为正常月经。此时需要详细询问月经状况，包括末次月经、此次不规则流血情况及是否与既往月经有变化等。

2. 阴道流血　常表现为短暂停经后发生不规则阴道流血，一般量少，呈点滴状暗红或深褐色。部分患者有大量阴道流血，似月经量。

3. 腹痛　为最常见的体征，腹痛的程度及性质差异较大。输卵管妊娠未破裂时，持续增大的胚胎可使输卵管痉挛或逆向蠕动，引起患侧输卵管隐痛或胀痛。破裂时患侧下腹部撕裂样剧痛甚至全腹疼痛，血液积聚于直肠子宫陷凹可伴里急后重感，或刺激膈肌引起胸痛及肩背部疼痛。

（三）实验室检查

单一的血清 β-hCG 浓度测定不能明确诊断妊娠的位置及胚胎存活与否，连续的血清 β-hCG 浓度测定可用于区分正常妊娠和异常妊娠。若临床检查结果提示异常妊娠，可在第一次血清 β-hCG 测定后间隔 48 h 进行第二次血清 β-hCG 测定，之后根据血清 β-hCG 变化曲线间隔 2 ~ 7 天监测一次血清 β-hCG。血清 β-hCG 水平下降提示妊娠流产并随访监测，而无须考虑妊娠的部位。可疑异位妊娠患者血清 β-hCG 水平呈下降趋势，需要随访血清 β-hCG 直至非妊娠水平。血 β-hCG 浓度每 48 h 升高 < 35% 或下降有助于诊断异位妊娠，当血 β-hCG 水平 > 3500 U/L 而宫腔内无孕囊，有助于异位妊娠的辅助诊断。

（四）超声表现

输卵管妊娠时，子宫的超声表现多为非特异性，共同声像为子宫稍增大，子宫内膜增厚，但宫内未显示正常孕囊结构，或表现为"假孕囊"征象。输卵管妊娠根据症状的轻重、结局分为以下 4 种类型：

1. 未破裂型（孕囊型）　附件区可见一类妊娠囊环状高回声结构，囊壁呈高回声，囊内呈无回声，其周围可探及类滋养层血流频谱。停经 6 周以上患者经阴道超声扫查可见孕囊及其内卵黄囊、胚胎和原始心血管搏动。盆、腹腔内多无液性暗区声像（图 6-3-1）。

2. 流产型　附件区可见边界不清、形态不规则的混合回声包块，包块内部分可辨认类妊娠囊结构，盆腹腔内显示少量液性暗区。

3. 破裂型　附件区可见较大且形态不规则的包块，边界模糊，内部呈混合中低回声，难辨妊娠囊结构。盆腹腔内显示大量游离液性暗区，内可见大量细密光点样或云雾状回声。

4. 陈旧型　附件区可见实性高回声包块，形态不规则，边界清楚，包块内不能辨认妊娠囊结构，盆腔内显示少量液性暗区。CDFI：包块内血流信号欠丰富。

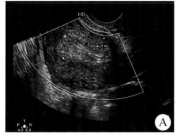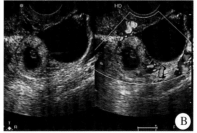

图 6-3-1　输卵管妊娠声像图（孕囊型）

A. 二维超声显示宫腔内未见孕囊回声；B. 二维超声显示右侧附件区可见一孕囊回声，内可见卵黄囊及胚芽，CDFI 示右侧附件区孕囊周边可见点状彩色血流信号，胚芽内可见胎心搏动血流信号

（五）治疗方法

1．非手术治疗

（1）期待疗法：适用于输卵管妊娠胚胎活性较低、可能发生输卵管妊娠流产或吸收的患者。国内期待疗法的指征为：①患者病情稳定，无明显症状或症状轻微；②超声检查包块直径小于 3 cm，无胎心搏动；③腹腔内无出血或出血少于 100 ml；④血 β-hCG 水平＜ 1000 U/L 且 48 h 内滴度下降＞ 15%。

（2）药物治疗：甲氨蝶呤、前列腺素、米非司酮、氯化钾及高渗葡萄糖等药物都曾被用于异位妊娠的治疗，其中甲氨蝶呤是普遍应用及广泛认可的药物。

2．手术治疗   手术治疗适用于生命体征不平稳、输卵管妊娠包块破裂、输卵管妊娠包块伴胎心搏动、有药物治疗绝对禁忌证、药物治疗失败、合并其他手术指征或自愿手术的患者。手术方式主要采用患侧输卵管切除术或患侧输卵管切开取胚术。

二、宫颈妊娠

（一）病因及病理生理

宫颈妊娠（cervical pregnancy）是指受精卵种植在宫颈管内，在组织学内口水平以下，并在此处生长发育，是异位妊娠中少见且危险的类型，可导致大出血，或因失血性休克导致患者死亡。宫颈妊娠病因尚不明确，可能与以下因素有关：①受精卵运行过快，在其具有种植能力前到达宫颈管，在此种植生长发育；②人工流产、中期引产、剖宫产或宫内节育器使子宫内膜受损或宫腔环境发生改变，影响受精卵正常着床；③子宫发育不良、子宫畸形、子宫肌瘤、内分泌失调、辅助生殖技术的应用也是潜在因素，其形态学特征是滋养层浸润性、破坏性生长于宫颈管壁内。因宫颈管壁仅含 15% 的肌肉组织，余为无收缩功能的纤维结缔组织，当宫颈妊娠发生自然性流产，或因误诊为宫内早孕而行人工流产时，因宫颈收缩力弱，不能迅速排出妊娠产物，可出现难以控制的大出血。

（二）临床表现

宫颈妊娠常表现为停经后不规则阴道出血，开始量少，后逐渐增多。常在妇科检查或清宫时突然大出血，常伴无痉挛性腹痛。

（三）实验室检查

血清 β-hCG 对宫颈妊娠的诊断并无特异性，有胎心的宫颈妊娠血清 β-hCG 水平可＞ 100 000 U/L。对异常升高的 β-hCG 也要警惕是否合并妊娠滋养细胞肿瘤。β-hCG 在治疗后的随访及疗效评价中具有重要意义。

（四）超声表现

子宫体大小正常或增大，内含较厚蜕膜。宫颈增大，宫颈管内可见变形的胎囊，流产或胚胎停止发育与死亡时，宫颈管内部回声杂乱，杂乱回声大小范围与绒毛植入宫颈管壁深度和出血量有关（图 6-3-2A、B）。子宫内口关闭，混合回声团范围不超过内口，有时可见绒毛组织侵入宫颈组织。

CDFI：妊娠囊周边可见较丰富的环状血流信号（图 6-3-2C）。

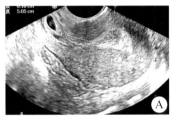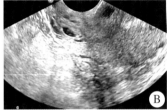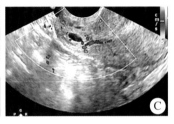

图 6-3-2　宫颈妊娠声像图

A、B. 二维超声显示子宫大小正常，内膜呈稍强回声，宫腔内未见妊娠囊回声，宫颈处可见一类孕囊回声，内似可见卵黄囊回声，边界清；C. CDFI 示无回声区周边可见较丰富血流信号

（五）治疗方法

确诊宫颈妊娠后，可行宫颈管搔刮术或者宫颈管吸刮术，术前应做好输血准备或于术前行子宫动脉栓塞术以减少术中出血，术后用纱布条填塞宫颈管创面，或应用小水囊压迫止血。若流血不止，可行双侧髂内动脉结扎术。若效果不佳，应及时行全子宫切除术。为减少出血量，可于术前给予甲氨蝶呤治疗，或将甲氨蝶呤直接注入妊娠囊内。经甲氨蝶呤治疗后，胚胎死亡，其周围绒毛组织坏死，可有效减少刮宫时的出血量。

三、剖宫产术后子宫瘢痕妊娠

（一）病因及病理生理

剖宫产术后子宫瘢痕妊娠（cesarean scar pregnancy，CSP）是指受精卵着床于前次剖宫产子宫切口瘢痕处的一种异位妊娠类型，其诊断具有时限性，仅限于早孕期（≤ 12 周）。孕 12 周以后的中孕期 CSP 可诊断为"宫内中孕，剖宫产术后子宫瘢痕妊娠，胎盘植入"，如并发有胎盘前置，则诊断为"胎盘前置状态"，到了中晚孕期则为胎盘植入及前置胎盘，即形成凶险性前置胎盘（pernicious placenta previa）。由于 CSP 可以造成清宫术中及术后难以控制的大出血、子宫破裂、周围器官损伤，甚至需行子宫切除等，严重威胁妇女的生殖健康甚至生命，已引起临床上的高度重视。

CSP 的发生率为 1 ： 2216 ~ 1 ： 1800，占有剖宫产史妇女的 1.15%，占有前次剖宫产史妇女异位妊娠的 6.1%。目前，CSP 的发病机制尚不清楚，对 CSP 的诊断与治疗在国内外尚缺乏统一的标准和指南以及较好的循证医学证据。

（二）临床表现

CSP 早孕期无特异性的临床表现，或仅有类似先兆流产的表现，如阴道少量流血、轻微下腹痛等。

（三）实验室检查

血清 β-hCG 对 CSP 的诊断并无特异性，有胎心的 CSP 血清 β-hCG 水平可以 > 100 000 U/L。对异常升高的 β-hCG 需警惕是否合并妊娠滋养细胞肿瘤。β-hCG 在治疗后的疗效评价中具有重要意义。

（四）超声表现

子宫增大，峡部增宽，宫腔内无妊娠囊，宫腔内膜线显示清晰。妊娠囊或混合性肿块位于子宫前壁峡部剖宫产瘢痕处，可无或有胎芽、胎心搏动，部分可突向宫腔或膀胱，妊娠囊处子宫肌壁变薄（图 6-3-3A）。如宫腔内或宫颈处见变形的妊娠囊或混合性肿块，宫颈变短，伸入切口瘢痕处的孕囊或包块下角被拧长呈锐角。

CDFI：孕囊或肿块内部及周边血流丰富，流速增加。PW 偶可见动静脉瘘频谱（图 6-3-3B）。

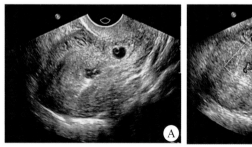

图 6-3-3　剖宫产术后子宫瘢痕妊娠声像图

A．二维超声显示宫腔内未见孕囊回声，宫腔下段瘢痕处可见孕囊及卵黄囊回声，孕囊距子宫前壁下段浆膜层最薄处约 5 mm；B．CDFI 示宫腔内下段靠近瘢痕处孕囊内胚胎内胎心搏动处可见搏动样彩色血流信号

（五）治疗方法

早孕期 CSP 作为特殊类型的异位妊娠，诊治原则是早诊断、早终止、早清除。早诊断是指对有剖宫产史的妇女再次妊娠时应尽早行超声检查排除 CSP。一旦诊断为 CSP 应给出终止妊娠的医学建议，并尽早清除妊娠产物。如患者因自身原因坚决要求继续妊娠，应交待继续妊娠可能发生的风险和并发症，如前置胎盘、胎盘植入、子宫破裂等所致产时或产后难以控制的大出血、子宫切除甚至危及生命等不良结局。治疗方法包括药物治疗（如甲氨蝶呤）、手术治疗（包括清宫手术、妊娠产物清除术及子宫瘢痕修补术、子宫切除术等）或两者的联合。对有出血高风险的患者可在手术前进行预处理，如甲氨蝶呤治疗或子宫动脉栓塞术（uterine arteryembolization, UAE）。UAE 是用于辅助治疗 CSP 的重要手段，与药物治疗或手术治疗联合可更有效地处理 CSP。

四、腹腔妊娠

（一）病因及病理生理

腹腔妊娠的发生率约为 1/15 000，包括原发性腹腔妊娠和继发性腹腔妊娠。原发性腹腔妊娠较为少见，是指受精卵种植于腹膜、肠系膜、大网膜以及盆腔内；继发性腹腔妊娠是指输卵管妊娠流产或子宫瘢痕破裂后，孕囊脱落于腹腔，绒毛组织附着于盆腔腹膜或者其他脏器生长。相较于其他形式的异位妊娠，腹腔异位妊娠的产妇死亡率较高。多数的腹腔异位妊娠胎儿在妊娠早期已死亡，而后被腹腔内的软组织吸收，仅保留骨骼，最终发生钙化形成石胎。若继发感染形成脓肿，可以穿通母体的腹壁、直肠等器官。也有少数腹腔异位妊娠，胎儿可以存活至中晚期妊娠。

（二）临床表现

早期腹腔妊娠可无明显特异性临床表现，诊断较为困难。部分患者可出现腹痛、阴道流血、胎动疼痛、腹部压痛和腹部扪及包块等。随着孕周的增加，腹部逐渐增大，腹痛日益加重。若腹腔异位妊娠妊娠组织破裂，可导致失血性休克。

（三）实验室检查

妊娠试验阳性，余一般无特殊实验室检查。

（四）超声表现

子宫形态大小正常或稍大，宫腔内膜线清晰，宫腔内未见孕囊。子宫外腹腔内可见孕囊，若为活胎，其内可见胎儿肢体运动以及心脏搏动，孕囊紧贴母体的腹壁，孕囊周围未见子宫壁回声（图6-3-4）。胎盘位于腹壁一侧，轮廓不清晰，羊水量少。多合并盆腹腔积液。

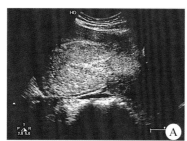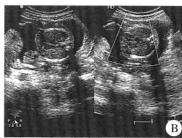

图 6-3-4　腹腔妊娠声像图

A．二维超声显示腹腔内可见胎儿回声；B．CDFI 示腹腔妊娠胎心处无搏动彩色血流信号

（五）治疗方式

腹腔妊娠一经确诊，主要是以手术治疗为主，通过手术的方式取出胎儿和胎盘。手术方式包括腹腔镜和开腹手术，一般根据患者的病情和停经周数来决定。对于早期妊娠，胎盘组织较少，血管少，可以选择腹腔镜下取出胎儿和胎盘。对于中晚期妊娠来说，开腹手术更加安全。

五、卵巢妊娠

（一）病因及病理生理

卵巢妊娠是指受精卵种植在卵巢内，其在异位妊娠中较为少见，占异位妊娠0.5% ～ 3%。近年来，随着宫内节育器的使用以及辅助生殖技术广泛应用，卵巢妊娠的发病率有所增加。卵巢异位妊娠的囊胚位于卵巢组织内，并且囊胚壁上有正常的卵巢组织。卵巢及囊胚需要依靠卵巢固有韧带与子宫相连接，两侧的输卵管正常，与卵巢组织无粘连。因卵巢组织疏松，血供丰富，若胚胎组织植入，卵巢皮质和髓质均会受到滋养细胞的侵蚀，导致早期发生卵巢破裂出血。卵巢异位妊娠可分为原发性和继发性两种，原发性卵巢异位妊娠是指卵泡排卵失败，受精发生在早期黄体内，而后继续在卵巢内发育，卵巢组织完全包裹胚胎。继发性卵巢异位妊娠是指受精卵由输卵管逆行的方式，最终到达卵巢部位，孕囊在卵巢中发育，卵巢组织构成孕囊的一部分。

（二）临床表现

卵巢妊娠的症状与输卵管妊娠症状相似。患者多表现为停经、突发腹痛并伴有阴道流血。妇科检查一侧附件区可扪及包块。若发生破裂则引起腹腔内大量出血，出现休克症状。

（三）实验室检查

妊娠试验阳性，余无特殊实验室检查。

（四）超声表现

子宫体积稍增大，子宫内膜增厚，宫腔内未见明显孕囊回声。一侧卵巢内可见混合回声包块，内可见妊娠囊结构，周围可探及滋养血流。同侧卵巢内可同时探及黄体以及环状血流信号显示。若卵巢妊娠发生破裂，直肠子宫陷凹或髂窝内可见游离液性暗区（图6-3-5）。

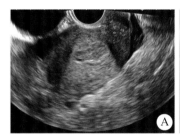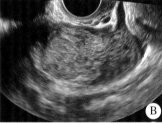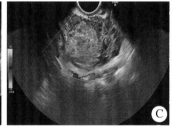

图 6-3-5 卵巢妊娠声像图

A．子宫内膜增厚，宫腔内未见明显正常孕囊回声；B．患侧卵巢内可见混合回声包块；C．CDFI示混合回声包块内可探及小条状血流信号

（五）治疗方式

临床上主要采用腹腔镜手术治疗卵巢异位妊娠，根据病灶的大小行病灶切除术或卵巢部分楔形切除术，手术一般尽量保留卵巢组织。术后常规监测 β-hCG 水平，如果出现 β-hCG 水平缓慢下降或者有一定程度的上升，可考虑用甲氨蝶呤进一步治疗。药物保守治疗包括前列腺素、放线菌素 D、米非司酮、依托泊苷以及甲氨蝶呤，其中甲氨蝶呤效果最好，一般采用超声引导下妊娠囊内注射或者肌内注射。在药物保守治疗的过程中，需要连续性监测 β-hCG 水平，若出现上升，则需进一步手术干预。

六、宫角妊娠

（一）病因及病理生理

宫角妊娠是指受精卵种植在子宫与输卵管开口交界处宫角部的异位妊娠，占所有异位妊娠的 2% ～ 3%。宫角妊娠时妊娠囊向宫腔外生长，使宫角膨胀外凸，宫角部肌层组织逐渐变薄，可致肌层破裂发生致命性出血。宫角妊娠破裂可严重危及孕产妇生命安全，目前其发生机制尚不清楚，相关研究认为其与宫腔操作史、宫内节育器导致宫腔粘连、盆腔炎、辅助生殖技术的开展有关。按照妊娠囊生长情况，宫角妊娠可以分为两种类型：Ⅰ型是指妊娠囊大多数在宫腔内生长，宫角部外凸不明显，子宫角部肌层破裂出血的风险较小；Ⅱ型是妊娠囊向宫角外生长，宫角外凸明显，子宫角部肌层破裂大出血风险较高。

（二）临床表现

宫角妊娠的临床表现不具有特异性，临床症状与输卵管妊娠相似。患者多表现为停经、腹痛、阴道流血、肛门坠胀感。妇科检查宫颈举痛、子宫不对称增大以及子宫角凸起。一般患者的腹痛症状发生于破裂之前。少部分患者因孕囊破裂导致内出血，发生失血休克，甚至死亡。

（三）实验室检查

妊娠试验阳性，余无特殊实验室检查。

（四）超声表现

Ⅰ型宫角妊娠：妊娠囊位于一侧宫角处，大部分位于宫腔内，周围有蜕膜包绕，小部分被宫角肌层包绕，且宫角处肌层最薄处厚度 ≥ 5 mm，宫角未向外突出，输卵管间质结构未见异常。

Ⅱ型宫角妊娠：妊娠囊位于一侧宫角处，小部分位于宫腔内，周围有蜕膜包绕，大部分被宫角肌层包绕，且宫角处肌层最薄处厚度 < 5 mm，宫角明显向外突出膨隆（图 6-3-6A）。

宫角妊娠囊胚周围可见完整的肌层，输卵管间质部妊娠囊胚周围有薄层肌肉环绕，但其外上方肌层不完整或消失，可作为两者鉴别诊断要点。

CDFI：妊娠囊或混合回声包块周边及内部可探及条状彩色血流信号（图 6-3-6B）。

（五）治疗方式

1. Ⅰ型宫角妊娠　若患者要求继续妊娠，应该严密监测妊娠囊生长情况，注意观察子宫角部肌层厚度以及宫角向外凸的情况。若患者要求终止妊娠，因大部分妊

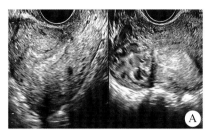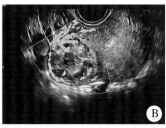

图 6-3-6　右侧宫角妊娠声像图（Ⅱ型）

A．二维超声示宫腔内未见孕囊暗区，宫壁光点分布不均匀，右侧宫角区可见一个类圆形混合回声团，边界欠清，似与宫腔相通，内部回声不均匀，可见多个不规则液性暗区，混合回声团部分向子宫外突出，突出部分未见明显肌壁回声；B．CDFI 示右侧宫角混合回声区周边及内部较丰富彩色血流信号

娠囊在宫腔内，可采用负压吸引或药物流产。

2．Ⅱ型宫角妊娠　因只有少部分妊娠囊在宫腔，大部分妊娠组织不能通过负压吸宫术清除，并且Ⅱ型宫角妊娠常伴有胎盘植入，有子宫破裂大出血的风险，一般需要宫腔镜或腹腔镜辅助。若宫角妊娠早期妊娠囊较小，可以在超声介导下行定点清除式负压吸宫术，必要情况下在腹腔镜下清宫。

七、病例及鉴别诊断思维

异位妊娠相关的急腹症超声诊断及鉴别诊断需要结合患者的临床表现、实验室检查以及超声检查等多因素综合考虑。

1．输卵管妊娠破裂　临床表现有停经史，阴道不规则流血。依据病变部位不同而有不同程度下腹痛。破裂时患侧下腹部撕裂样剧痛甚至全腹疼痛，血液积聚于直肠子宫陷凹可出现里急后重感，或刺激膈肌引起胸痛及肩背部疼痛。血清 β-hCG 水平下降，或在妊娠早期血清 β-hCG 在 48 小时内增加低于最低阈值，且孕酮水平偏低。超声表现为子宫稍增大，子宫内膜明显增厚，但宫内未显示孕囊结构和宫腔内未见液性暗区。附件区显示较大、形态不规则混合回声包块，边界模糊，内部中低回声混合，难辨妊娠囊结构，盆腹腔内显示大量游离液性暗区，内可见大量细密光点样或云雾状回声。

2．宫颈妊娠　临床常表现为停经后不规则阴道出血，开始量少，逐渐增多，常在妇科检查或清宫时突然大出血，常无痉挛性腹痛。血清 β-hCG 对宫颈妊娠的诊断并无特异性，有胎心搏动的宫颈妊娠血清 β-hCG 水平可以高过 100 000 U/L。对异常升高的 β-hCG 也要警惕是否合并妊娠滋养细胞肿瘤。超声表现为子宫体大小正常或增大，蜕膜增厚，宫颈明显膨大如球，与宫体相连呈长葫芦状，宫颈明显大于宫体，宫颈管内可见变形的胎囊，流产或胚胎停止发育与死亡时，宫颈管内部回声杂乱，杂乱回声大小范围与绒毛植入宫颈管壁深度和出血量有关。子宫内口关闭，胎物不超过内口，有时可见绒毛组织侵入宫颈组织。CDFI：娠囊周边较丰富的环状血流信号，PW 测及高速低阻型动脉血流频谱。

3. 剖宫产瘢痕妊娠　CSP 早孕期无特异性的临床表现，或仅有类似先兆流产的表现，如阴道少量流血、轻微下腹痛等。血清 β-hCG 对 CSP 的诊断并无特异。超声表现：①宫腔及宫颈内无妊娠囊，宫腔内膜线清晰；②妊娠囊或混合性肿块位于子宫前壁峡部剖宫产瘢痕处，部分可突向宫腔或膀胱；③妊娠囊与膀胱之间子宫肌壁变薄。

病例（输卵管妊娠破裂出血）

患者为 30 岁女性，主诉"停经 54 天，同房后腹痛 4⁺ 小时"。

现病史： 患者同房后出现下腹部持续性胀痛，休息后不能缓解，无阴道流血流液，无恶心、呕吐，自测妊娠试验弱阳性。

既往史： 2020 年于当地行剖宫产术，余既往史无异常。

个人史、月经史、婚姻史及家族史： 均无特殊。

生育史： G6P2A3，人流 3 次，顺产 1 次，剖宫产 1 次。

专科检查： 外阴发育正常，阴道通畅，可见少量白色分泌物，无异味，宫颈光滑，摇摆痛，宫体前位，正常大小，质地中等、活动度好、有压痛；右侧附件区压痛明显，左侧未扪及异常。阴道后穹隆穿刺抽出 2 ml 暗红色不凝血。

超声检查： 子宫稍大，形态未见明显异常。双侧卵巢显示清，右侧附件区可见一类圆形混合回声团，大小约 52 mm×49 mm，边界欠清晰，内部回声欠均匀，CDFI 示其内可探及小条状彩色血流信号。盆腔内可探及液性暗区范围约 63 mm×43 mm，其内透声较差（图 6-3-7）。

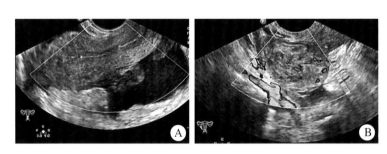

图 6-3-7　患者经阴道超声声像图（右侧输卵管妊娠伴破裂、出血）
A. 二维超声显示宫腔内无孕囊回声，盆腔中 - 大量积液声像；B. CDFI 示右侧附件区混合回声包块内可见小条状彩色血流信号

手术记录： 腹腔镜探查提示大网膜与前腹壁幕状粘连，超声刀分离粘连，盆腔可见 1500 ml 血液及 500 ml 血块，右侧输卵管可见膨大约 3 cm×3 cm，子宫正常大小，右侧输卵管未见异常。遂行腹腔镜下右侧输卵管切除术。

术后病理：（右侧）输卵管妊娠伴破裂、出血（图 6-3-8）。

最后诊断： 右侧输卵管妊娠破裂。

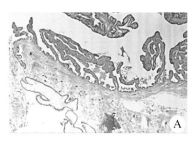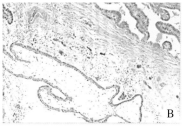

图 6-3-8　右侧输卵管妊娠破裂并出血病理图

思维分析:

1. 病史分析　患者为育龄期女性,停经 54 天、同房后腹痛 4$^+$ 小时,尿妊娠试验(+),无明显阴道流血、流液,不伴恶心、呕吐。育龄期女性妊娠试验阳性并腹痛,首先要考虑早期妊娠相关疾病如异位妊娠破裂、难免流产、不全流产等引起的腹痛。异位妊娠破裂时可出现不能自行缓解的腹痛,难免流产、不全流产除腹痛外多合并阴道流血及妊娠组织产物排出。其次要考虑与妊娠相关常见合并症,如妊娠合并阑尾炎、妊娠合并胰腺炎等。妊娠合并阑尾炎多在孕前 6 个月发病,妊娠早期阑尾位置与非妊娠期相似,为转移性右下腹痛,在右髂前上棘至脐连线中外 1/3(麦氏点)处压痛明显、右下腹反跳痛、腹肌紧张,多伴恶心、呕吐。妊娠胰腺炎多于进食高脂饮食、饱餐后发作。疼痛位于左上腹、腹胀与腹痛同时存在,可放射至腰背肩部,伴恶心、呕吐,甚至出现休克症状。

2. 超声表现　超声提示右附件区包块及盆腔液性暗区,考虑该盆腔暗区可能是积液或者是积血。超声表现提示右侧附件包块增大,同时合并盆腔积液或积血,需考虑与附件区异位妊娠破裂、黄体囊肿破裂出血、卵巢肿瘤蒂扭转相鉴别。

对比病例 1:卵巢黄体破裂

患者为 24 岁女性,因"停经 33 天,下腹痛 8 小时"就诊。患者末次月经为 33 天前,8 小时前患者下蹲后出现持续性加重的下腹胀痛,不能缓解。测尿妊娠试验(−),阴道后穹隆穿刺出不凝血 2 ml。超声检查提示左侧卵巢内囊性包块合并盆腔积液(图 6-3-9)。腹腔镜探查:盆腹腔见陈旧性积血约 1000 ml,血块 500 ml,左侧卵巢见一大小约 3 cm×3 cm 肿块,表面见一大小约 0.5 cm×0.5 cm 的破口,有活动性出血。术后病检结果回报:(左侧)卵巢黄体囊肿伴出血。

对比病例 2:宫内、宫外同时妊娠

患者为 26 岁女性,因"停经 13$^+$ 周,发现卵巢囊肿进行性增大 10 天"。患者月经平素欠规律,因多囊卵巢综合征体外受精 - 胚胎移植,移植 2 个胚胎。超声检查提示孕 13^{+3} 周,单活胎,子宫右后方可见大小约 122 mm×81 mm 的混合回声包块,内可探及低阻型血流频谱(图 6-3-10)。行腹式肠粘连松解 + 右侧附件切除术,术后诊断:孕 14 孕 1 产 0 单活胎,右侧输卵管妊娠。此例需注意,促排卵辅助生殖因常放置一个以上的胚胎,加大宫内、宫外同时妊娠的发生率,检查时尽管宫内有孕囊

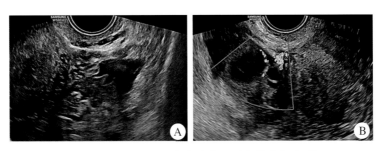

图 6-3-9　患者经阴道超声声像图（卵巢黄体破裂）

A．二维超声显示盆腔中量积液；B．CDFI 示附件区混合回声区（黄体），边界欠清晰，周边可见条状彩色血流信号

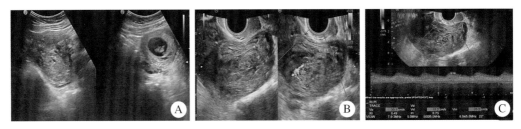

图 6-3-10　患者经腹、经阴道超声声像图（宫内、宫外同时妊娠）

A．二维超声提示宫内可见妊娠囊，右侧附件区混合回声包块；B．右侧附件区混合回声包块周边及内部可探及条状血流信号；C．PW 示可探及低阻型动脉血流频谱

回声，也要进一步扫查附件区是否有合并异位妊娠的情况。

参考文献

[1] 陈智毅. 超声医学与人工智能. 北京：科学出版社，2020.

[2] 陈智毅. 实用超声诊疗规范. 北京：科学出版社，2018.

[3] 中国医师协会超声医师分会. 中国超声造影临床应用指南. 北京：人民卫生出版社，2017.

[4] 谢幸，孔北华，段涛. 妇产科学. 9版. 北京：人民卫生出版社，2018.

[5] 华克勤. 实用妇产科学. 4版. 北京：人民卫生出版社，2017.

[6] 子宫肌瘤的诊治中国专家共识专家组. 子宫肌瘤的诊治中国专家共识. 中华妇产科杂志，2017，52（12）：793-800.

[7] 中国医师协会妇产科医师分会子宫内膜异位症专业委员会. 子宫腺肌病诊治中国专家共识. 中华妇产科杂志，2020，55（06）：376-383.

[8] 中华医学会妇产科学分会内分泌学组及指南专家组. 多囊卵巢综合征中国诊疗指南. 中华妇产科杂志，2018，53（01）：2-6.

[9] 郑菊，谢红宁，李丽娟，等. 中间型滋养细胞肿瘤的临床和超声特征分析. 肿瘤影像学，2017，26（03）：188-192.

[10] 王稳，王颖梅，王玉东，等. 绝经后卵巢肿物诊治的中国专家共识（2021年版）. 中国实用妇科与产科杂志，2021，37（10）：1021-1026.

[11] Fischer CP，Kayisili U，Taylor HS. HOXA10 expression is decreased in endometrium of women with adenomyosis. Fertil Steril. 2011；95（3）：1133-1136.

[12] Jeong MJ，Park JH，Hur SY，et al. Preoperative Neutrophil-to-Lymphocyte Ratio as a Prognostic Factor in Uterine Sarcoma. J Clin Med. 2020；9（9）：2898.

[13] Kihara A，Amano Y，Yoshimoto T，et al. Stromal p16 Expression Helps Distinguish Atypical Polypoid Adenomyoma From Myoinvasive Endometrioid Carcinoma of the Uterus. Am J Surg Pathol. 2019；43（11）：1526-1535.

[14] Committee on Practice Bulletins-Gynecology，Long-Acting Reversible Contraception Work Group. Practice Bulletin No. 186：Long-Acting Reversible Contraception：Implants and Intrauterine Devices. Obstet Gynecol. 2017；130（5）：e251-e269.

[15] Abu-Rustum NR，Yashar CM，Bean S，et al．Gestational Trophoblastic Neoplasia，Version 2. 2019，NCCN Clinical Practice Guidelines in Oncology．J Natl Compr Canc Netw．2019；17（11）：1374-1391．

[16] Akhtar MA，Saravelos SH，Li TC，Jayaprakasan K．Royal College of Obstetricians and Gynaecologists．Reproductive Implications and Management of Congenital Uterine Anomalies：Scientific Impact Paper No. 62 November 2019．BJOG．2020；127（5）：e1-e13．

[17] Ludwin A，Coelho Neto MA，Ludwin I，et al．Congenital Uterine Malformation by Experts（CUME）：diagnostic criteria for T-shaped uterus．Ultrasound Obstet Gynecol．2020；55（6）：815-829．

[18] Lisio MA，Fu L，Goyeneche A，Gao ZH，Telleria C．High-Grade Serous Ovarian Cancer：Basic Sciences，Clinical and Therapeutic Standpoints．Int J Mol Sci．2019；20（4）：952．

[19] Lionetti R，DE Luca M，Raffone A，et al．Clinics and pathology of Krukenberg tumor：a systematic review and meta-analysis．Minerva Obstet Gynecol．2022；74（4）：356-363．

[20] Iida Y，Okamoto A，Hollis RL，et al．Clear cell carcinoma of the ovary：a clinical and molecular perspective．Int J Gynecol Cancer．2021；31（4）：605-616．

[21] Society for Maternal-Fetal Medicine（SMFM），Cheng Y．Ovarian cysts．Am J Obstet Gynecol．2021；225（5）：B23-B25．

[22] Bhatla N，Berek JS，Cuello Fredes M，et al．Revised FIGO staging for carcinoma of the cervix uteri．Int J Gynaecol Obstet．2019；145（1）：129-135．

[23] Mutch DG，Prat J．2014 FIGO staging for ovarian，fallopian tube and peritoneal cancer．Gynecol Oncol．2014；133（3）：401-404．

[24] Andreotti RF，Timmerman D，Strachowski LM，et al．O-RADS US Risk Stratification and Management System：A Consensus Guideline from the ACR Ovarian-Adnexal Reporting and Data System Committee．Radiology.2020；294（1）：168-185．

[25] Adnexal Torsion in Adolescents：ACOG Committee Opinion No，783 Summary．Obstet Gynecol．2019；134（2）：435-436．

[26] Moro F，Bolomini G，Sibal M，et al．Imaging in gynecological disease（20）：clinical and ultrasound characteristics of adnexal torsion．Ultrasound Obstet Gynecol．2020；56（6）：934-943．

[27] Bernardus RE，Van der Slikke JW，Roex AJ，et al．Torsion of the fallopian tube：some considerations on its etiology．Obstet Gynecol．1984；64（5）：675-678．

[28] American College of Obstetricians and Gynecologists' Committee on Practice

Bulletins—Gynecology. Practice Bulletin No. 174：Evaluation and Management of Adnexal Masses. Obstet Gynecol. 2016；128（5）：e210-e226.

[29] Al-Zirqi I，Daltveit AK，Forsén L，et al. Risk factors for complete uterine rupture. Am J Obstet Gynecol. 2017；216（2）：165. e1-165. e8.

[30] American College of Obstetricians and Gynecologists' Committee on Practice Bulletins—Gynecology. ACOG Practice Bulletin No. 193：Tubal Ectopic Pregnancy. Obstet Gynecol. 2018；131（3）：e91-e103.